实用三维心脏电生理学

Practical Three-dimensional Cardiac Electrophysiology

主　审　姚　焰
主　编　郭金锐　牛国栋
副主编　廉　诚　郑黎晖　丁立刚　王兆鹏

北京大学医学出版社

SHIYONG SANWEI XINZANG DIANSHENGLIXUE

图书在版编目（CIP）数据

实用三维心脏电生理学 / 郭金锐，牛国栋主编 . —北京：北京大学医学出版社，2023.11（2025.2 重印）
ISBN 978-7-5659-3025-6

Ⅰ. ①实⋯　Ⅱ. ①郭⋯ ②牛⋯　Ⅲ. ①心脏－电生理学　Ⅳ. ① R331.3

中国国家版本馆 CIP 数据核字（2023）第 209525 号

实用三维心脏电生理学

主　　编：郭金锐　牛国栋
出版发行：北京大学医学出版社
地　　址：（100191）北京市海淀区学院路 38 号　北京大学医学部院内
电　　话：发行部 010-82802230；图书邮购 010-82802495
网　　址：http://www.pumpress.com.cn
E-mail：booksale@bjmu.edu.cn
印　　刷：北京信彩瑞禾印刷厂
经　　销：新华书店
责任编辑：高　瑾　　责任校对：靳新强　　责任印制：李　啸
开　　本：889 mm×1194 mm　1/16　印张：23　字数：680 千字
版　　次：2023 年 11 月第 1 版　2025 年 2 月第 3 次印刷
书　　号：ISBN 978-7-5659-3025-6
定　　价：180.00 元

版权所有，违者必究

（凡属质量问题请与本社发行部联系退换）

编委名单

（按姓名汉语拼音排序）

陈　琪	赣州市人民医院
丁立刚	中国医学科学院阜外医院
付明鹏	云南省阜外心血管病医院
高宏勇	安康市高新医院
瓜超君	中国医科大学附属盛京医院
郭金锐	云南省阜外心血管病医院
郭雨龙	云南省阜外心血管病医院
胡　兆	中国医学科学院阜外医院
胡　锋	上海交通大学医学院附属仁济医院
匡晓晖	云南省第一人民医院
廉　诚	西安国际医学中心
梁二鹏	阜外华中心血管病医院
刘　可	云南省阜外心血管病医院
刘　铮	首都医科大学附属北京朝阳医院
刘丽凤	首都医科大学附属北京朝阳医院
刘尚雨	河北医科大学第一医院
马亚哲	云南省第一人民医院
宁小晖	中国医学科学院阜外医院
牛国栋	中国医学科学院阜外医院
乔　宇	云南省阜外心血管病医院
唐　毅	湖南省人民医院
陶四明	云南大学附属医院
田　力	哈尔滨医科大学附属第二医院
王兆鹏	天津市北辰医院
谢　锦	普洱市人民医院
郑黎晖	中国医学科学院阜外医院
郑锐贵	福建省宁德市闽东医院

前　言

回想起十五年前我开始学习心脏电生理的经历，用一个"难"字不足以形容。究其原因主要有两点：一是缺乏系统的、适合初学者学习的资料；二是X线二维影像很不直观，造成理解困难。随着三维电解剖标测系统的广泛应用，同时对心律失常机制的认识不断深入，心脏电生理的门槛已经显著降低。可是到目前为止，仍然缺乏一本非常系统全面的、适合初学者的学习资料。为此，我萌生了一个想法，就是写一本这样的书。

我是一名从事心脏电生理工作十余年的医生，刚经历从不懂到入门的过程，深深理解初学者的困惑。本书内容"对症下药"式地讲解初学者可能遇到的困惑，注重实践操作，包括诸多操作技巧及成熟的手术流程，成为本书最大的特点。

心脏解剖是电生理医生的基础知识。本书打破了传统的模式，把每一部分需要的解剖知识要点在相应内容开头部分介绍。如穿刺房间隔相关的解剖在房间隔穿刺部分介绍，这样有助于大家关注重点、理解解剖结构。建议读者首先阅读学习第一章基础操作和基本理论中有关穿刺、电极放置等简单内容，因为其中的解剖基础知识内容会有助于对后面内容的理解。

本书注重技巧和经验的分享，详细介绍了我们团队的导管操作及技巧，同时包含大量病例资料，几乎所用病例图片均为我们团队积累的手术资料。这成为本书的另一特点，更具有实用价值。

衷心感谢在本书的编写过程中给予支持和指导的领导、老师和同道。感谢出版社编辑部老师的信任、宽容和支持。感谢全体编委的不懈努力。

由于能力和学识所限，本书定有不妥，甚至谬误之处，恳请广大读者批评指正！

郭金锐
2023年7月24日

目　录

第一章　基础操作和基本理论	1
第一节　血管穿刺	1
第二节　标测电极的放置	5
第三节　房间隔穿刺	8
第四节　腔内电图记录及电生理检查刺激方案	13
第五节　导管消融的生物物理学	19
第六节　三维电解剖标测系统简介	22

第二章　阵发性室上性心动过速	23
第一节　房室结双径路及电生理检查	23
第二节　房室旁路及电生理检查	30
第三节　局灶性房性心动过速简介	42
第四节　室上性心动过速鉴别诊断方法	42
第五节　电生理检查流程	55
第六节　房室结双径路消融	60
第七节　房室旁路消融概述	75
第八节　左侧游离壁旁路消融	76
第九节　右侧游离壁旁路消融	95
第十节　邻希氏束旁路消融	114
第十一节　后间隔房室旁路消融	133
第十二节　少见、特殊旁路消融	146

第三章　房性心动过速和心房扑动	168
第一节　房性心动过速概述	168
第二节　局灶性房性心动过速	168
第三节　三尖瓣峡部依赖的心房扑动	198
第四节　右心房非峡部依赖的心房扑动	208

第四章　特发性室性期前收缩/室性心动过速	212
第一节　特发性室性期前收缩/室性心动过速导管消融概述及起源定位	212
第二节　右室流出道起源的室性期前收缩/室性心动过速	215
第三节　左室流出道起源的室性期前收缩/室性心动过速	231
第四节　非流出道起源的特发性室性期前收缩/室性心动过速	263
第五节　左心室特发性室性心动过速	274

第五章　心房颤动	285
第一节　心房颤动的发病机制和常见术式	285
第二节　左心房建模操作	288
第三节　房颤的射频消融	294
第四节　左心房房扑	303
第五节　左心耳封堵	326
第六节　房颤的冷冻消融	331

第六章　器质性室性心动过速的标测与消融	336
第一节　概述	336
第二节　拖带的应用	338
第三节　宽 QRS 波心动过速的鉴别诊断	342
第四节　常见心肌病室速的消融	347

第七章　其他心脏电生理技术简介	357
第一节　心腔内超声的应用	357
第二节　脉冲电场消融	359

第一章 基础操作和基本理论

第一节 血管穿刺

一、股静脉穿刺

1. 相关解剖

从图 1-1-1 可以看出，股静脉和股动脉在刚经过腹股沟韧带区域时是左右平行的（或者说是内侧和外侧）的关系。随着向足的方向走行，逐渐变成上下（或者说深浅）的关系。因此，在靠近腹股沟韧带区域穿刺时，穿刺点要离股动脉相对远些，在相对表浅的区域就能进入股静脉；如果穿刺点较靠下时，距股动脉会相对近，且需要在较深的层面才能进入股静脉。

在穿刺之前首先要触及股动脉的位置。大部分患者易触摸到股动脉搏动，但部分人群不易触摸到，如肥胖者、严重动脉硬化者等。腹股沟韧带深面是股动脉、股静脉走行的位置，而骨盆边缘在这里刚好是一切迹（图 1-1-2），所以股动脉搏动不清时，可沿着骨盆边缘触摸，凹陷处即为股动脉。

2. 穿刺方法

（1）患者体位：穿刺时，患者仰卧、双腿分开，保持双足外旋体位。

（2）穿刺技术：采用 Seldinger 穿刺技术。首先穿刺针刺入血管内，然后经穿刺针送入导丝至血管内。将穿刺针退出，切开局部皮肤，沿导引导丝送入鞘管。注意，一定要在鞘管尾端见导丝再向体内推送鞘管。

（3）穿刺方法：为了杜绝腹膜后血肿的风险，

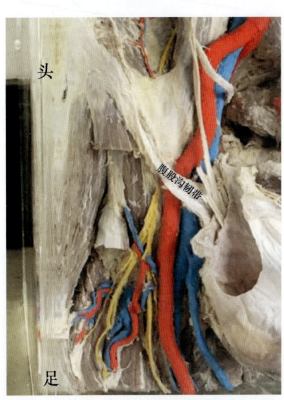

图 1-1-1 腹股沟区解剖。

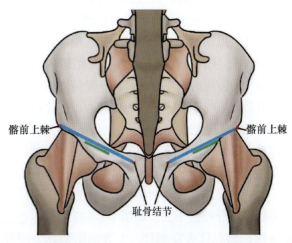

图 1-1-2 腹股沟韧带（蓝色线）附着于髂前上棘和耻骨结节，其与骨盆之间有股动脉、静脉穿出，此处骨盆为凹陷（绿线处）。

我们提倡穿刺点要偏低些。如图 1-1-3 最上方图片所示，股静脉和股动脉是平行的，可以从外侧向内侧进针。我们团队采取的穿刺点比较低。如中间图所示，如果从外向内穿刺，可能导致针尖进入静脉，但是通过了动脉，引发动静脉瘘，甚至出现假性动脉瘤。所以我们推荐穿刺从内向外进行（图 1-1-3 中间、下方图片的绿线）。

我们推荐的穿刺区域是在腹股沟皮肤皱褶下方 1 cm 以下的水平。如图 1-1-4 A 所示，红线是股动脉搏动区域，蓝色长方形是我们推荐进针的区域。如果过于偏足的方向，股静脉较细且较深，穿刺难度增大。

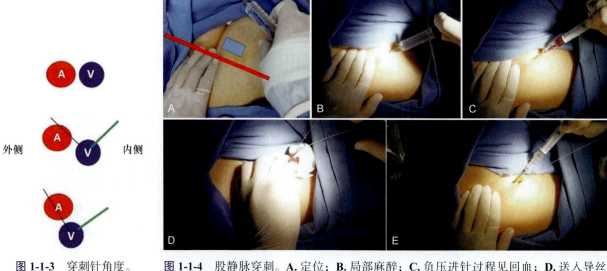

图 1-1-3　穿刺针角度。

图 1-1-4　股静脉穿刺。**A.** 定位；**B.** 局部麻醉；**C.** 负压进针过程见回血；**D.** 送入导丝；**E.** 多针穿刺时从远心端开始。

3. 穿刺失败的常见原因及对策

（1）穿不到股静脉：首先要熟记解剖关系，在上方股静脉、股动脉是左右平行关系，到下面是上下（深浅）关系。图 1-1-5 中，红色代表动脉，蓝色代表静脉。上方两个图是以术者的视角观察，左侧是头的方向，右侧是足的方向。左侧图代表穿刺第一针时未见回血，针的长轴与腿的长轴方向角度不够大，针尖远离了静脉。如右侧图所示，处理办法是针尖退回至皮下，加大针的长轴与腿的长轴之间的角度。图 1-1-5 下方示意图是大腿的横切面，从足向头的方向看。左侧代表第一针穿得较深，此时注射器尾端与手术床平面角度较大，已经越过静脉。处理办法是把针退到皮下，然后缩小注射器尾端与手术床平面的角度。如果第一针进入动脉，处理办法是与以上调整相反的方向。

（2）送入导丝不顺利：一种情况是穿刺针回血顺畅，但导丝进不去。如图 1-1-6 所示，蓝色代表静脉，黑色代表穿刺针。上方两图是针尖刚好顶在静脉的后壁或者前壁，推荐的处理办法就是保持负压继续进针直到无回血，然后回撤穿刺针至回血顺畅，此时针尖正好在血管腔的中心，再把针尾向下压，之后送导丝。另外还有一种情况如下方图

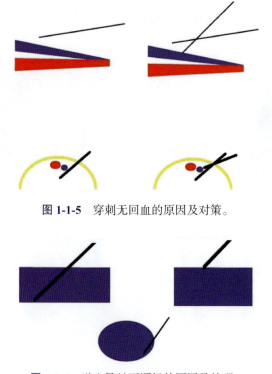

图 1-1-5　穿刺无回血的原因及对策。

图 1-1-6　送入导丝不顺畅的原因及处理。

所示，代表静脉横切面，穿刺针从血管一侧边缘进去，进入血管的范围不大，所以不好送进导丝。这种情况时针在进和退的过程中都能回血，但针回撤过程中能回血的距离很小。此时尝试调整穿刺针，如果仍送不进导丝，则放弃重穿。

4. 并发症及处理

（1）腹膜后血肿：原因是穿刺点太高而且误穿动脉。虽然穿的目标是静脉，但是不能保证碰不到动脉。如果穿刺点很高同时误伤了股动脉，可出现腹膜后血肿。腹膜后血肿是很危急的并发症，最重要的是要早期识别。一个重要的体征就是穿刺侧在腹股沟韧带上方会有压痛。通常超声帮助不大，如果怀疑腹膜后血肿，要行盆腔CT平扫。征象是两侧软组织不对称，血肿侧软组织间隙增大。

（2）动静脉瘘：穿刺过程中针尖在静脉里，但是经过了动脉，形成"交通"导致动静脉瘘。通常2 mm以内的能自行闭合，不用特殊处理。对于需要处理的，外科缝合较困难，这是因为局部组织水肿、解剖结构乱。如果确实需要处理，可以尝试于介入下放置覆膜支架。

（3）假性动脉瘤：假性动脉瘤是由于静脉穿刺误穿动脉或穿刺动脉时拔除鞘管后局部处理不当，导致血液自动脉破口流出形成的。此时需要妥善处理，否则可引起骨筋膜室综合征等严重后果。处理办法取决于穿刺时针的角度。如图1-1-7所示，如果穿刺时针相对垂直于床的平面，假性动脉瘤是A图，形似馒头盖到血管上；如果穿刺时针较倾斜、针尾端较低，假性动脉瘤形似梨形（B图）。超声可明确是哪一种形态。两种情况处理策略不同。对于B图的类型，超声探查清楚破口、皮肤定位，然后徒手压迫。再用超声证实压闭破口，之后按压迫动脉的原则压迫15～20 min，加压包扎压迫12 h左右即可。对于A图的情况，徒手压迫时仅压到瘤体，压力会被分散而不能压到破口。处理办法是超声引导下用穿刺针穿到瘤体，快速抽吸血液15～20 ml，之后迅速压迫，然后按上述第一种情况压迫12 h。

二、颈内静脉穿刺

1. 相关解剖

颈内静脉走行在胸锁乳突肌胸骨头和锁骨头形成的三角内。如图1-1-8右侧图所示，红线是胸骨头和锁骨头形成三角，我们把外侧缘分成三等份（蓝线），进针点是中上1/3（绿色星形）。

2. 穿刺方法

如何清楚显示胸锁乳突肌锁骨头和胸骨头形成的三角？技巧是让患者如下配合：平卧在床上，头转向穿刺对侧，头轻轻抬离床面。这会使得穿刺侧胸锁乳突肌收缩，三角较明显。

我们推荐在三角外侧缘中上1/3处穿刺（图1-1-8中绿色标志）。虽然穿刺点偏下，但是进针角度在45°左右，进针深度不能超过穿刺针的一半长度（图1-1-9 A右下角）。这种方式成功率很高，几乎没有发生过气胸。先用注射麻药的细针（麻药针）试穿，首先针尖指向乳头的外侧，不期望第一针穿刺成功。如果针尖指向外且没刺中血管，说明远离了动脉静脉，然后把针撤回到皮下，再

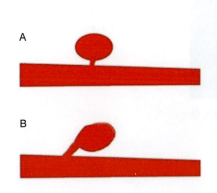

图1-1-7 假性动脉瘤的两种不同形态。

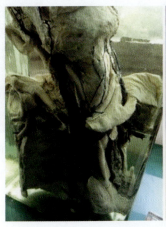
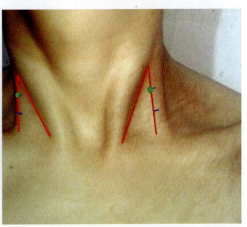

图1-1-8 颈内静脉解剖。

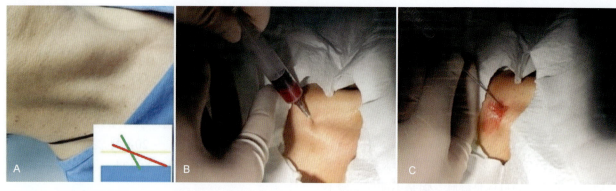

图1-1-9 颈内静脉穿刺。**A.** 显示体表定位，右下方小图黄线代表皮肤，蓝粗线代表静脉，绿线和红线分别代表不同的进针角度，我们推荐更陡的角度（绿线）；**B.** 麻药针试穿见血；**C.** 穿刺针沿着麻药针的方向穿刺、回抽见血。

向内形成一个扇形扫射试穿，首次进入的血管是颈内静脉。有时针尖指向特别靠外，也会穿到一个血管而且是动脉，这是甲状颈干，特别小的动脉（图1-1-10）。我们的穿刺办法不用触摸动脉搏动，如皮肤难突破，一旦突破皮肤随着针的惯性可能进得比较深，所以刺入皮肤时，要用另一只手稍扶一下穿刺的手。

3. 确认未误入动脉

透视观察导丝走行，导丝头端过膈肌说明进入下腔静脉，不是在动脉内。图1-1-11左侧导丝走行是正确的。右侧图导丝也过了膈肌，但它的走行不平行脊柱而是背离脊柱。这时有可能在胸膜腔。

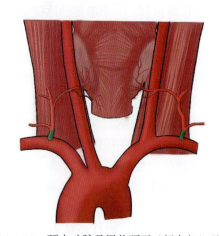

图1-1-10 颈内动脉及甲状颈干（绿色标记处）。

附：视频1-1-1 穿刺鞘管，视频1-1-2 股静脉穿刺，视频1-1-3 颈内静脉穿刺。

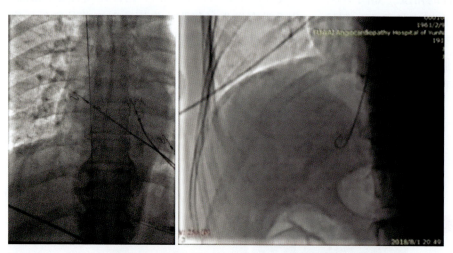

图1-1-11 导丝走行的验证。左侧图导丝走行正常，在下腔静脉。右侧图导丝背离脊柱，此例多体位投照证实在胸膜腔。

视频1-1-1 至 1-1-3

（谢锦　郭金锐）

第二节 标测电极的放置

标测电极可以从下腔静脉途径放置，亦可通过上腔静脉途径。经由下腔静脉途径时，包括导管顺利通过下腔静脉后达右心房、放置到预定位置两个过程。

一、导管通过下腔静脉的注意事项

1. 相关解剖

由股静脉经髂静脉至下腔静脉后到达右心房，可以遇到静脉的属支、静脉瓣这些结构，使得电极不能顺利推送（图1-2-1）。

向前推送导管不顺利时禁忌盲目暴力推送，解决办法有以下四种：第一个方案，回撤导管，旋转后再次推送。例如走一个死胡同，继续前行的办法是回退到胡同口，换个方向继续行走。同样道理，如果电极进入静脉属支，需要回撤至属支开口，旋转方向后再推送。通常导管近端弯曲的部位是静脉属支开口。第二个方案，放一根钢丝，如果钢丝走行正确，记录下影像，借此判断静脉的走行，必要时多体位透视观察。第三个方案，换用长鞘，如换用加长动脉鞘，甚至是用于房间隔穿刺的鞘。第四个方案，进行静脉造影，了解是否有结构异常。此外还有一个注意事项，回撤导管后旋转时要双手旋

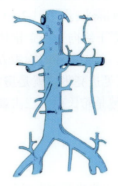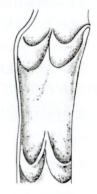

图1-2-1 下腔静脉的属支（左侧）及静脉瓣（右侧）

转，避免做旋转动作的手（通常是左手）旋转后在手指松开、手复位时，电极尾端积聚的弹力使导管回到原位。我们推崇使用三维标测系统，但绝不提倡避免使用射线，如遇到血管闭塞，无论如何都不能送入导管，盲目坚持不使用射线绝对是以发生并发症为代价的（图1-2-2）。

二、右心室电极放置

1. 解剖与影像

规范的电生理导管操作时选择投照体位是非常有讲究的，就是导管移动轨迹所在平面应该与操作者视线方向垂直，与X线机屏幕所在平面平行。放

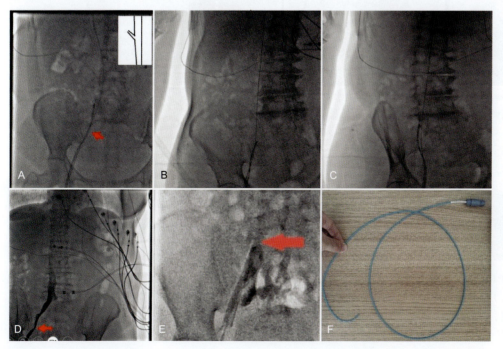

图1-2-2 A.箭头所示导管弯曲处，多为静脉属支开口。B.后前位下导管与导丝在同一路径，但推送困难，右前斜体位下发现导管偏离导丝所在路径（C）。静脉造影可见狭窄（D）或闭塞（E）。F.如单手操控导管，旋转导管后，导管近端会保持原有形态，张力使得旋转的导管回到原位。

置心室电极要在右前斜30°体位下。此时室间隔和屏幕所在平面是平行的，三尖瓣环所在平面与视线方向都是与室间隔垂直的，导管经过三尖瓣环进入右心室的轨迹所在平面与室间隔平行（图1-2-3）。

在影像上，一般心影下缘向上一个椎体的高度是三尖瓣环的最低点，三尖瓣环向心尖方向约20°前倾。在右前斜下可见透亮带，就是房室沟，房室沟这条线的中点区域是希氏束，三尖瓣环顶点是希氏束水平。

2. 导管操作

通常放置电极前要对电极进行预先塑形，使其容易放置到位。导管进入右心房后，在右前斜30°投照体位下，使其头端指向三尖瓣环向前推送，多可以进入右心室。但有时会见到电极在三尖瓣附近区域不能向前进入。右心室间隔面有肌小梁这些结构，不是光滑的。如果电极进入心室后头端顶在间隔面的凹陷处，就不能继续向前。此时要稍回撤一点后稍稍逆时针旋转（导管尾端观），使电极远离间隔，然后再向前推送。如果逆时针旋转无效也可能是顶到游离壁侧，此时要回撤后顺时针转一点再推送。如果判断不好导管尖端指向，可于左前斜体位观察是顶在间隔侧还是游离壁侧。此外，右束支细小，平均直径2~3 mm，特别容易被损伤。如果已存在左束支传导阻滞，粗暴操作损伤右束支，相当于发生了完全性房室传导阻滞。

三、冠状窦电极放置

1. 解剖与X线透视影像

冠状窦开口于右心房，走行在左侧房室沟内，即二尖瓣环的周围。图1-2-4为左前斜30°投照体位（LAO）。相当于从心尖方向观察心脏，可见三尖瓣成形环、二尖瓣机械瓣。三尖瓣的下缘在心影下缘上方一个椎体左右的高度，或者与右侧的膈顶平行。如果把三尖瓣环看成一个钟表盘，冠状窦口在三尖瓣环5点的位置，希氏束在三尖瓣环1点的位置。此外，可见二尖瓣环比三尖瓣环略高。LAO体位心影中间是室间隔。部分人群冠状窦口有瓣膜样结构，使得电极进入困难。瓣的附着缘在心房的方向，而在三尖瓣方向是瓣的游离缘。因此，操控电极头端由三尖瓣方向滑向心房方向，这样很容易进入冠状窦口。这是我们放置冠状窦电极操作第二个步骤的解剖基础，详见后文。

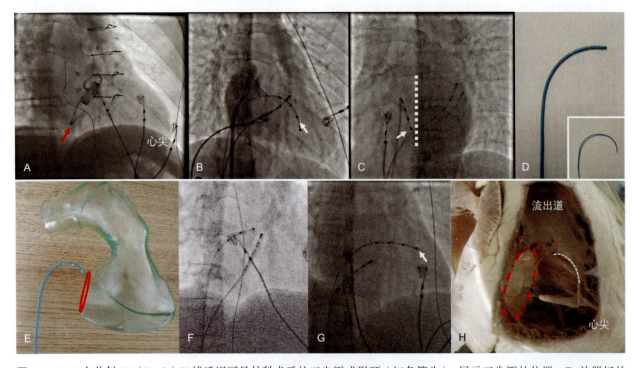

图1-2-3 A. 右前斜30°（RAO）X线透视可见外科术后的三尖瓣成形环（红色箭头），展示三尖瓣的位置。B. 放置好的右心室电极（白色箭头）应该是走行顺畅的。C. 左前斜30°（LAO）时心室电极刚好贴近室间隔（白色虚线）。D. 部分电极出厂塑形不利于放置，要做成"7字形"（右下图），否则会不容易跨过三尖瓣（E和F），即使跨过三尖瓣也在高位间隔处（G），易造成右束支损伤。H. 右室解剖标本，红色虚线为三尖瓣环，白色虚线为隔缘肉柱，有右束支走行在内。

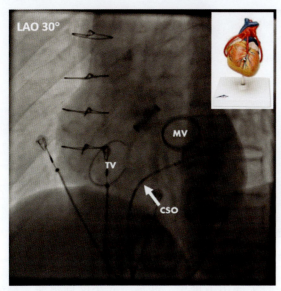

图 1-2-4　左前斜投照体位就是从心尖方向观察心脏。心影中间是室间隔，左侧是三尖瓣（TV）及右心室，右侧是二尖瓣（MV）及左心室。CSO 为冠状窦开口，位于三尖瓣环 5 点的位置。

放冠状窦电极要在左前斜投照体位，电极移动轨迹所在平面和屏幕的平面是平行的，和操作者视线的平面是垂直的。左前斜的角度是有一定的讲究的，原则就是左前斜时脊柱边缘在心影左边的 1/3 处刚好。我们依靠三维标测系统，仅需于 X 线透视影像下了解电极的形态，因此不需特别精确。我们团队常规是采取左前斜 30°，右前斜也是 30°，穿房间隔时右前斜 45°。

2. 放置途径

传统放置冠状窦电极的途径是经过上腔静脉（锁骨下静脉或颈内静脉）。存在的问题是穿刺相关并发症风险略高。而穿刺股静脉即使出现动静脉瘘或假性动脉瘤，危险性也很低。

此外，经上腔静脉途径时，术者与 X 线机的机头较近，射线剂量较大。我们团队曾做过对比，由下腔静脉途径放冠状窦电极可以减少操作者 79% 的射线暴露。

3. 导管操作

第一步，把电极送入右心房。第二步，在 LAO 体位，边推送导管边打弯，使得导管头端指向右心房游离壁并略向下，其高度略低于右侧膈顶水平（心影下缘高一个椎体水平）。第三步，顺时针旋转导管（导管尾端观），当导管头端指向间隔侧时，可以看到电极头端向间隔侧跳跃，此征象提示导管头端进入窦口。第四步，导管头端进入窦口后，停止旋转，把弯松开，接下来轻轻旋转（约 15°角度），边旋转边推送导管，大部分就能将导管送至合适位置（图 1-2-5）。

如果从下腔静脉途径放置困难时，经由上腔静脉途径放置是一个补充。往往经下腔静脉途径放置困难时，从上腔静脉途径相对容易，可能与冠状窦开口方向有关，或是欧氏嵴较高。为灵活操控电极，我们的经验是把电极打成一个圈（图 1-2-6），一只手操控电极，另一只手扶鞘管，靠操作者的本体感觉、空间感觉，了解电极与鞘管之间的距离，进而掌控电极推送的深度。当电极至三尖瓣环时，同样使其向心房侧（间隔侧）旋转进入冠

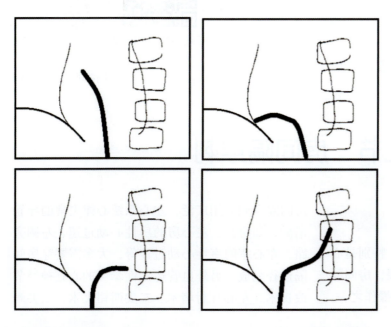

图 1-2-5　放置冠状窦电极的四个步骤图示。

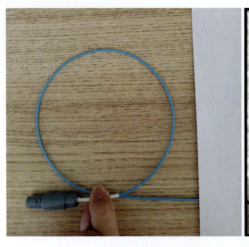 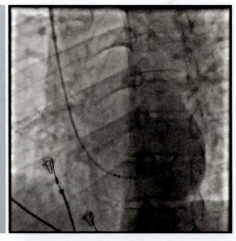

图 1-2-6　经上腔静脉途径放置冠状窦电极。左侧图是我们操控电极的手法。

状窦。图 1-2-6 中电极折叠一周使得做旋转动作时比较精细，不至于电极头端旋转太大角度。

常规是把冠状窦电极远端放置在二尖瓣环 3 点的位置，这就是心影最靠边缘的水平。有时电极刚进入冠状窦口很短的距离就不能继续向前推送，可能是静脉瓣阻挡，或者进入静脉的属支。解决办法是回撤电极至冠状窦口附近，然后轻轻地顺时针旋转，再推送，这样尝试几次大多就能到达预定位置。如果首次尝试未能进入冠状窦口，则再次尝试时电极头端可比首次的位置高些，或者低些。如果仍不成功，可以在右前斜 30°高清透视下观察，心影的透亮区域就是房室沟，房室沟下方就是冠状窦口。可在右前斜位下把电极打弯，然后轻轻旋转，使其进入透亮区。再到左前斜体位推送至远端。

四、放置标测电极的注意事项

1. 操作要轻柔，避免并发症

如果推送电极过程中发现导管的头端不移动，尤其近端还在移动，说明头端顶到了什么结构，此时不能用力推送。此外，心尖区域很薄，最好不要在这个区域放置电极。

在导管经过下腔静脉过程中，有时候会见到导管前进方向不是与脊柱平行，而是垂直于脊柱。此时可能进入肾静脉，国内有过导致肾周血肿的报道，这是比较严重的并发症。

2. 注意避免损伤右束支

了解右心室的解剖结构，心室电极预先塑形，多可避免。

附：视频 1-2-1 X 线机及透视体位，视频 1-2-2 常用电极。

视频 1-2-1 和 1-2-2

（陈琪　郭金锐）

第三节　房间隔穿刺

一、房间隔穿刺的应用及禁忌

随着心血管疾病介入治疗的开展，特别是心房颤动（房颤）射频消融术的蓬勃发展，房间隔穿刺已成为电生理医生必须掌握的基础操作之一。

房间隔穿刺应用广泛，左心系统心律失常的导管消融，如房颤、左心房的房性心动过速、左侧旁路、左心室的室性心动过速等，大多需要穿房间隔途径完成。另外血管迷走性晕厥的心脏神经节改良术、左心耳封堵术、二尖瓣钳夹术、二尖瓣球囊成形术等也都需要房间隔穿刺。

房间隔穿刺禁忌证主要是明确的左心房血栓，既往曾行房间隔缺损封堵并不是房间隔穿刺的绝对禁忌，但应避免在封堵术后的早期操作引起封堵器脱落。

二、房间隔穿刺系统

如图1-3-1所示，房间隔穿刺所用耗材包括房间隔穿刺鞘管（2、3）、房间隔穿刺针（1）及J型导丝（4a和4b）。根据头端弯型不同，房间隔穿刺鞘可分为很多型号，常用穿刺房间隔进入左心房操作的鞘管为SL1，其管（内）径大小有8F和8.5F。房间隔穿刺鞘管尾端皮条（A）的指向和头端弯的指向相同。在组装鞘芯（2）时要注意内芯的弯度和鞘管头端弯度在同一方向；如果反方向组装会影响使用。穿刺针在不同穿刺鞘内露出外鞘长度不同（左侧下方两个图），使用时要注意这一点。穿刺时如果使用针尖外露较长的鞘时，当针尖穿过房间隔在左心房内，要适当多送鞘。如果送鞘长度不够，在撤针交换导丝时，可能导致鞘管留在右心房，并未穿过间隔。

穿刺针（1）有一重要结构就是指示器（B），在穿刺时用以指示穿刺针尖的指向。穿刺针尾端（C）用于连接装有造影剂的注射器，通常使用5 ml注射器操作更便捷。

房间隔穿刺有一重要步骤就是将针和鞘同步向下拖拽（具体见后文），此过程中要保持针尖刚好在鞘芯内，此时在体外指示器距离鞘芯通常一横指的宽度，但每个人手指宽度不同，因此术者要在体外用自己的手指度量这一距离。

三、相关解剖及影像

1. 相关解剖

卵圆窝是房间隔最薄的区域，房间隔穿刺选择穿刺卵圆窝区域。卵圆窝基本位于房间隔的中央区域（图1-3-2）。

房间隔与矢状面呈45°左右[45°±8°（30°～75°）]，因此在右前斜45°透视体位下观察房间隔，房间隔是展开的，也就是与视线方向垂直。此时，房间隔前端（心尖方向）是房室沟，即冠状窦电极所在位置。而房间隔后部刚好是心房后壁，也就是心影的后缘。因此，在右前斜45°的体位下，冠状窦电极头端（放置在二尖瓣环3点）和心影后缘连线的中点就是卵圆窝的位置。

从高度上看，卵圆窝和希氏束在同一个水平。卵圆窝比较薄，所以房间隔穿刺针从上腔静脉向下拖拽过程中进入卵圆窝时会有跳跃的征象。另

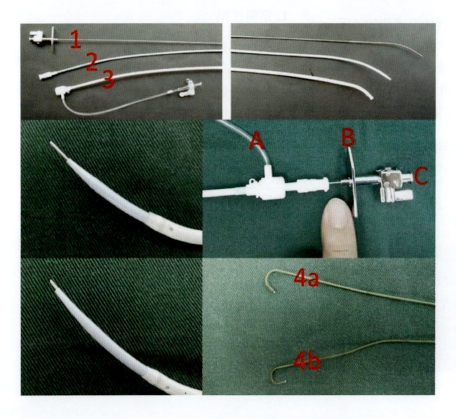

图1-3-1 房间隔穿刺所用器材。

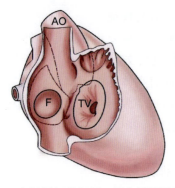
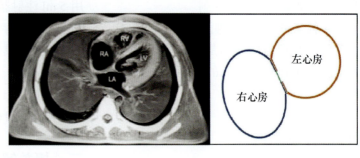

图 1-3-2　房间隔相关解剖。最右侧图绿色部分代表卵圆窝，其周边是左右心房双层构成。F：卵圆窝；TV：三尖瓣环；AO：主动脉；LA：左心房；LV：左心室；RA：右心房；RV：右心室。

外，卵圆窝通常与二尖瓣环 3 点在同一水平，也就是左前斜 30°体位下，心影的最右侧缘（术者右手侧）的位置。如果把冠状窦电极头端放置在二尖瓣环 3 点水平，在右前斜位时看到的冠状窦电极头端的高度也刚好是卵圆窝的高度。

此外，房间隔还有一个重要的解剖特点，即在卵圆窝的周围区域是由左右心房壁和中间的纤维组织叠加在一起构成，在这些区域穿过房间隔有可能造成房间隔处左心房和右心房壁分离，血液渗入心包，导致心脏压塞。还有一点，卵圆窝在无冠窦后方，穿刺点太靠前会穿刺进入无冠窦，导致心脏压塞。

2. 影像及穿刺点定位

穿刺点由高低和前后两条线的交点确定（图 1-3-3）。确定高低标准：①向下拖拽穿刺针和鞘的过程中出现"跳跃征"的位置；②冠状窦电极远端（CSd）水平；③希氏束电极或者心室电极顶点（通常为希氏束水平）。通常情况下，以上三个标准为同一点。如果以上三个标准确定的位置不在同一个点时，按照前述顺序优先选择，如果不成功可按上述顺序依次尝试。确定前后的标准：①冠状窦电极远端与心影后缘连线中点；② RAO 45°时穿刺系统呈现"一条直线"。以上两点通常不重合，在这两个点之间的区域均可，标准①是穿刺的最前方界限，若再靠前误穿入主动脉风险显著增高；标准②是穿刺的最后方界限。

还有一点值得注意的是卵圆窝的大小、位置，甚至卵圆窝处房间隔的薄厚程度会有差异，所以穿刺的区域是一个范围，而不是一个点。

四、改良的房间隔穿刺方法

1. 穿刺过程

常规采用经右股静脉通路完成（图 1-3-4）。首先准备器械：肝素盐水冲房间隔穿刺鞘及内芯备用；5 ml 注射器抽取造影剂，完全排尽空气，撤出房间隔穿刺针内的保护导丝，连接已抽取造影剂的 5 ml 注射器，注入造影剂并排尽空气；检查冠状窦电极已放置在合适位置（LAO 30°投照时头端在二尖瓣环 3 点钟位置）。

取后前位透视，将长指引导丝经右股静脉送入上腔静脉，沿导丝送入房间隔穿刺鞘管至上腔静脉水平，使鞘芯头端比冠状窦电极头端至少高一个椎体的高度。退出导引导丝，经鞘芯送入房间隔穿刺针。待穿刺针指示器距离鞘芯尾端 15 cm 左右时将鞘管皮条和穿刺针指示器同时指向时钟 4~5 点位置，继续推送至穿刺针指示器距离鞘芯尾端一横指的距离。

下一步骤是确定穿刺点。同步回撤穿刺系统，

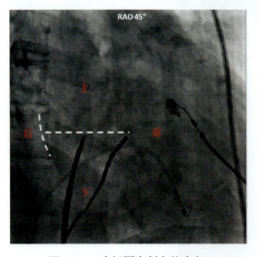

图 1-3-3　房间隔穿刺点的确定。

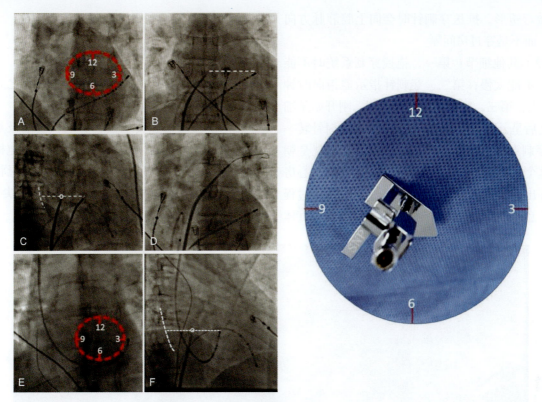

图 1-3-4 房间隔穿刺过程。A、E. 左前斜30°体位时冠状窦电极远端（CSd）在二尖瓣环3点。B. 后前位向下拖拽房间隔穿刺系统至CSd水平。C、F. 右前斜45°时穿刺针位于CSd与心影后缘中点位置。D. 左前斜30°，导丝远端出心影（左上肺静脉内）后，送入鞘管。右侧图穿刺针指示器指向4~5点方向。

注意此时双手要扶稳穿刺针指示器和鞘管尾端皮条，保持不要旋转。在回撤过程中鞘芯尖端落入卵圆窝时会出现跳跃，结合前文所叙述的三个高低判断标准微调。之后在右前斜位45°透视，据前文所述方式确定穿刺点前后范围，适当顺时针（针尖向后）或逆时针（针尖向前）旋转，使得鞘芯尖端在穿刺点的位置。

穿刺时，固定穿刺鞘不动，向前推送穿刺针，即可刺破卵圆窝进入左心房。在穿刺针进入左心房后，推注造影剂，可见造影剂呈细线状到达左心房后散开。穿刺针穿入左心房后，固定穿刺针，轻微向前推送穿刺鞘，使穿刺鞘的内芯完全包住穿刺针。房间隔较厚或穿刺点在卵圆窝周围处时，穿刺针通过房间隔后鞘管通过会遇到较大阻力，此时应避免盲目用力推送。当穿刺鞘送入左心房后，固定鞘不动，退出房间隔穿刺针，经鞘送入导引导丝。取左前斜30°，于透视下使导丝出心影进入左上肺静脉（或其他肺静脉），证实穿刺成功。此过程导丝常常进入左心耳，处理办法是回撤导丝、顺时针旋转鞘管（肺静脉在左心耳开口后方）之后再尝试送导丝。在导引导丝保护下，前推、后撤穿刺鞘1~2次，使其过间隔至左心房内，然后撤出内芯及导丝，用肝素盐水冲洗鞘管。

2. 需要注意的几个细节

（1）房间隔穿刺针要预先做弯塑形：如图1-3-5所示，在穿刺之前，要将房间隔穿刺针预先做弯塑形，弯型合适可以把卵圆窝处顶出个"小帐篷"样结构，这样穿刺针容易穿过房间隔。如

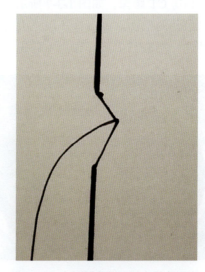

图 1-3-5 房间隔穿刺针预先做弯塑形。

果不做弯塑形，推送穿刺针时会向上腔静脉方向平移，而不是穿过房间隔。

（2）其他细节：第一，拖拽穿刺系统时不能太快也不能太慢；第二，穿刺针指示器指向时钟4～5点；第三，穿刺后推注造影剂，刚开始是细线，之后呈云雾状散开；第四，进鞘时逆时针转一点点穿刺系统，使针尖朝向二尖瓣环，也就是朝前，这个方向空间比较大。如果朝后可能从左心房后壁穿出去。最后一点也是最重要的，在整个过程中要注意冲洗穿刺鞘，不能有空气进入，以防气体栓塞。

3. 试穿一次失败后如何应对

对于初学者最关心的就是穿刺一次之后失败了还有什么办法？我们的流程如下：

（1）检查冠状窦电极，看冠状窦电极是否位置移动了，如图1-3-6所示，右图冠状窦电极进浅了，未到达二尖瓣环3点位置；左图是冠状窦电极进深了，冠状窦3～4电极的位置是二尖瓣环3点的位置。

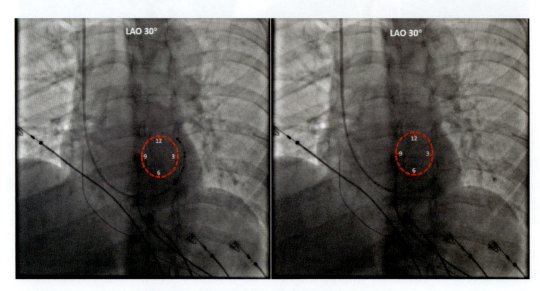

图 1-3-6　房间隔穿刺时不恰当的冠状窦电极位置。

（2）重新进行定位。送穿刺针之前还要注意穿刺针的弯是否合适，如果弯做得小了，虽然穿刺点对，但房间隔穿刺针不能刺破卵圆窝。

（3）以上办法都尝试了还是不成功，可以回顾一下左心房CT影像。如图1-3-7所示，找到一个房间隔最薄的层面。观察这一层三尖瓣环的情况，如果这一层在三尖瓣环顶点（最先出现右心房、右心室造影剂连续的层面）以下，穿刺点要偏低一点。如果房间隔最薄的层面在三尖瓣环上缘以上，穿刺点就要稍微高一点。另外，观察房间隔和身体矢状面的角度。穿刺时透视角度应该和房间隔平面垂直，如图1-3-7所示，与房间隔垂直的蓝色虚线与矢状面（红线）大约呈30°角，所以这个患者如果RAO 45°穿刺不成功，可以尝试RAO 30°穿刺。

（4）右心房的造影。房间隔穿刺鞘放在上腔静脉水平，在RAO 45°行右心房造影。造影提供以下信息：①右心房的后缘，通常情况下左心房后缘和右心房后缘是重叠的。图1-3-8中左侧图，左心房扩大明显时左心房后缘（白色虚线）与右心房后缘并不重合。这种情况下心影的后缘是左心房后缘，穿刺点就不是冠状窦电极远端与心影后缘连线的中点了，而是造影显示的右心房后缘与冠状窦电极远端连线的中点。②造影剂进入右

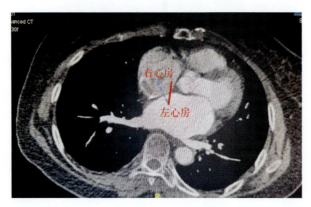

图 1-3-7　心房 CT 观察的重点。

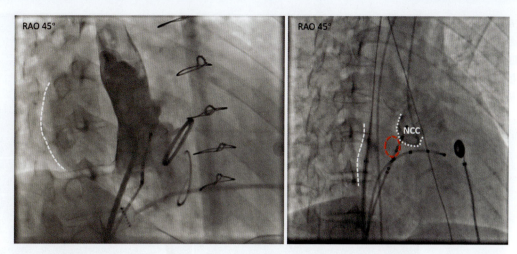

图 1-3-8　右心房造影及无冠窦造影，白色虚线是心影后缘。右图中 NCC 为无冠窦，红色虚线为卵圆窝的位置。

心室可显示三尖瓣环顶点（12 点的位置），三尖瓣环顶点与右心房后缘连线中点是穿刺点。三尖瓣环顶点是希氏束的位置，这个水平刚好也是卵圆窝的位置，借此确定穿刺点的高低。

（5）行无冠窦造影。穿刺股动脉，用猪尾导管在无冠窦造影。在右前斜 45° 下无冠窦的后方就是卵圆窝。图 1-3-8 中右侧显示无冠窦比较靠前，几乎与冠状窦电极重合，此时卵圆窝亦在比较靠前的位置，穿刺点选在无冠窦底后方即可。

（6）采用经食管超声或者心腔内超声辅助。有时解剖变异比较明显，可以尝试用腔内超声或者经食管超声指导下穿刺。

附：视频 1-3-1 房间隔穿刺的相关影像

视频 1-3-1

（谢锦　郭金锐）

第四节　腔内电图记录及电生理检查刺激方案

体表心电图大家都很熟悉。如果把记录电图的电极放在心腔内，记录到的电图称为腔内电图。在实际工作中会在心脏特定部位进行刺激，改变心脏各部位除极的先后顺序，进而揭示一些电生理现象，称为心脏电生理检查。本节对有关内容进行介绍。

一、腔内电图的记录

记录腔内电图主要包括两个步骤：穿刺并建立适当的血管入路，在心脏特定部位放置标测电极（图 1-4-1）。

在传统电生理检查中常需要放置多个标测电极，包括冠状窦、希氏束、右心室、高位右房电极等。随着对心律失常机制的认识，很多导管可以省去。对于多数心律失常，我们常规放置冠状窦电极和右心室电极。14 岁以上患者仅穿刺右侧股静脉。如图 1-4-2 所示，常规穿刺 3 针，置入 6F、7F 鞘管，放置右心室和冠状窦电极。另一针作为消融导管的入路。这是本书也是我们团队提倡的简化电生理操作流程，后续内容有详细的介绍。

把导管放置到合适的位置之后，通过导线连接到一个多通道电生理记录仪上。电生理记录仪对信号进行放大、滤波处理后显示到屏幕上（图 1-4-3）。图 1-4-4 是心脏电生理记录仪记录到的电图，腔内电图显示的屏速（相当于心电图的走纸速度）通常是 100 mm/s。分析腔内电图主要是分析不同电图的早晚，即先后顺序，而形态相对次要。

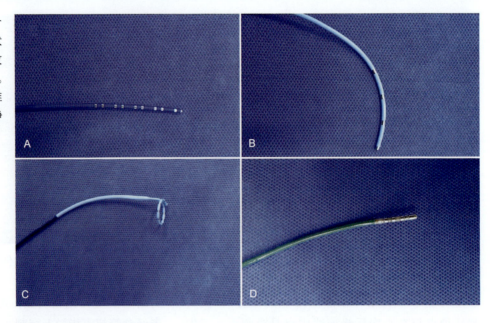

图 1-4-1 常用导管。A. 十极电极,通常放置在冠状窦内。B. 四极电极,可放置在希氏束、右心室等处。C. 环状电极,可用于三维模型建立,或放置在肺静脉内。D. 消融导管。

二、单极电图与双极电图

体表心电图记录分为肢体导联和胸导联。肢体导联记录的是双极电图,例如Ⅰ导联是在左、右手各放置一个探查电极共同记录到的电图。而胸导联记录的是单极电图。腔内电图的双极电图容易理解,即在心脏某个部位放一对电极记录到的电图。单极电图是怎么记录到的呢?在心脏某个部位放置一个记录电极,在远离心腔的部位(通常是下腔静脉)放置无关参考电极。因为任何一个电路都是一个闭合的环。在无关电极和心腔内局部放置的电极形成闭合电路,记录到的电图为单极电图。

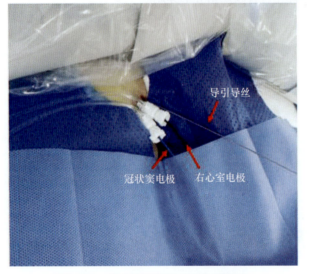

图 1-4-2 单右腿股静脉法电生理检查。

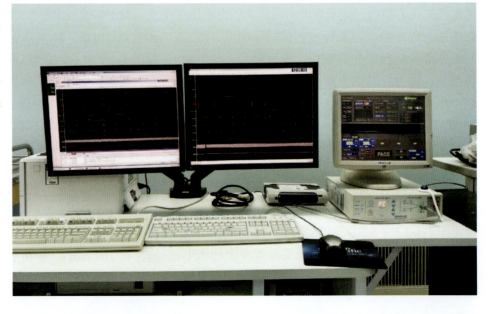

图 1-4-3 电生理记录仪和心脏刺激仪。电生理记录仪是用来记录腔内电图的,通过屏幕进行显示(图中左侧两个屏幕)。图中最右侧是心脏刺激仪,是用来发放刺激信号的。

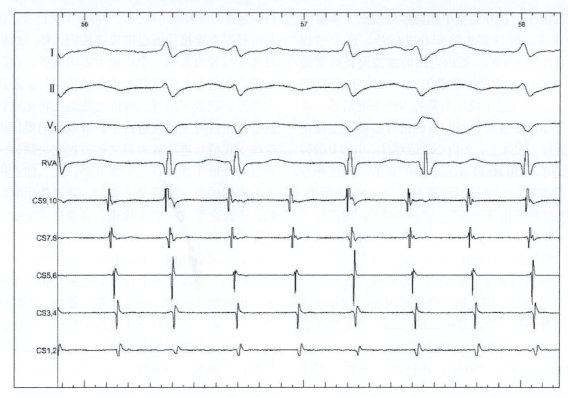

图 1-4-4　上面 3 个通道是体表心电图，RVA 是右心室电图，CS 是冠状窦电图。

双极电图与这两个电极记录的单极电图有密切的关系。如图 1-4-5 所示，D 电极和 2 电极分别作为正极和负极记录的双极电图为 D-2 通道电图（最上方），D 电极作为正极记录的单极电图 D 通道（中间通道），2 电极作为负极记录的单极电图为 2 通道（最下方）。请注意两个单极的极性一正一负，记录的电图向量（正负方向）也是相反的。同时，两个电极存在距离，记录的电位也存在时间差（2 通道晚）。把两个单极电图叠加就得到了双极电图。

实际应用时，如果标测电极刚好位于激动的起源点，激动传导方向背离记录电极，单极电图会呈现 QS 型；如果记录电极不在激动起源点，有一部分激动传导会朝向记录电极，单极电图会呈 rS 型。借此原理可利用单极图形态判断是否为激动的起源点，如标测室早。但是国内很多导管室干扰信号较多，记录的单极电图有很多干扰成分，这使得单极电图的应用受到很大限制。

三、滤波与降噪

心腔内记录到的电信号都是毫伏（mV）数

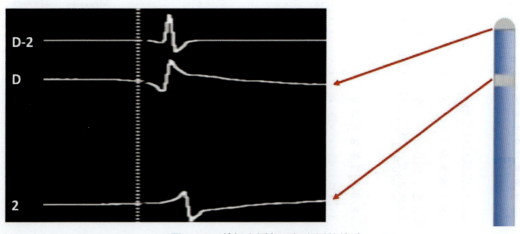

图 1-4-5　单极电图与双极电图的关系。

量级的电压。在导管室中相同幅度或更大幅度的信号很多。所以要去除非心电信号，这个过程叫滤波（图1-4-6）。腔内电图的滤波设置通常是30～250 Hz。就是说频率在30～250 Hz范围的信号，电生理记录仪认为是腔内的心电信号。频率小于30 Hz和大于250 Hz的信号会被电生理记录仪滤掉。实际上，腔内心电信号有一小部分的频率也是小于30 Hz或者大于250 Hz的，而且非心电信号也有一部分的频率在30～250 Hz的范围。所以滤波就像用筛子筛米，去掉杂质的同时避免不了有一小部分米也被筛掉；和米一样大小的杂质是不能被筛掉的。有的时候记录的电图干扰较多，仅靠调节滤波设置是可以使图形漂亮些，就是把干扰的杂波滤掉，但会把一些正常的心电信号也滤掉。另外还有一个滤波叫notch filter，这是什么意思呢？国内的日常用交流电频率是50 Hz。常规记录的范围是30～250 Hz，这包含了50 Hz。如果把notch filter功能打开，会去除50 Hz的信号。为什么讲这一点呢？希氏束电位的频率刚好在50 Hz附近范围，如果把希氏束通道50 Hz的notch filter打开，有可能记录的希氏束电图会不太清楚。体表心电图、双极腔内电图、单极腔内电图的滤波设置有一定差异。30～250 Hz是双极电图滤波设置。单极电图设置一般是1～500 Hz。

还有X线机、射频仪等都可以产生干扰信号。科学合理的滤波仅可以去除一部分干扰信号。在记录信号时，连接线通过电极连接到人体。然后通过这些信号收集到一个叫放大器的装置。在进放大器之前这些电信号的形式是模拟信号，通过放大器处理成数字信号。所以滤波是在转化成数字信号这个过程之前就进行了。所以我们要尽量在这些干扰信号进入放大器之前就把它去除掉，也就是要降低干扰。有几个细节要注意。如连接体表心电图的夹子表面是金属的，随着使用时间延长，表面会形成一层氧化膜，这会造成干扰。还有像连线之间都是金属和金属的连接，时间长了都会有一层氧化膜。处理办法就是用刀片刮除金属表面的氧化膜。具有插拔的接头要拔下来再插上，重复插拔几次，把氧化膜去除掉，干扰就会少一些。有一些导管室无此维护流程，可能射频仪放电时或者患者皮肤比较干燥时，记录到的信号干扰会较大。一般而言，以上提到的连接口处理一年左右就要进行一次。

四、常见部位电图记录

1. 冠状窦电图记录

冠状窦位于二尖瓣环的外面、房室沟区域。在心房和心室的交界区域，所以既可以记录到心房的电位，又可以记录到心室的电位。通常冠状

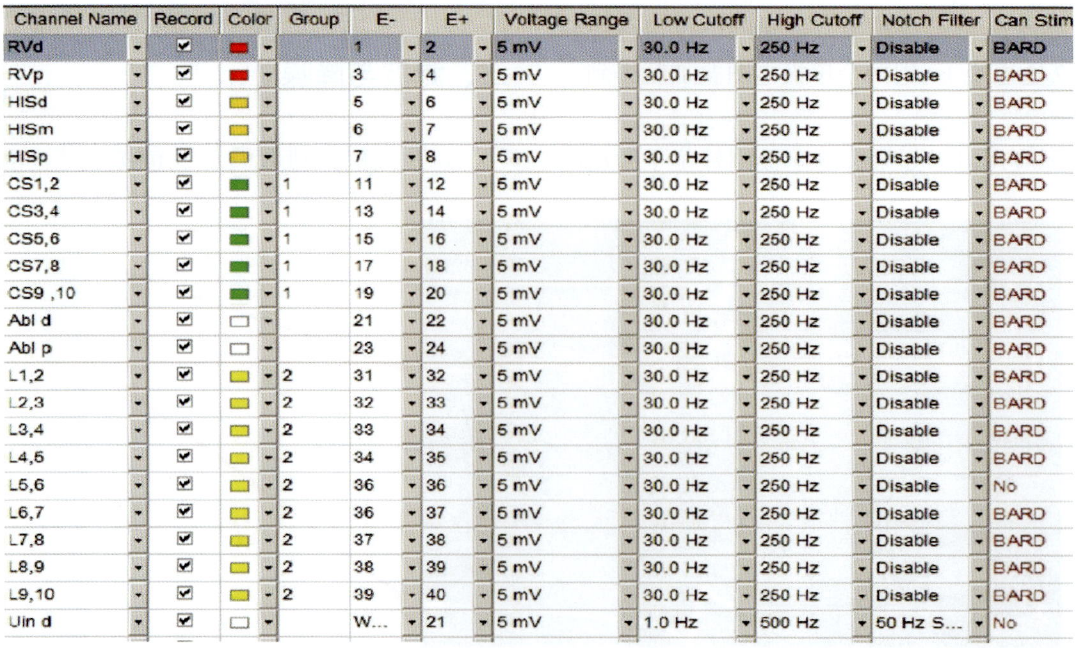

Channel Name	Record	Color	Group	E-	E+	Voltage Range	Low Cutoff	High Cutoff	Notch Filter	Can Stim
RVd	✓	红		1	2	5 mV	30.0 Hz	250 Hz	Disable	BARD
RVp	✓	红		3	4	5 mV	30.0 Hz	250 Hz	Disable	BARD
HISd	✓	黄		5	6	5 mV	30.0 Hz	250 Hz	Disable	BARD
HISm	✓	黄		6	7	5 mV	30.0 Hz	250 Hz	Disable	BARD
HISp	✓	黄		7	8	5 mV	30.0 Hz	250 Hz	Disable	BARD
CS1,2	✓	绿	1	11	12	5 mV	30.0 Hz	250 Hz	Disable	BARD
CS3,4	✓	绿	1	13	14	5 mV	30.0 Hz	250 Hz	Disable	BARD
CS5,6	✓	绿	1	15	16	5 mV	30.0 Hz	250 Hz	Disable	BARD
CS7,8	✓	绿	1	17	18	5 mV	30.0 Hz	250 Hz	Disable	BARD
CS9,10	✓	绿	1	19	20	5 mV	30.0 Hz	250 Hz	Disable	BARD
Abl d	✓	白		21	22	5 mV	30.0 Hz	250 Hz	Disable	BARD
Abl p	✓	白		23	24	5 mV	30.0 Hz	250 Hz	Disable	BARD
L1,2	✓	黄	2	31	32	5 mV	30.0 Hz	250 Hz	Disable	BARD
L2,3	✓	黄	2	32	33	5 mV	30.0 Hz	250 Hz	Disable	BARD
L3,4	✓	黄	2	33	34	5 mV	30.0 Hz	250 Hz	Disable	BARD
L4,5	✓	黄	2	34	35	5 mV	30.0 Hz	250 Hz	Disable	BARD
L5,6	✓	黄	2	36	36	5 mV	30.0 Hz	250 Hz	Disable	No
L6,7	✓	黄	2	36	37	5 mV	30.0 Hz	250 Hz	Disable	BARD
L7,8	✓	黄	2	37	38	5 mV	30.0 Hz	250 Hz	Disable	BARD
L8,9	✓	黄	2	38	39	5 mV	30.0 Hz	250 Hz	Disable	BARD
L9,10	✓	黄	2	39	40	5 mV	30.0 Hz	250 Hz	Disable	BARD
Uin d	✓			W…	21	5 mV	1.0 Hz	500 Hz	50 Hz S…	No

图 1-4-6　推荐的导管室电生理记录仪的滤波设置。

窦电极用十极，就是5对电极（图1-4-7和图1-4-1A）。这10个电极由远端（头端）至近端依次称为1-2-3-4-5-6-7-8-9-10，或D-2-3-4-5-6-7-8-9-P。邻近两对电极记录双极电图，如CS 3-4为第3和4电极记录的双极电图。

冠状窦电极可以记录到心房和心室电位。与体表心电图P波对应的代表局部心房除极，称为A波；与QRS波对应的称为V波，代表局部心室除极。无论哪个通道记录的电图，包括希氏束、右心室、高位右房电图，只要记录到心房的电位都叫A波，心室电位都称为V波。

2. 右心室电图的记录

通常会在右心室放置四极电极，由远端至近端依次为1（D）-2-3-4（P）。通常右心室通道仅记录远端两对电极的双极电图（图1-4-7中RVd通道）。由于心室电极通常放置在右心室靠近心尖区域，远离心房，所以心室通道通常仅记录到一个电位，也就是V波。

3. 希氏束电图的记录

希氏束是心房和心室之间的传导通道。在希氏束区域，可记到3个波，除A波和V波外，还有一个就是希氏束电位，称为H波。AH间期代表从心房传导到希氏束所用的时间。测量方法是在希氏束电图上，从A波的起始测量到H波起始。另外一个叫HV间期，测量的方法是从H波起始到体表心电图QRS波起始。不同的中心测出的AH和HV间期略有差异。大部分AH间期正常值是60～130 ms，HV间期正常值是30～55 ms（图1-4-8）。AH间期延长意味着从心房到希氏束的传导延迟。HV间期延长代表希氏束下方传到心室延缓，HV间期短于正常值可能存在房室旁路。

五、电生理检查常用刺激方案

窦性心律时记录的电图是心脏自身跳动，有些电生理现象是揭示不了的。为了揭示一些电生理现象，我们要改变心脏除极的顺序。正常是心房除极然后传到心室，我们可以刺激心室，让心室先除极然后传至心房，这样可以看到一些现象，如具有房室旁路。此外，正常的心率是60～100次/分，比如患者心率70次/分，为了观察房室传导功能等需要使心率达到120次/分或者150次/分，甚至180次/分，这就可以通过心房刺激实现。心脏电生理检查中常用的刺激方案有以下几种（图1-4-9）。

1. 分级递增刺激

也叫S_1S_1刺激，是以快于自身心率10次/分的频率开始，发放刺激，刺激一阵之后停顿一下儿，然后再增加10～20次/分；一般每个频率刺激30～60 s。举例来说，如自身心率70次/分，以

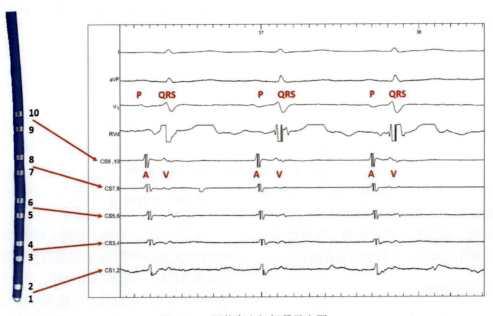

图1-4-7 冠状窦电极标号及电图。

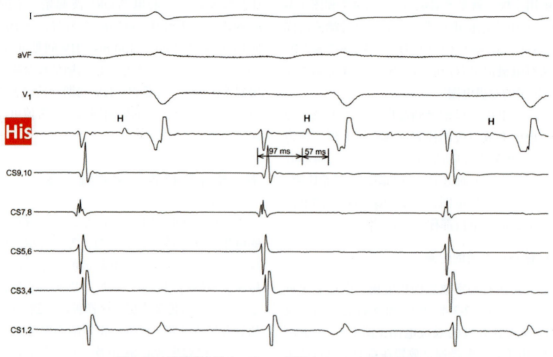

图 1-4-8 希氏束电图（His）AH 间期 97 ms，HV 间期 57 ms。

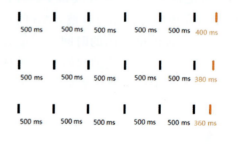

图 1-4-9 电生理检查常用刺激方案。

80 次 / 分的频率开始刺激，刺激 30～60 s，然后停止 1～2 min，之后再以 90 次 / 分刺激，同样 30～60 s，再停止 1～2 min，之后刺激频率为 100 次 / 分、110 次 / 分、120 次 / 分……直到观察到一些特定的电生理现象后停止刺激。通常情况下做一个刺激都是有一定目的的，具体做哪些刺激？观察到什么现象？我们后面会介绍。

2. 短阵快速刺激

也叫 Burst 刺激，和 S_1S_1 刺激很像，但 Burst 刺激的频率更快，持续的时间短。在我们团队 Burst 刺激持续 3 s 左右，刚好是电生理记录仪波形经过一屏的时间。

3. 程序期前刺激

这是模拟期前收缩（早搏）的刺激，包括 S_1S_2 刺激和 RS_2 刺激两种。S_1S_2 刺激有几个参数要设置：① S_1S_1 间期，一定要快于自身心率，我们通常是 500 ms，也可以比自身心率快 10 次 / 分；② S_1 的个数，通常为 6 个或 8 个；③ S_1S_2 间期，最后一

个 S_1 刺激与 S_2 刺激的间期；④每次 S_1S_2 递减的间期，也称为步长，通常为 -10 ms。例如我们导管室做程序刺激"500/350 ms"，意思是 S_1S_1 间期 500 ms，发放 6 个刺激，之后发放与最后一个 S_1 间期为 350 ms 的刺激（S_2）；停止几秒钟后，再次发放 6 个 500 ms 间期 S_1 刺激，但这次 S_2 与 S_1 的间期为 340 ms，即每次递减 10 ms。

RS_2 刺激和 S_1S_2 的差别是不发放 S_1 刺激，而是刺激仪感知刺激通道的几次电位后（相当于与自身心率一致的 S_1 刺激）发放 S_2，好似突然出现一次早搏。当然可以发放 2 个或者 3 个早搏刺激，就是 $S_1S_2S_3$ 或 $S_1S_2S_3S_4$ 刺激。

六、刺激通道的选择

心脏可以刺激的部位很多，从道理上来讲在哪里放置电极都可以进行刺激，通常是心房刺激和心室刺激。我们刺激心房选择冠状窦电极近端，就是 7-8 或者 9-10，或者 A 波振幅大的通道。有人可能会问"冠状窦不是在房室沟，为什么在这里刺激只是刺激了心房呢？"从解剖上看，冠状窦 7-8，9-10 离心房更近，一般的刺激是夺获不了心室的，但个别情况下刺激冠状窦也可能夺获心室，大部分时候只能是夺获心房。另外一个更深层次的原因就是冠状窦是有心肌组织的，是心房肌的延续。所以刺激冠状窦近端是夺获了冠状窦的心肌，激动通过冠状窦传到心房。

附：视频 1-4-1 冠状窦及右心室电图的识别，视频 1-4-2 多导电生理记录仪及刺激仪的介绍

视频 1-4-1 和 1-4-2

（瓜超君　郭金锐）

第五节　导管消融的生物物理学

标测到有效靶点是第一步，制造有效、持久的损伤灶也是有效消融必不可少的步骤。正确理解影响损伤灶的大小相关因素是成熟术者的必修课。本部分内容涉及广泛且繁杂，但随着压力监测导管的广泛使用，有些知识已经不重要了。考虑到实用性，本节仅介绍与临床实践相关的内容。

一、射频电流与组织损伤机制

射频消融是利用电流通过阻抗（电阻）高的心肌组织产生热量，进而使组织坏死。电流必须在闭合的环路中流动，即电路。射频消融电路的构成包括以下几个部分：射频仪→尾线→消融电极头端（大头导管）→心肌组织→患者身体→背极板→射频仪。射频仪通常发出频率为 500 kHz 左右的电流。在整个电路中与消融导管头端接触的心肌组织处阻抗最高，电流经过该处心肌组织时会产生热量。这种由于电流经过阻抗高的心肌产生的热量叫阻抗热。该处心肌的热量也会向周围心肌组织传导，使得周围心肌组织温度升高，这种热量称为传导热（图 1-5-1）。

可见射频消融即是通过阻抗热与传导热的综合效应损伤心肌组织，达到治疗心律失常的目的。心肌组织温度上升到 50℃以上时就会出现不可逆

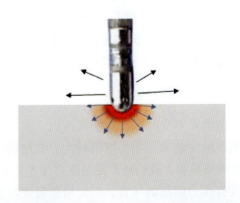

图 1-5-1　射频电流损伤心肌组织示意图。发出射频电流的仅为消融导管头端电极（D 极），射频电流除传导至心肌（蓝色箭头）外，尚有一部分流经血液（黑色箭头）。流经紧邻导管心肌组织的射频电流会迅速产生热量（红色区域），这些热量还会向周围传导（棕色区域）。

的损伤、坏死。在射频电流刚通过心肌组织时主要是阻抗热造成的组织损伤，随着电流持续通过心肌组织，该处心肌组织产生的热量会持续向周围传导，即传导热会进一步使损伤灶扩大。产生热量的并不是消融导管，而是与其接触的心肌组织。消融导管具有温度传感器，其感知心肌组织表面的温度。

二、影响组织损伤范围的因素

1. 输送到组织的能量与阻抗

前述的电路中总阻抗通常在 120 Ω 左右，不同公司的射频仪及导管略有差别。射频仪显示的阻抗是整个电路的阻抗，与消融导管尖端接触的心肌阻抗仅是整个电路阻抗的一部分。这部分阻抗在总阻抗的占比，决定射频仪输出的功率有多少在心肌组织产生热量。举个例子，洒水车从A地途经B地到达C地洒水绿化，水的总量是固定的，好比射频仪显示的输出功率，路途中绿化带的量相当于电路的阻抗。B地是与导管接触的心肌组织，如果此处的绿化带较大，则在此处洒出水量会很大；如果路途中尚有其他较大绿化带，则在C地实际的洒水量会少。同理，如果患者体重大、皮肤干燥等会降低心肌局部消耗的能量，消融损伤范围变小。

2. 放电时间

射频仪输出功率达到最大值后，产生阻抗热的组织温度即可达最高值。放电时间延长只会增加传导热导致的损伤范围，但不会随时间延长而持续扩大。一般 20～30 s 损伤范围不会继续扩大。因此，实际应用时没必要一个点持续放电太长时间。

3. 导管与组织接触力

其他因素不变时，在一定范围内，消融导管与组织接触力越大，损伤范围越大。如使用带有压力监测的导管，我们通常控制压力在 5～15 g。对于没有压力监测的导管，需要根据温度与功率间接判断接触压力是否合适，具体见后文。

4. 实际功率与温度

其他因素不变时，实际输出的功率高，阻抗热会增高，组织内温度会增高，图 1-5-1 中红色区域会变大，传导热也会增高，图 1-5-1 中棕色区域也会变大，总的损伤范围会增大。

5. 其他因素

消融导管头端周围的血流速度、盐水灌注的速度等均会影响消融损伤范围。

三、放电参数设置及放电模式

放电模式包括功率模式与温控模式两种。前者是射频仪按照设定的功率进行输出，而不考虑实际温度如何，后者射频仪输出能量逐渐增加至其温度达到设定的温度。可见前者开始放电时功率即刻较高，后者功率是逐步上升的。现阶段广泛应用的是两者结合，即在一定温度限制的功率模式。简单理解就是射频仪会有两个重要的设定参数，功率和温度，这是人为设定的，如 30 W/55℃。在放电过程中射频仪会显示实时的输出功率和温度，如 28 W/55℃。含义是设定的导管头端感知的实际温控上限为 55℃，在实际温度不超过 55℃时功率会上升，最大上升至 30 W。如果温度到了 55℃，尽管射频仪实时输出功率没有到 30 W，也不会再增加功率了。温度的限制主要是为了降低消融处形成血液焦痂风险（表 1-5-1）。

四、盐水灌注对消融范围的影响

心腔内存在很多皱褶及小的凹陷，导管在这些区域时，由于缺乏血流的冲刷，放电时组织温度会很高。由于射频仪温度限制，实际输出功率会很低，会导致只有邻近导管的组织损伤，损伤范围会很小。如不限制温度局部组织温度过高，发生组织气爆或者血液形成焦痂的风险会高。如果导管头端有冷却的盐水流出，相当于血流冲刷，实际功率会达到接近设定的功率，产生有效的损伤。对于慢径路区和瓣环处旁路的消融时，靶点处血流丰富，通常不需盐水灌注，实际功率也会很理想。相反，此时再给予盐水灌注，由于盐水流动，流经血液和盐水的电流会增多，使心肌组织产热量减少，另外，盐水的冲刷，会带走热量，故此时损伤范围会有一定减少。

表 1-5-1 射频消融常用参数

	温控导管			无压力监测的盐水灌注导管			常有压力监测的导管		
	设定参数 模式/功率/温度	实际功率、温度的目标	每点放电时间	设定参数 模式/功率/温度/盐水速度	实际功率、温度的目标	每点放电时间	设定参数 模式/功率/温度/盐水速度	实际功率、压力目标	每点放电时间
双径路	温控模式 30 W，55℃	25～30 W，48～53℃	90 s	温控模式 30 W，45℃，2 ml/min	25～30 W，39～43℃	90 s	温控模式 30 W，45℃，2 ml/min	25～30 W，>5 g	90 s
间隔旁路	温控模式 30 W，55℃	25～30 W，50～53℃	30 s	温控模式 30 W，45℃，2 ml/min	25～30 W，39～43℃	30 s	温控模式 30 W，45℃，2 ml/min	25～30 W，>5 g	30 s
左侧游离壁旁路	温控模式 40 W，60℃	30～40 W，50～53℃	30 s	温控模式 40 W，45℃，2 ml/min	30～40 W，39～43℃	30 s	温控模式 40 W，45℃，2 ml/min	30～40 W，>5 g	30 s
右侧游离壁旁路	温控模式 40～50 W，60℃	30～50 W，50～53℃	30 s	温控模式 40～50 W，45℃，2 ml/min	30～50 W，39～43℃	30 s	温控模式 40～50 W，45℃，2 ml/min	30～50 W，>5 g	30 s

（唐毅 郭金锐）

第六节 三维电解剖标测系统简介

一、导航功能

三维电解剖标测系统，简称三维标测系统，一个重要的功能就是导航功能。传统的电生理是利用X线透视观察导管在心腔内的位置和移动，是二维的结构，仅能从一个体位观察导管与心脏。三维标测系统是利用导管在磁场或者电场中移动时产生的电或磁信号通过计算机进行处理，计算机会实时地把导管在心腔内的空间位置显示出来，给术者展示三维立体的图像，而且可以同时从两个体位（角度）展示。

二、建立模型功能

建立模型（建模）就是导管在心腔内移动，计算机采集导管移动的空间信息，呈现为一个立体的图形。假设一个人在黑暗的房间里，他也不知道这个房间的结构。这个人伸开双手在房间内走动，当手触摸到墙壁时在人脑会产生一个信息，即此处是墙壁。如果在这个房间走动的范围足够大，会采集到很多墙壁的信息。把这些信息提供给计算机进行拼接，计算机就可以呈现出房间的三维立体结构。例如导管在左心房内移动，会获得很多关于左心房壁的空间位置信息，三维标测系统整合后会呈现出左心房的立体结构，这就是建模过程。

三、特殊标记

在标测或者消融过程中，遇到一些有特殊意义的结构或者电位，比如希氏束、瓣环或者特殊的电位，可以做个标识。标识可以展现在三维模型上。

四、激动顺序标测

导管在心腔内的每个区域都可以记到代表局部除极的电图，选定某一部位作为参考（如QRS波起始或冠状窦某一通道的电图起始），把每个局部电图和参考电图进行比较，激动时间存在一定差值，即较参考领先的数值。领先的数值几个档次，分别用不同的颜色表示，并标识在三维标测系统建立的模型上，根据颜色分布规律就可以很直观地展示心腔内不同区域激动的先后顺序。

五、电压标测

基质标测也叫电压标测。导管放在心腔内会记录到局部电图，就是局部心肌除极的信号。如果某个区域心肌有纤维化、坏死，局部电位振幅会很低，称为低电压。每个区域电信号大小也可以分成不同的档次，并用不同颜色表示，并展现在三维模型上。类似于激动标测，可以很直观地看到哪些区域电位是正常的，哪些区域电压低，后者提示瘢痕或者坏死区。

（王兆鹏　郭金锐）

第二章 阵发性室上性心动过速

第一节 房室结双径路及电生理检查

一、相关解剖

目前房室结区域的解剖结构并未完全清楚，但通过既往的电生理研究有了一个大致的共识。我们目前的理解是房室结区域好比一棵大树，树干是希氏束，树枝好比浦肯野纤维和心肌相连，树干通过树根扎到泥土里，泥土好比心房的组织。较大部分人群仅有一条快径路，传导速度快、不应期较长，好比大树根常常是一条较粗的主要根系。在一部分人群中，除了快径路外，还有一条慢径路，它的传导速度慢、不应期短，就像一棵树有两个主要根。快径路和慢径路的实质是电生理特性不同的传导径路。

由 Todaro 腱、三尖瓣环及冠状窦口形成的三角区域叫 Koch 三角，它的顶点有希氏（His）束走行，大部分慢径路走行在冠状窦口和三尖瓣环之间的区域（图 2-1-1）。有人通过高密度标测发现快径路分布在 Todaro 腱的后方，在三角区域外。

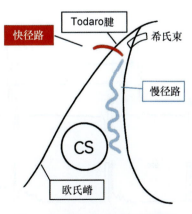

图 2-1-1　Koch 三角解剖示意图
CS：冠状窦。

二、房室结双径路的电生理特点

通常情况下，快径路传导速度快、不应期长；慢径路传导速度慢、不应期短。在心房程序刺激时常常可以揭示房室结双径路现象。

1. 跳跃现象

正常情况下，心房程序刺激时，随着 S_1S_2 之间的间期逐渐缩短，S_2 与其下传心室产生的 V 波之间的 S_2-V_2 间期会逐渐延长。S_2-V_2 间期代表 S_2 刺激心房后激动经房室结下传至心室的时间。房室结具有递减传导的特性，也就是一次心房兴奋后，第二次心房兴奋与第一次心房兴奋的间隔越短（S_1S_2 之间的间期越短），第二次心房兴奋经房室结下传心室的速度越慢、所需时间越长，即 S_2-V_2 间期越长，但延长数值一般小于 50 ms。

如果存在双径路，心房程序刺激时，S_2 刺激心房后同时经快径路和慢径路向希氏束传导，而后激动心室，但会优先经快径路（传导速度快）传至心室，经历的时间为 S_2-V_2 间期。S_2 刺激心房后不仅经快径路传向希氏束，同时还会经慢径路传向希氏束，但在经慢径路下传（传导慢）的激动尚未传至希氏束时，经由快径路的激动使希氏束除极的同时会经慢径路逆传，并与前传的激动碰撞（图 2-1-2 左侧）。当 S_1S_2 间期缩短到某一数值时，刚好到了快径路不应期（通常快径路的不应期长），此时仅能经慢径路下传至希氏束（图 2-1-2 右侧）。由于慢径路传导速度慢，所以此时 S_2-V_2 间期会突然延长，且数值大于 50 ms（人为界定的数值），这也就是跳跃现象（图 2-1-3 至图

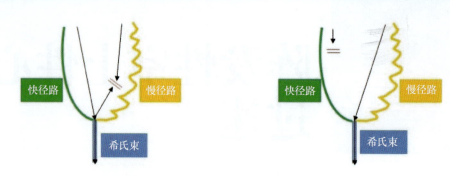

图 2-1-2　快径路、慢径路的传导示意图。

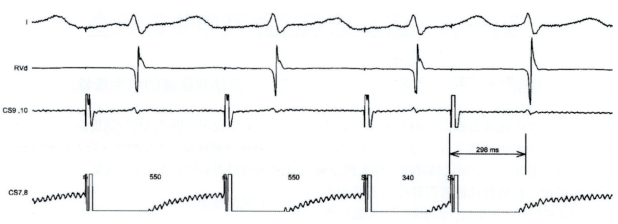

图 2-1-3　心房程序刺激（CS_{78} 通道），$S_1S_2 = 550/340$ ms，S_2-V_2 间期 298 ms。

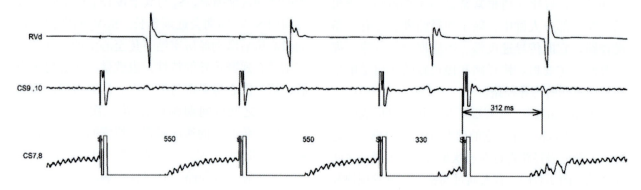

图 2-1-4　心房程序刺激（CS_{78} 通道），$S_1S_2 = 550/330$ ms，S_2-V_2 间期 312 ms，较前延长 14 ms，小于 50 ms，为快径路的递减传导。

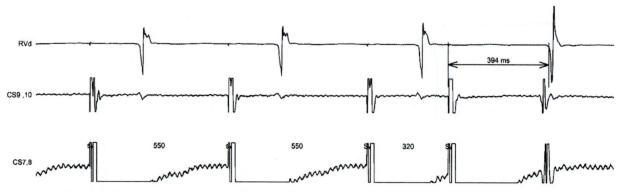

图 2-1-5　心房程序刺激（CS_{78} 通道），$S_1S_2 = 550/320$ ms，S_2-V_2 间期 394 ms，较前延长 82 ms，大于 50 ms，为跳跃现象，提示存在房室结双径路，此时由快径路传导转为慢径路传导。

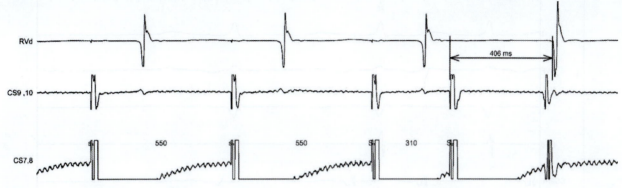

图 2-1-6　心房程序刺激（CS_{78} 通道），S_1S_2 = 550/310 ms，S_2-V_2 间期 406 ms，较前延长 12 ms，小于 50 ms，为慢径路的递减传导所致。

2-1-6）。它的定义是心房程序刺激时，S_1S_2 间期缩短 10 ms，S_2-V_2 间期突然延长大于 50 ms。发生机制就是传导在不同的径路之间的切换。心房程序刺激出现跳跃现象，提示存在房室结双径路。其实，S_2-V_2 间期延长主要是 S_2-H_2 间期延长，而 H_2-V_2 间期（HV 间期）并未明显延长。有时心房程序刺激可见 2 次或以上跳跃，提示房室结多径路。

2. 房室结双径路的诊断标准

- 心房程序刺激（S_1S_2）或分级递增刺激（S_1S_1），刺激间期递减 10 ms 时
  - AH 间期跳跃延长 ≥ 50 ms
  - 虽无跳跃现象，但 AH 间期绝对值 ≥ 200 ms
- 心室程序刺激偶可见双径路现象

3. 回波现象

如图 2-1-7 所示，存在房室结双径路，心房程序刺激时，当 S_1S_2 间期缩短到至快径路不应期，仅能经慢径路下传至希氏束（黑色箭头），慢径路传导速度慢，可能经慢径路传导至希氏束、可以下传心室的同时快径路已经脱离不应期，激动可以经快径路逆传（红色箭头）至心房产生 A 波，这也就是回波现象（图 2-1-8）。

三、房室结内折返性心动过速（atrioventricular nodal reentrant tachycardia，AVNRT）

1. 发生机制

在图 2-1-7 中，激动经快径路逆传（红色箭头）至心房，如果产生 A 波后再经黑色箭头（慢径路）下传至希氏束，并再次经快径路（红色箭头）逆传至心房，如此周而复始，便形成心动过速，即 AVNRT（图 2-1-9）。

2. AVNRT 的分型

AVNRT 可以分为几个亚型，从临床治疗角度至少分为 3 个亚型。其中最常见的是慢-快型（S-F 型）。此亚型为经过慢径路下传至希氏束，同时经过快径路逆传至心房，这样往复形成折返引起心动过速。这种心动过速有个特点，常常多个冠状窦通道 A 波和 QRS 波或者 V 波重叠在一条直线上（图 2-1-9）。大部分慢径路分布在 Koch 三角之内，还有一小部分，慢径路有一个左后延伸支，就是分布在左后间隔区域。通过左后间隔的慢径路形成的慢-快型 AVNRT，腔内电图表现和常规的右侧慢径路参与的 AVNRT 类似。

第二种是慢-慢型（S-S 型）。存在两条慢径路，在这两条慢径路之间形成折返（图 2-1-10）。此类型特点是心动过速时逆传心房激动最早点通常在后间隔区域，因慢径路主要分布在后间隔。另一重要特点是心室起搏常常容易诱发心动过速。

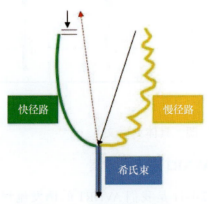

图 2-1-7　回波现象示意图。

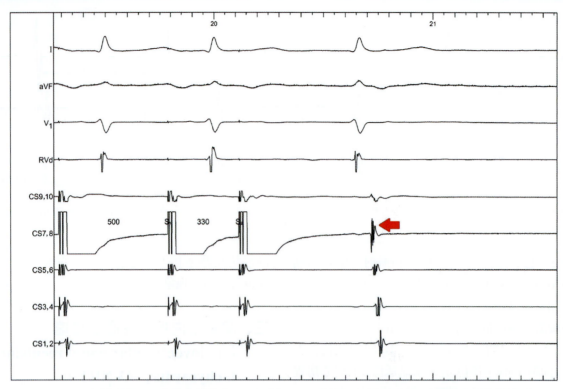

图 2-1-8 回波现象。心房程序刺激（CS_{78} 通道），$S_1S_2 = 550/330$ ms 可见回波现象（红色箭头）。

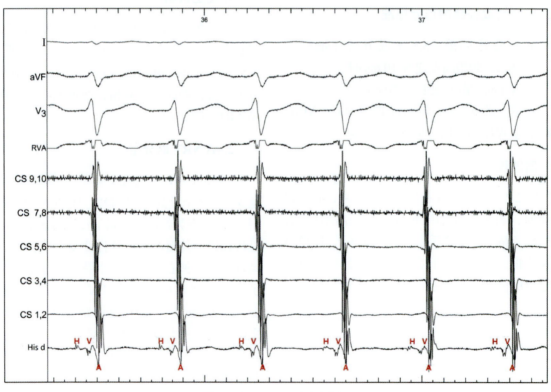

图 2-1-9 AVNRT 腔内电图。

第三种是快-慢型（F-S 型），经过快径路前传，经过慢径路逆传。

第一种也称为典型 AVNRT，第二种和第三种合称为非典型 AVNRT，心动过速时 VA 间期大于 50 ms。第二种和第三种的区分主要依靠心动过速时 AH 间期，具体见后文。

3. AVNRT 的诱发方案

图 2-1-11 是我们 AVNRT 的诱发流程。我们的经验是心房 Burst（起搏冠状窦通道）最容易诱

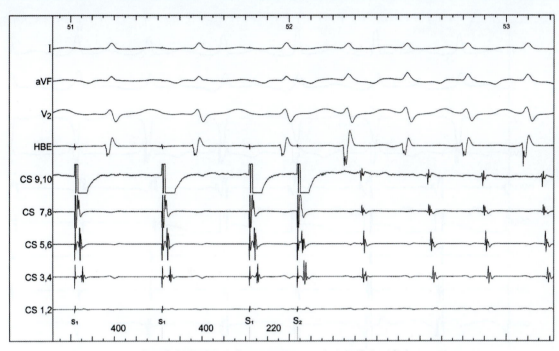

图 2-1-10　心房程序刺激诱发非典型 AVNRT。经电生理检查证实为 S-S 型 AVNRT。

- 心房刺激
  - Burst刺激，350 ms、340 ms、330 ms……，至诱发AVNRT或前传文氏现象
  - 程序刺激S_1S_2，500/350 ms(-10 ms)，至前传不应期
  - 静注异丙肾上腺素(500 ml生理盐水+1 mg异丙肾上腺素)，提升心率30%或至110～120次/分
  - 重复Burst和程序刺激
  - $S_1S_2S_3$（S_3设置：S_2不应期+30～50 ms）
- 心室程序或Burst刺激
- 心室电极放置在高位右心房，重复上述心房刺激

图 2-1-11　AVNRT 的诱发方案。

发心动过速。另外一点是在行心室刺激时，如果发现 400 ms 间期心室都没有逆传到心房，很难诱发 AVNRT，这时就可以静注异丙肾上腺素然后再进行诱发。进行 S_1S_1 刺激时，当某个刺激与其前一次刺激下传的 V 波重叠时或略早于其前一次刺激下传的 V 波时停止刺激（此时激动经慢径路前传，且传导较慢，下传至慢径路远端时快径路常常脱离不应期），常常心动过速被诱发（图 2-1-12）。

4. AVNRT 体表心电图特点

典型的 AVNRT 心电图具有一定的特征（图 2-1-13 和图 2-1-14），QRS 波起始到逆行 P 波起始的间期小于 50 ms。在心电图上表现为 V_1 导联终末部分有一个"小尖"，也就是 r′波，在下壁导联 QRS 末尾表现为 s 波。与窦性心律时同导联 QRS 波相比较更容易发现逆传 P 波。依据体表心电图鉴别不典型 AVNRT 与房性心动过速（房速，AT）或者房室折返性心动过速（AVRT）价值有限。

5. AVNRT 的诊断标准

图 2-1-15 是 AVNRT 的诊断标准，可以看出 AVNRT 常常是"排除诊断"，也就是说首先有充分的证据排除房速和房室折返性心动过速，这时候考虑 AVNRT。如果心动过速时多个冠状窦通道的 VA 间期均小于 60 ms（图 2-1-9），此时，希氏束通道 VA 间期是小于 60 ms（或者 HA 间期小于 70 ms），也就是 A 波和 QRS 波基本在一条直线上重叠，大多是 S-F 型 AVNRT，一般不用鉴别诊断，

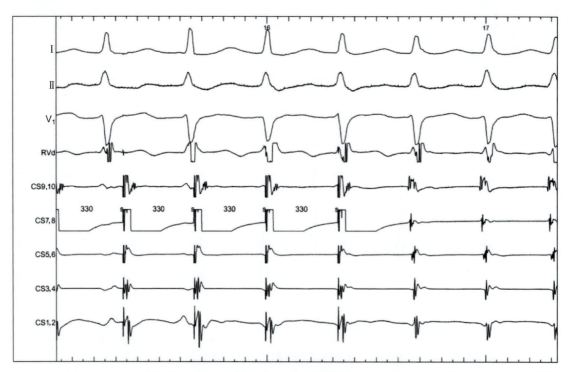

图 2-1-12 心房 S_1S_1 = 300 ms 诱发 AVNRT（S-F 型）。第一跳 A 波在 QRS 波之后，随着刺激进行，A 波逐渐靠近前面的 QRS 波或者 V 波逐渐靠近，至基本重合或稍微提前一点，此时停止刺激常常可以诱发心动过速。

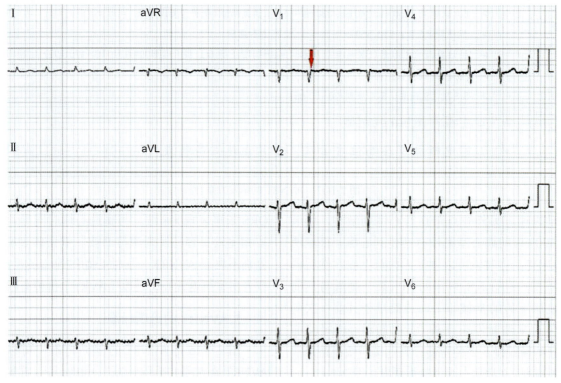

图 2-1-13 AVNRT（S-F 型）体表心电图可见逆行 P 波（红箭头）。

因为不可能是房室折返性心动过速（不存在如此宽的旁路），但极罕见情况是房速经慢径路前传。

非典型 AVNRT 诊断标准是 VA 间期大于 60 ms，或者 HA 间期大于 70 ms。国内大多数中心不放置希氏束电极，我们可以在冠状窦通道上测量 VA 间期。如果除外房速和房室折返性心动过速后，冠状窦通道 VA 间期大于 60 ms，诊断非典型 AVNRT。如果 AH 间期小于 200 ms，诊断 F-S 型 AVNRT（图 2-1-16），如果 AH 大于 200 ms，诊断 S-S 型 AVNRT。

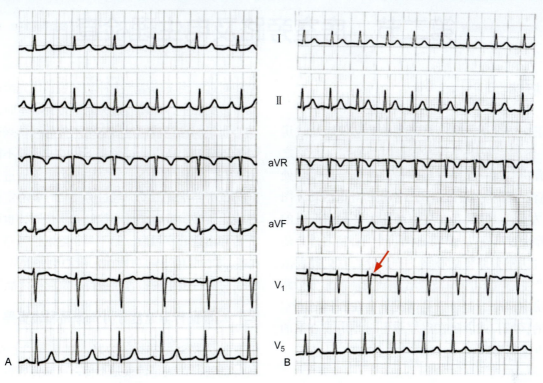

图 2-1-14 与图 2-1-13 同一患者窦性心律（A）及 AVNRT（B）体表心电图，V_1 导联终末部分形态不同，可见逆行 P 波（红箭头）。

- 首先除外 AT 和 AVRT
- 依靠 HA 或 VA 间期分为典型及非典型
- 在希氏束电图通道测量 HA 间期或 VA 间期
- F-S 型通常 AH 间期 < 200ms，S-S 型 AH 间期 >200ms

图 2-1-15 双径路诊断标准。

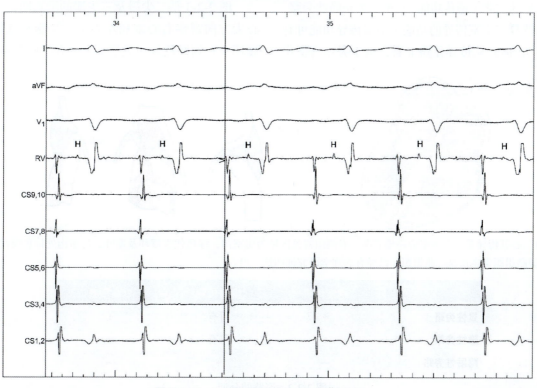

图 2-1-16 F-S 型 AVNRT，AH 间期 100 ms。

第二节 房室旁路及电生理检查

一、概述

正常情况下，窦房结产生的冲动仅能通过房室结-希浦系统下传到心室，因为心房、心室之间仅有房室结一个结构可以传导电信号，瓣环处（房室沟）结构为纤维组织，不能传导电活动（图2-2-1左侧）。如果存在房室旁路，窦房结产生的冲动除经过房室结-希浦系统下传到心室之外，还会经过房室旁路传到心室，一部分心室肌提前激动，产生心电图的δ波或者预激波。大部分旁路长在房室沟处，但极少见情况下会在心耳与心室相邻的区域，或者虽在房室沟但与心房或心室的插入点远离瓣环。

二、旁路分类

1. 根据传导方向，将房室旁路分为3类（图2-2-2）

第一类是显性旁路，具有房-室传导的功能，即能够从心房向心室传导，称为前传功能，体表心电图会产生预激波，这种旁路也可以没有从心室向心房传导的功能（逆传功能）；第二类是隐性旁路，旁路虽然具有房室传导的功能（室房传导功能可有可没有），但是从传导径路上看，由于旁路离窦房结相对远，当窦房结产生冲动之后，优先经过房室结下传到心室，冲动经过旁路下传到心室时其周围的心肌组织已经被通过房室结下传的冲动兴奋了而处于不应期，所以通过旁路下传的冲动并不能使心室兴奋，特殊情况下，比如说在旁路附近进行心房起搏，旁路优先激动，经过旁路传导到心室就可以显现出预激，或者窦性心律的频率快时，也可能优先传导出现心室预激。第三类是隐匿性旁路，只有心室向心房传导的功能，常规心电图是不能发现的，只有行电生理检查时进行心室起搏才能发现。

2. 根据传导速度分为快旁路和慢旁路

快旁路就是常见的旁路，它具有"全或者无"传导的特征，或是传或是不传，递减传导特征不明显。房室结传导特征是递减传导，随着心房频率增加，传导速度逐渐减慢。有一小部分旁路类似于房室结，也具有递减传导的特性，称为慢旁路。

三、旁路的定位

1. 旁路位置描述方法

图2-2-3是二尖瓣及三尖瓣的示意图，展示从心尖方向观察右心室和左心室。左侧蓝色是三尖瓣环，右侧橙色是二尖瓣环，两者之间是室间隔，

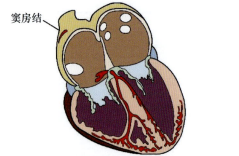
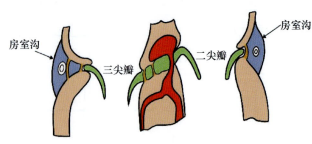

图2-2-1 心脏传导系统及房室旁路模式图。右侧图蓝色区域为房室沟，绿色代表瓣环及瓣叶，房室沟处棕色线代表房室旁路。旁路组织学本质是心肌组织，已经有病理学研究证明这一点。

	房室传导	室房传导	ECG 预激
显性旁路	+	可有	+
隐性旁路	+	可有	−
隐匿性旁路	−	+	−

图2-2-2 旁路的分型。

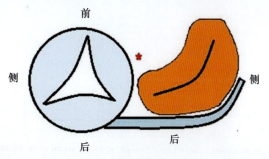

图 2-2-3 旁路在瓣环上分布位置示意图（相当于左前斜体位观）。

红色星代表希氏束，绿色区域代表冠状窦。绝大部分旁路都长在瓣环区域。可对瓣环进行分区，三尖瓣分为间隔、前游离壁、侧游离壁、后游离壁，二尖瓣环分为左后间隔、左后游离壁、左侧壁、前侧壁。二尖瓣环前间隔区域几乎不存在旁路，因为该区域是心房和主动脉瓣相连，无心室肌。我们更常用的定位办法是把二尖瓣环和三尖瓣想象成钟表盘，以表盘上时间来描述旁路位置，如希氏束在三尖瓣环 1 点的位置。图 2-2-3 中三尖瓣前游离壁的"前"字是在三尖瓣环 12 点的位置。体表心电图只是大致定位，没有必要非常精细，而且也不可能做到非常精细。消融时要靠标测确定靶点，而不是靠体表心电图来指导。

2. 显性旁路定位流程（图 2-2-4）

（1）依据 V_1 导联确定左右：如果 V_1 导联 QRS 波群呈现正向波，如 R 型、Rs 或 qR 型，提示旁路在左侧或者说在二尖瓣环上；如果 V_1 导联 QRS 波群呈现 QS 型，提示旁路在右侧或者说在三尖瓣环上；如果 V_1 导联 QRS 波群呈现 rS 型，旁路多在右侧，少部分在左侧。

（2）左侧旁路详细定位：确定是左侧旁路之后，观察 Ⅰ 导联和 aVL 导联。Ⅰ、aVL 导联 QRS 波群都是正的，旁路在左后间隔或者左后游离壁（二尖瓣环 5～6 点）；Ⅰ、aVL 导联 QRS 波群都是负向，旁路在侧壁或前侧壁（二尖瓣环 1～3 点）；Ⅰ、aVL 导联 QRS 波群正负双向，旁路在侧后壁或侧壁（二尖瓣环 3～5 点）。总之，Ⅰ 导联和 aVL 导联 QRS 波振幅越负，旁路越靠前。

（3）右侧旁路详细定位：V_1 导联 QRS 波呈 rS 型，旁路在右侧游离壁。之后观察下壁导联（Ⅱ、Ⅲ、aVF），如果均是正向波，旁路在前游离壁（三尖瓣环 11～12 点）；Ⅱ、Ⅲ、aVF 导联 QRS 波均为负向，旁路在后游离壁（三尖瓣环 6～8 点），如果 Ⅱ、Ⅲ、aVF 导联 QRS 波有正有负，旁路在侧游离壁（三尖瓣环 8～11 点）。

V_1 导联 QRS 波呈 QS 型，提示在右侧间隔。如果 Ⅱ、Ⅲ、aVF 导联 QRS 波均为正向，旁路在右前间隔（三尖瓣环 12-1 点）；如果 Ⅱ、Ⅲ、aVF 导联 QRS 波均为负向，旁路在右后间隔（冠状窦口上缘至三尖瓣环 6 点区域）；如果 Ⅱ、Ⅲ、aVF 导联 QRS 波有正有负，旁路在右中间隔（冠状窦口上缘至希氏束下方）。

有时后间隔的旁路常常难以区分左后还是右后，但我们有一套简单的程序解决这个问题，具体见后续后间隔旁路消融章节。

3. 显性旁路定位实例

以下病例的位置均是导管消融证实的位置。再次强调，体表心电图定位仅是消融时寻找靶点的参考，不是消融的主要依据。

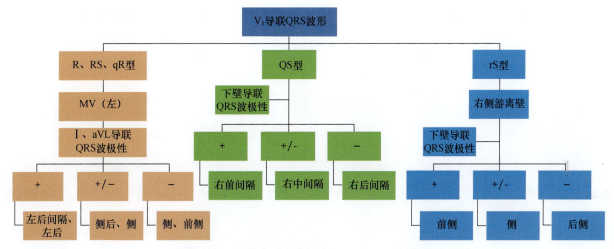

图 2-2-4 显性旁路定位的流程。MV：二尖瓣环。

（1）二尖瓣环3点显性旁路（图2-2-5）

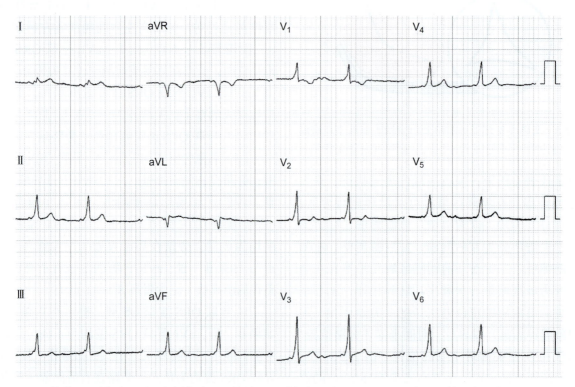

图 2-2-5 V_1 导联 QRS 波呈 R 型→左侧旁路，Ⅰ导联 QRS 波振幅很小，aVL 导联为负，总体为负，旁路在左侧游离壁，标测证实为二尖瓣环3点。

（2）二尖瓣环4点显性旁路（图2-2-6）

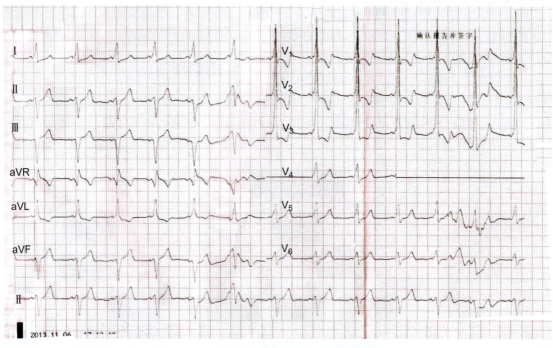

图 2-2-6 V_1 导联 QRS 波呈 R 型→左侧旁路，Ⅰ、aVL 导联 QRS 波为正，旁路在左后游离壁或左后间隔，标测证实为二尖瓣环4点。

（3）左后间隔显性旁路（图 2-2-7）

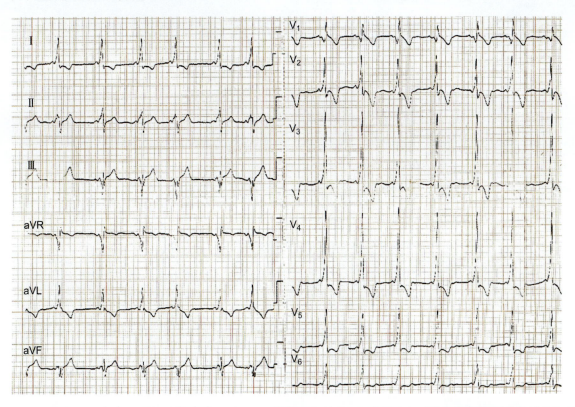

图 2-2-7 V_1 导联 QRS 波呈 qR 型→左侧旁路，Ⅰ、aVL 导联 QRS 波为正，旁路在左后游离壁或左后间隔，标测证实为左后间隔。

（4）二尖瓣环 4 点显性旁路（图 2-2-8）

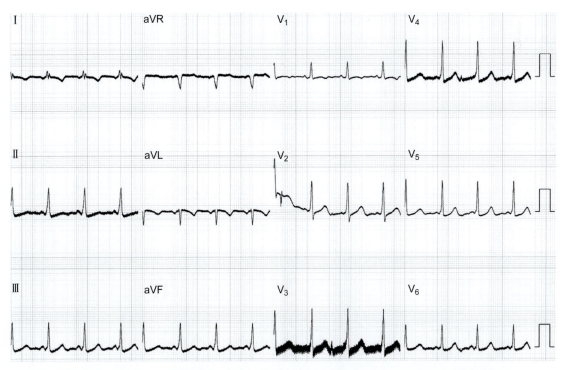

图 2-2-8 V_1 导联 QRS 波呈 R 型→左侧旁路，Ⅰ 导联 QRS 波为正，aVL 导联为负，旁路在左侧游离壁或侧后壁，标测证实为二尖瓣环 4 点。

（5）三尖瓣环 11 点显性旁路（图 2-2-9）

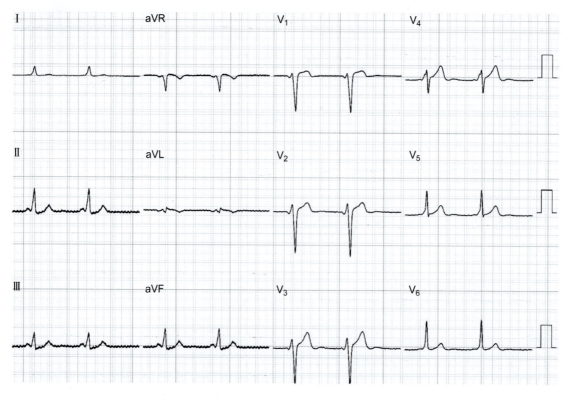

图 2-2-9 V_1 导联 QRS 波呈 rS 型→右侧游离壁旁路，下壁导联 QRS 波为正，旁路在右前游离壁，标测证实为三尖瓣环 11 点。

（6）三尖瓣环 9 点显性旁路（图 2-2-10）

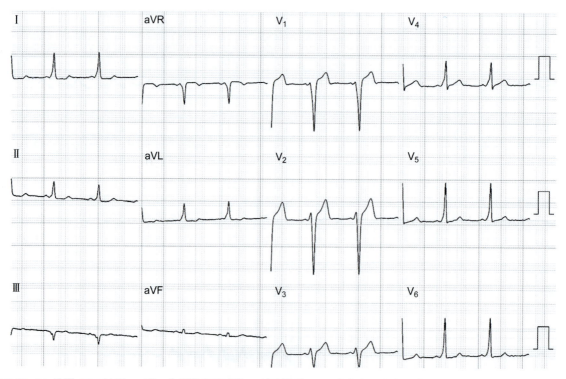

图 2-2-10 V_1 导联 QRS 波呈 rS 型→右侧游离壁旁路，下壁导联 QRS 波为有正有负，旁路在右侧游离壁，标测证实为三尖瓣环 9 点。

（7）三尖瓣环 7 点显性旁路（图 2-2-11）

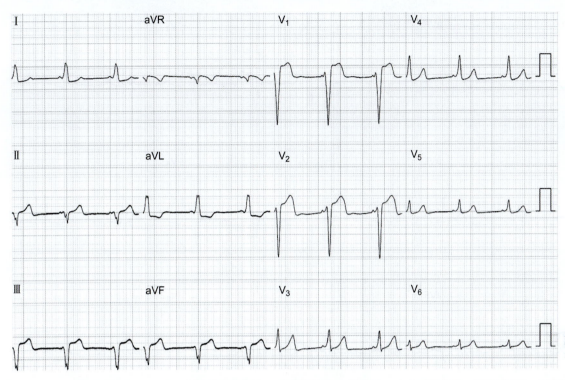

图 2-2-11　V_1 导联 QRS 波呈 rS 型→右侧游离壁旁路，下壁导联 QRS 波为负，在右后游离壁，标测证实为三尖瓣环 7 点。

（8）三尖瓣环 12 点显性旁路（图 2-2-12）

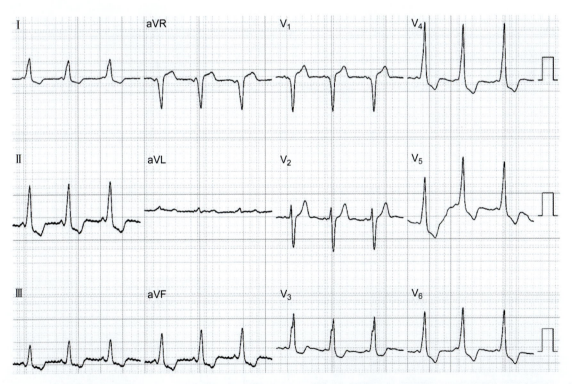

图 2-2-12　V_1 导联 QRS 波呈 QS 型→右侧间隔，下壁导联 QRS 波为正，旁路在右前间隔，标测证实为三尖瓣环 12 点。

（9）右中间隔显性旁路（图2-2-13）

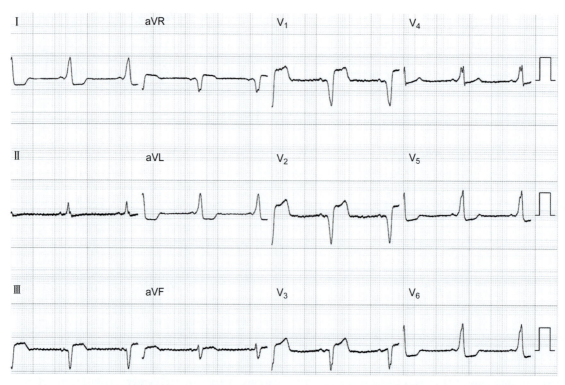

图 2-2-13 V_1 导联 QRS 波呈 QS 型→右侧间隔，下壁导联 QRS 波有正有负，旁路在右中间隔。

（10）右后间隔显性旁路（图2-2-14）

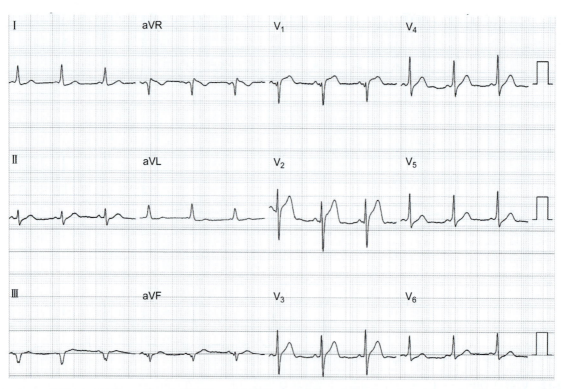

图 2-2-14 V_1 导联 QRS 波呈 QS 型→右侧间隔，下壁导联 QRS 波有正有负，但以负向为主，旁路在右中间隔或右后间隔，标测证实为右后间隔。

（11）心中静脉显性旁路（图 2-2-15）

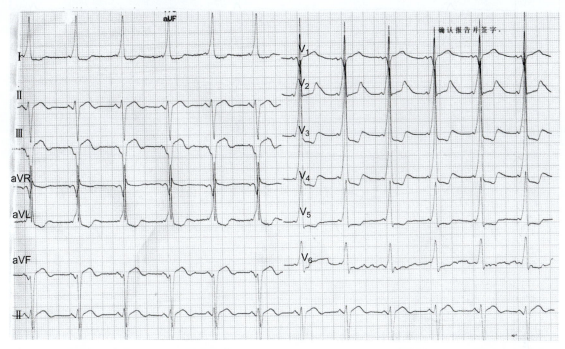

图 2-2-15 V_1 导联 QRS 波呈 QS 型→右侧间隔旁路，下壁导联 QRS 波为负，在右后间隔，但Ⅲ导联 δ 波为负向且形成起始部宽大的 QS 型 QRS 波群，这一特点提示在心中静脉。

四、旁路的电生理检查

1. 旁路前传功能（图 2-2-16）

前文介绍过房室结具有递减传导的特征，而通常情况下旁路的传导是"全或无"的，但也可以出现 30～50 ms 递减，数值不会太大。慢传导旁路可以表现出递减传导的特征。

另一观察内容是心房程序刺激过程中，S_2 之后的 QRS 波形态是否有改变。心房起搏频率改变后，通过旁路前传的成分会更大，预激变得更明显。为什么要看这一点？第一个，起搏频率变化了，QRS 波形态也变化了，提示有心室预激，而且心室预激变得更显著了也可以更好定位。还有一个非常罕见的情况，只有房室旁路，没有房室结下传。这个情况心房起搏时 PR 间期短，但是 QRS 波形态不会变化。如果消融旁路会出现完全性房室传导阻滞。如果合并心房颤动，消融旁路是合理的。但消融旁路后需要植入永久性起搏器。

最后一点是观察前传不应期。如果随着 S_1S_2 间期变短，突然 QRS 波变窄，提示此时仅经房室结下传，无旁路下传，即到达了旁路前传不应期。还有一些旁路不应期比房室结更短，随着 S_1S_2 间期变短，QRS 波越来越宽，直至突然不能下传心室。

2. 旁路逆传功能（图 2-2-17 至图 2-2-20）

首选进行心室程序刺激，观察室房传导是否有递减，没有递减说明很可能存在旁路，如果有递减不能完全除外旁路，因为少见的慢旁路也表现为递减传导。其次，观察逆传 A 波的顺序是否存在偏心传导，还可以测定逆传不应期。

图 2-2-16 旁路电生理检查内容。

前传功能	逆传功能	诱发心动过速
• 心房程序刺激	• 心室程序刺激	• 程序、分级刺激
➢ QRS 波形态是否改变	➢ VA 间期是否递减	➢ 加用异丙肾上腺素
➢ CS 通道 V 波顺序	➢ CS 通道 A 波顺序	➢ 心动过速时 A、V 波顺序
➢ 前传不应期	➢ 逆传不应期	

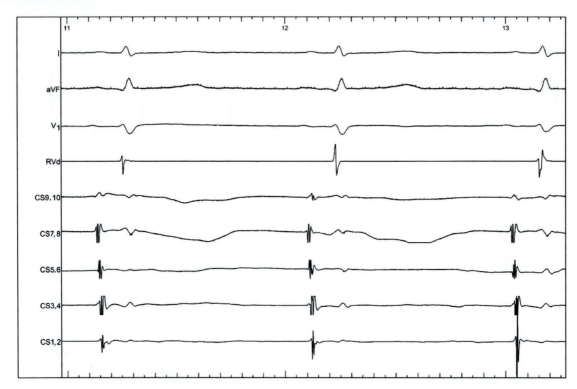

图 2-2-17　窦性心律时无明显心室预激。注：冠状窦通道 CS_{9-10} V 波最早，是向心性激动。

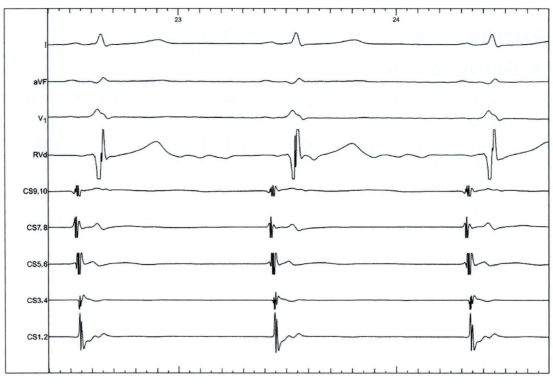

图 2-2-18　窦性心律时心室预激。注：冠状窦通道 CS_{5-6} V 波最早。

3. 诱发心动过速

有时心动过速要在特定的部位更容易诱发一些。比如在冠状窦通道 CS_{1-2} 附近的隐匿性旁路，如果刺激 CS_{1-2}，此处心房肌先除极，也先脱离不应期，旁路逆传时更容易形成折返，更容易诱发心动过速。

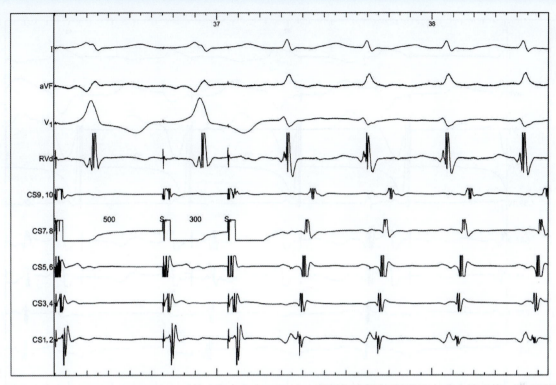

图 2-2-19 心房 $S_1S_2 = 500/300$ ms 时 S_2 下传心室产生窄 QRS 波，说明此时旁路不应期仅经房室结下传，随后诱发心动过速。注：心动过速时冠状窦通道 CS_{1-2} A 波最早。

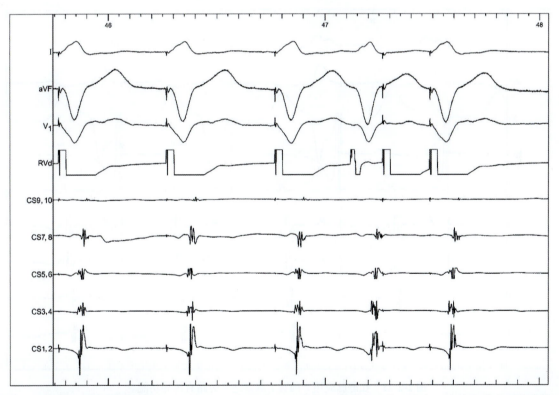

图 2-2-20 心室程序刺激。前 3 跳是 S_1，似乎冠状窦通道 CS_{1-2} 逆传 A 波领先。第 4 跳为 S_1 发放之前出现的室早，第 5 跳是 S_2 逆传心房，最后两跳冠状窦通道 CS_{1-2} 逆传 A 波明显领先，为左侧旁路。

五、特殊类型旁路简介

1. 慢旁路

图 2-2-21 是左侧慢旁路。在心室 $S_1S_1 = $ 500 ms 起搏时无逆传，在静脉应用异丙肾上腺素之后旁路有传导功能，可见 1∶1 室房传导（图 2-2-22）。

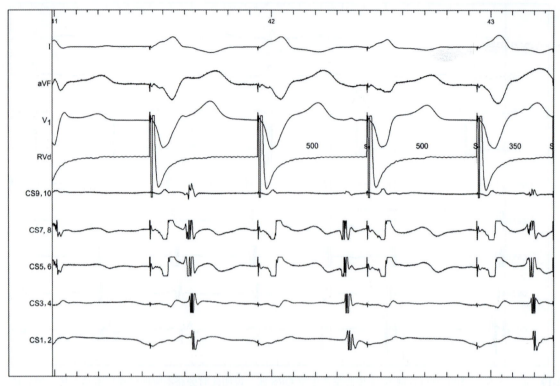

图 2-2-21　心室 $S_1S_1 = 500$ ms 起搏时无逆传。

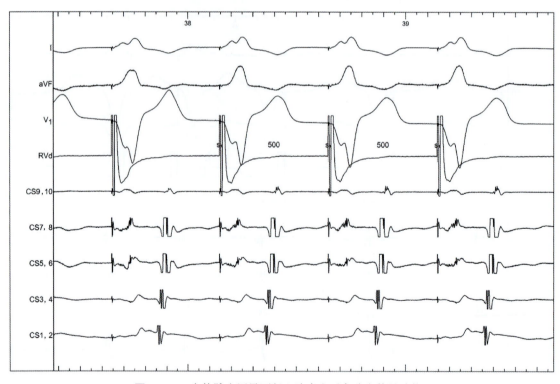

图 2-2-22　在静脉应用异丙肾上腺素之后旁路有传导功能。

2. 马汉姆旁路

图 2-2-23 示心房刺激，$S_1S_2 = 450/300$ ms，S_1 之后的 QRS 波是正常的，S_2 之后的 QRS 波变宽。当然这种情况也可能是差异性传导，此例经过电生理检查证实是马汉姆旁路。马汉姆旁路类似房室结，通常存在于三尖瓣环上，前传递减、无逆传。

3. 多旁路

图 2-2-24 为一例多旁路。心房冠状窦通道

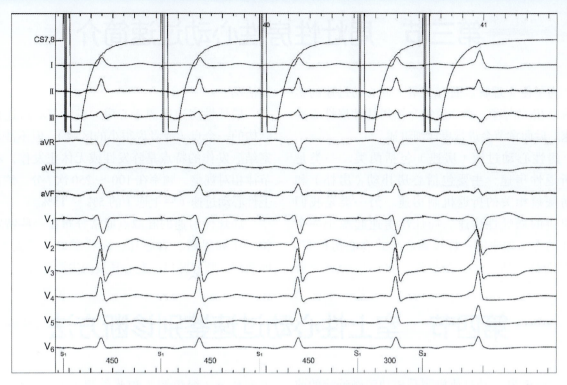

图 2-2-23　马汉姆旁路。最后一跳经马汉姆旁路前传，QRS 波群变宽。

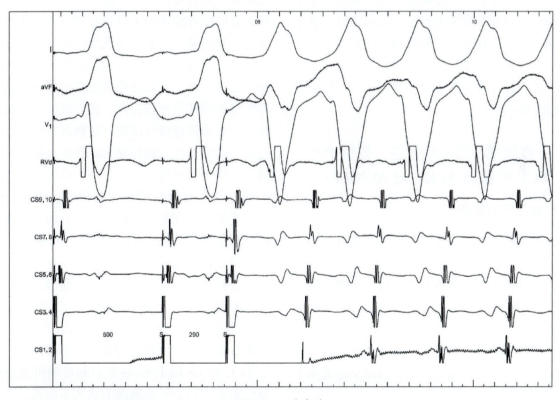

图 2-2-24　多旁路。

CS_{1-2} 500/290 ms 起搏时诱发了心动过速。在 S_1 刺激（500 ms）时，QRS 波形态与 S_2 刺激时 QRS 波形态显著不同，尤其 aVF 导联差异显著。心动过速时，逆传 A 波是偏心的（冠状窦通道 CS_{1-2} 领先）。S_1 刺激时主要通过三尖瓣环 11 点旁路前传，S_2 刺激及心动过速时经三尖瓣环 7 点旁路前传，心动过速时经二尖瓣环 3 点旁路逆传。这里证实患者存在两条显性旁路（三尖瓣环 11 点和 7 点），二尖瓣环 3 点为隐匿性旁路。

第三节 局灶性房性心动过速简介

为了便于理解后面有关室上性心动过速的鉴别诊断相关内容，本节简单介绍局灶性房性心动过速。后面章节会进行更详细讲述。

房性心动过速（房速）包括两类，一类是大折返性房速，主要包括心房扑动（房扑）和心房瘢痕相关的折返机制房速。另一类是我们这里讲的局灶性房速。局灶性房速起源于一个局灶的点。像水波一样以离心形式在心房扩布。发生机制包括三种：微折返、自律性增高及触发活动。

局灶性房速起源于心房，或者与心房连接的结构的一个点（或者说很小的区域），但不涉及房室结。发作的特点是阵发性或无休止发作，心房节律相对规整，频率在 100～250 次 / 分。约占室上性心动过速（室上速）的 5%～15%。

局灶性房速的起源点通常分布在一些特定部位，比如界嵴、右心耳、冠状窦口、三尖瓣环、卵圆窝、肺静脉口、左心耳及二尖瓣环等。

第四节 室上性心动过速鉴别诊断方法

正确诊断心动过速机制是成功消融治疗的前提，房速、房室折返性心动过速及不典型房室结折返性心动过速常常需要鉴别。如何能对三者准确鉴别，有时会存在一定的挑战。我们的经验是熟练掌握几种常用的方法，正确使用、正确解读结果，并制订流程。本节对于我们中心常用的方法进行介绍。

一、心室起搏拖带心动过速，依据 PPI - TCL 值鉴别 AVRT 与 AVNRT

1. 相关理论基础

如图 2-4-1A 所示，黑色圆代表折返环，假定激动从蓝点开始沿着红色箭头方向在折返环内扩布，当激动再次回到蓝点时，也就是沿黑色圆传导了一周，所用时间为心动过速周长（tachycardia cycle length，TCL）。在图 2-4-1B 中，心动过速时激动传导到红色箭头处时在蓝点处起搏。起搏时如果蓝点处已经脱离不应期，激动会沿着两个方向传导（绿色箭头和蓝色箭头）。此时，沿蓝色箭头方向传导的激动（起搏产生的）和沿红色箭头方向传导的冲动（自身心动过速产生的）会在折返环的某一位置（绿色线）处发生碰撞，碰撞之后由于对面都是不应期，不再继续传导。如果只起搏一次，沿着绿色箭头方向传导冲动可以再次沿折返环传回到蓝点，进而继续在折返环内传导，心动过速继续维持，这种现象叫重整心动过速。如果每次激动传导至红色箭头处均进行起搏，连续多次起搏后停止起搏，最后一次起搏产生的激动沿着绿色箭头方向传导，再次传到蓝点，进而继续在折返环内传导，心动过速继续维持（恢复到起搏前的心动过速），这种现象叫拖带心动过速，或者拖带现象。请注意，由于激动传导至红色箭头处便已在蓝点处起搏，因此连续起搏的周长会短于 TCL。因此，实际操作时拖带心动过速通常起搏的间期短于 TCL 10～50 ms。如果红色箭头距离蓝点较远（通常起搏的间期短于 TCL 50 ms 以上），在蓝点起搏时可能会发生绿色箭头方向心肌细胞尚未脱离不应期，不能向前传导、心动过速终止，即超速起搏终止了心动过速。

如图 2-4-1C 所示，连续起搏拖带心动过速后停止起搏，在最后一次起搏之后产生的激动经黑色圆顺时针方向传导，再次到达蓝点时，局部心肌再次除极，该处可以记录到局部除极的电位。

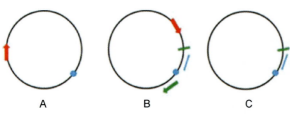

图 2-4-1 折返及拖带。

该电位和最后一个刺激信号的间期叫起搏后间期（post-pacing interval，PPI）。理论上 PPI 和 TCL 相等。但是由于拖带心动过速时，起搏的间期比自身的心动过速周长短一些，导致折返环内部分心肌传导速度减慢，传导时间延长，所以 PPI 往往会长于 TCL。但如果起搏位点在折返环上，这个差值往往小于 30 ms。试想另一种情况，在图 2-4-2A 中，在远离折返环的某一点（S 处）起搏，冲动经过中间的一段心肌（红色箭头）传导至折返环（蓝点处），然后同样还是向两个方面进行传导。以固定周长连续起搏拖带了心动过速，最后一次起搏停止之后，冲动绕折返环一圈，再从蓝点处，一方面继续沿绿色箭头传导，另一方面沿黄色箭头方向（红色箭头的反方向）传导出 S 点。S 点局部心肌除极，该处记录到一个电位。该电位与最后一次起搏的刺激信号之间的时间就会比 TCL 长很多，因为这个间期包含了黑色圆及红色、黄色箭头三者的传导时间。可见如果起搏的点不在折返环上，PPI 会显著大于 TCL，实际操作中定义为 PPI－TCL＞30 ms。这个差值越大，提示起搏的点越远离折返环。

2. 方法简介及原理

依据前述的"PPI－TCL 差值越大，提示拖带心动过速时起搏位点越远离折返环"的理论基础，国外学者 Michaud 等提出了一种鉴别间隔旁路参与的 AVRT 和不典型 AVNRT 的方法[1]。

如图 2-4-3 所示，AVNRT 时（右侧图）心室不参与折返环构成。心室起搏拖带心动过速时，起搏位点相对远离折返环，所以 PPI－TCL 差值会较大。AVRT 时（左侧图），心室参与折返环构成。心室起搏拖带心动过速时，起搏位点相对离折返环近，所以 PPI－TCL 差值会较小。

3. 操作方法及结果判读

（1）刺激方案：心动过速时以短于 TCL 10～30 ms 的间期起搏心室。心动过速被拖带的判断标准界定：心室起搏后逐渐出现 AA 间期等于起搏的刺激间期，停止起搏后心动过速未终止。满足两点则为刺激操作成功，如果不能同时满足则尝试再次操作或者变换刺激周长再次尝试。

（2）参数测量（图 2-4-4）

（3）结果判读：研究者通过比较多个指标后发现 PPI－TCL 的差值鉴别诊断价值最大，如果差值大于 115 ms 诊断 AVNRT，如果差值小于 115 ms 诊断 AVRT。但也有研究发现 PPI－TCL 的差值在 AVRT 和 AVNRT 之间存在一定程度重合。AVRT 时心室起搏的位点如果远离旁路会导致起搏位点远离折返环，PPI－TCL 的差值会大于 115 ms。因此，如果 PPI－TCL 差值小于 115 ms 基本是 AVRT，如果 PPI－TCL 差值大于 115 ms 很可能是 AVNRT。

使用本方法时正确解读结果的要点：
- 首先确认心室起搏拖带了心动过速
- 如果 PPI－TCL 差值小于 115 ms 基本是 AVRT
- 如果 PPI－TCL 差值大于 115 ms 很可能是 AVNRT

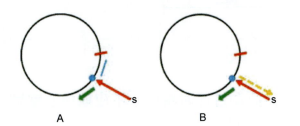

图 2-4-2 不在折返环上拖带心动过速 PPI－TCL＞30 ms。

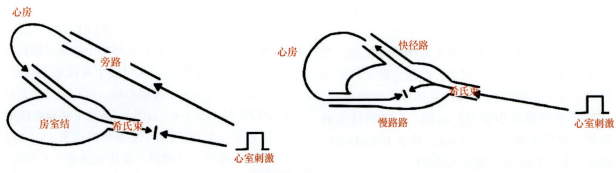

图 2-4-3 原理示意图。

图 2-4-4 参数测量示例。此为一例 AVNRT，上图中自身心动过速周长（TCL）388 ms；下图中心室起搏拖带心动过速后停止起搏时刺激通道（RVA）最后一个刺激信号到 RVA 记录到的第一跳自身 V 波的间期为起搏后间期（PPI），测量数值为 630 ms。PPI － TCL ＝ 630－388 ＝ 242（ms）。

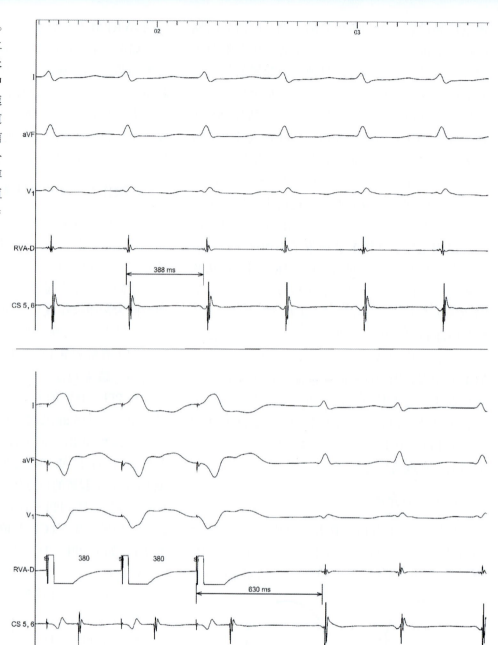

4. 应用实例（图 2-4-5 和图 2-4-6）

5. 小结

首先要确定心室起搏拖带了心动过速，判断标准就是起搏心室时心房的频率也被提高，与起搏的频率相同。如果旁路距起搏位点较远，起搏位点与折返环的距离较大，差值比较大。极少数的情况下，刺激位点到折返环传导时间很短，AVNRT 也可能是小于 115 ms 的。正确的结果解读是：如果差值小于 115 ms，基本上是 AVRT；如果大于 115 ms 很可能是 AVNRT。

二、心动过速时希氏束不应期内心室早搏刺激

1. 原理

如图 2-4-7 左侧所示，AVNRT 时激动下传至希氏束处（红色箭头）时，此时给予心室早搏刺激（S），虽可使心室除极，此时处于希氏束不应期，激动不能通过希氏束逆传至心房，对心动过速无影响。AVRT 时（图 2-4-7 右侧），激动下传至希氏束处（红色箭头），此时给予心室早搏刺激（S），经绿色箭头逆传至希氏束时，希氏束尚处于不应期，激动不能经希氏束逆传至心房，但 S 处早搏刺激可

2. 操作方法

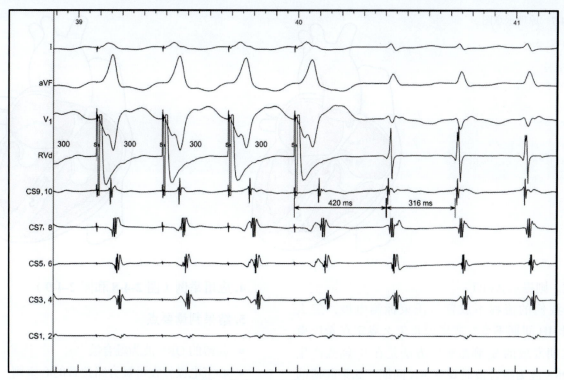

图 2-4-5 TCL = 316 ms，S_1S_1 = 300 ms 起搏心室（RVd 通道），PPI = 420 ms，PPI － TCL = 104 ms，应诊断 AVRT。但不难发现是典型的 AVNRT，问题出在哪里呢？（见图 2-4-6）。

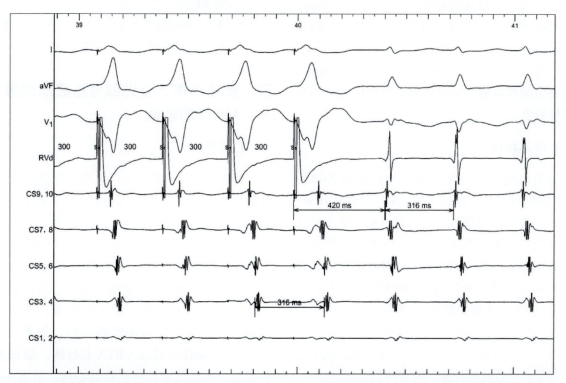

图 2-4-6 起搏间期是 300 ms，起搏时 AA 间期为 316 ms，心房未被拖带，因此刺激操作未成功，不能下结论。

经黑色箭头传导至旁路处，并提前使心房除极，即重整了心动过速。据此，可鉴别 AVNRT 与 AVRT。

2. 操作方法

在心动过速时，选择心室通道发放 RS_2 刺激，初始的 RS_2 间期设置与心动过速 VV 间期相同，每次递减 10 ms。大部分刺激仪都可发放 RS_2 刺激。如果 S_2 刺激前、后的两个 H 波构成的 HH 间期没有变化（提示 S_2 是在希氏束不应期发放的），但 S_2 刺激前、后的两个 A 波构成的 AA 间期发生

图 2-4-7　原理示意图。

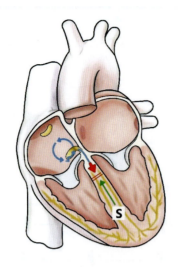
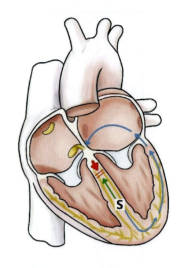

变化，则提示 AVRT。

我们的流程不放置希氏束标测电极，怎么证明 HH 间期不变？或者说是怎么界定在希氏束不应期发放的 S_2 刺激呢？方法是在 S_2 刺激产生的 QRS 波为融合波时观察 AA 间期。如果起搏的 QRS 波为融合波的状态，也就是处于完全心室起搏和自身的心动过速的 QRS 波形态之间的形态，说明 QRS 波既有起搏的成分又有希氏束传导的成分，也就说明是处于希氏束不应期。需要注意的一点是为了让心室早搏刺激更容易重整心动过速，要把心室起搏电极尽量放在可疑旁路位置的心室侧进行刺激。

3. 结果判读

如果出现以下三种现象之一诊断为 AVRT：① AA 间期较自身心动过速的 AA 间期缩短 10 ms 以上，心房激动顺序没有变；② AA 间期较自身心动过速的 AA 间期延长 10 ms 以上，主要见于慢传导旁路参与的 AVRT（早搏刺激使慢传导旁路传导速度更慢，所以 AA 间期延长）；③ S_2 刺激终止了心动过速但没有夺获心房，也证实为 AVRT，也就是说 S_2 刺激干扰了心室，对心房没有干预（没有夺获心房），心动过速终止，说明心室参与了心动过速的折返，即 AVRT。

需要注意的是如果没有以上现象，不能完全除外 AVRT。如果刺激的部位距旁路较远可能不出现以上三种现象。还有一种情况需注意，虽然 AA 间期可以缩短，但是心房激动顺序变了，此时只能说有旁路，不一定是 AVRT，旁路未必参与心动过速。

4. 应用举例（图 2-4-8 和图 2-4-9）

5. 结果判读要点

- 起搏的 QRS 波为融合波
- 心室电极放在可疑旁路位置的心室侧
- AA 间期缩短、延长（> 10 ms）"证实"为 AVRT
- 终止心动过速但未夺获心房"证实"为 AVRT
- 未见以上现象不能完全排除 AVRT

三、窦性心律下心尖部与基底部刺激 VA 间期差值

1. 原理

窦性心律时，窦房结产生冲动后经过房室结、希氏束、浦肯野纤维传到心室。左、右束支的近端与心肌之间没有电传导，也就是左、右束支的远端的心肌先除极，然后再向基底部扩散。

如图 2-4-10 所示，没有旁路的情况下，在基底部起搏（RVB），激动先通过心室肌传到心尖部，再经右束支远端进入右束支，然后经过右束支传到希氏束再逆传到心房。如果在靠近右束支远端的心尖部（RVA）起搏，很快激动右束支，再经过希氏束逆传到心房。后者 VA 间期更短[2]。

在有房室旁路的情况下，起搏 RVB 处时，冲动可能经房室旁路逆传到心房，旁路传导速度相对快，VA 间期会比较短；在 RVA 起搏时，经过右束支-希氏束传到心房，逆传至心房需要的时间更长一些，VA 间期数值会更大。

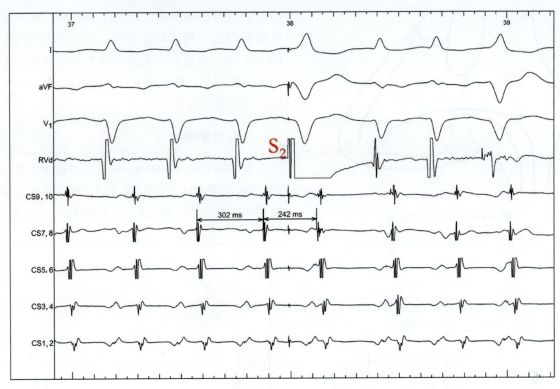

图 2-4-8　TCL = 302 ms，S_2 刺激前后两个 A 波构成的 AA 间期 242 ms，A 波的顺序没有变，诊断为 AVRT。

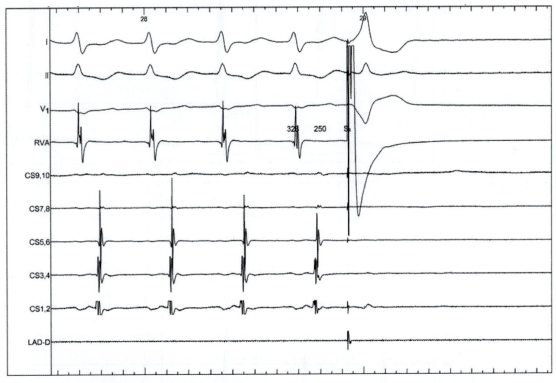

图 2-4-9　S_2 刺激后面无 A 波，心动过速终止没有夺获心房，诊断为 AVRT。

2. 操作方法及结果判断

窦性心律时以 500～600 ms 的间期分别在右心室基底部（或高度怀疑存在旁路的区域）和心尖部起搏，测量刺激信号与其后 A 波的间期。如果基底部的 VA 间期短于心尖部的 VA 间期（差值大于 10 ms），提示存在旁路。如果基底部起搏的 VA 间期长于心尖部起搏的 VA 间期，结论是不一定有旁路。如果在基底部刺激的位点离旁路较远，

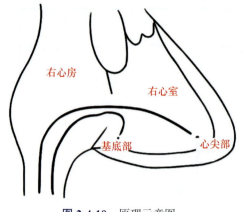

图 2-4-10 原理示意图。

经过心肌再传到旁路，之后传到心房，用的时间也会比较长。图 2-4-11 所示，心尖部起搏 VA 间期 162 ms。测量时，无论在哪个部位起搏，A 波均为冠状窦某一特定通道，本例为 CS 9-10；V 波的起始为刺激信号处。

3. 应用举例

首先用 $S_1S_1 = 400$ ms 在右心室基底部进行刺激，VA 间期 66 ms（图 2-4-12）。在右心室心尖部起搏时，VA 间期 96 ms（图 2-4-13）。前者更小，

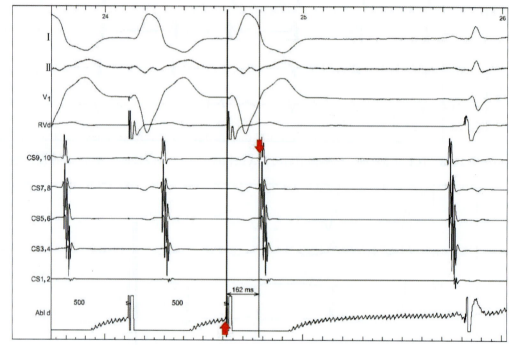

图 2-4-11 测量 VA 间期。

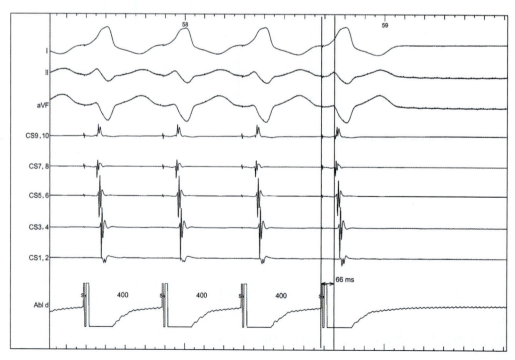

图 2-4-12 右心室基底部刺激，VA 间期 66 ms。

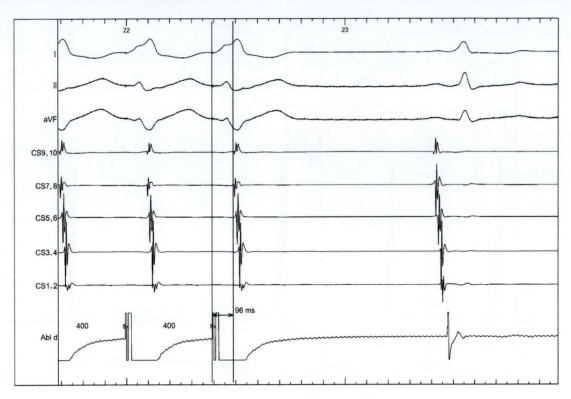

图 2-4-13 右心室心尖部刺激，VA 间期 96 ms。

说明存在旁路。

标测提示右心室中间隔存在一条慢旁路，消融之后重复检查。在右心室基底部刺激，VA 间期变成 192 ms（图 2-4-14），在右心室心尖部刺激，VA 间期 162 ms（图 2-4-15），说明旁路被阻断。

4. 小结

右心室基底部起搏 VA 间期长于心尖部起搏

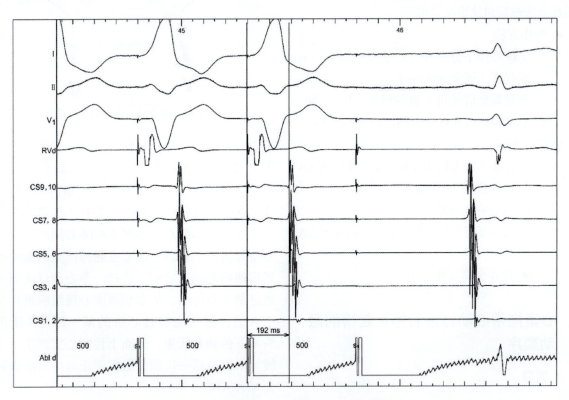

图 2-4-14 右心室基底部刺激，VA 间期 192 ms。

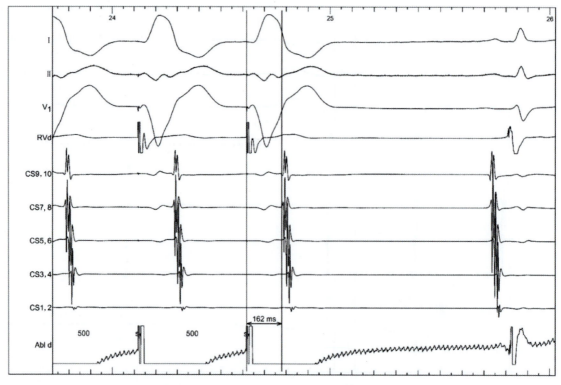

图 2-4-15　右心室心尖部刺激，VA 间期 162 ms。

的 VA 间期时不能完全除外旁路，可能起搏位点离旁路比较远。因此要尽量在怀疑旁路的位置起搏，这样可能增加房室旁路的检出率。具有递减传导特性的慢旁路存在时，判断是否消融成功，采用此办法前后对比更有价值。

- 操作方法
  - 窦性心律下分别在右心室基底部和心尖部起搏（通常 500 ms）
  - 测量刺激信号到 A 波的间期（VA 间期）
  - 心室电极放在可疑旁路位置的心室侧
- 结果判读
  - 基底部起搏 VA 间期短于心尖部起搏 VA 间期（差值＞10 ms）
    - 提示存在旁路
  - 基底部起搏 VA 间期长于心尖部起搏 VA 间期
    - 存在旁路可能性小

四、心室拖带心动过速后停止起搏的激动顺序

1. 原理

如图 2-4-16 所示，局灶房速时心室起搏拖

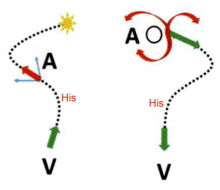

图 2-4-16　房速时心室拖带的激动传导。

带心动过速后，停止起搏时最后一次刺激心室产生 V 波（图 2-4-16 左侧），同时激动会经过希氏束（His）逆传至心房并在心房扩布，产生一个 A 波，在扩布过程中会经某一路径（红色箭头）传导至房速的起源点。如图 2-4-16 右侧所示，停止心室起搏后，最后一次心室起搏产生的激动进入到房速的起源点之后，经过一个心动过速周期会通过某一点传出，扩布到周围心房组织再产生一个 A 波，激动会经过心房的某一路径（绿色箭头）下传到希氏束，进而下传到心室产生一个 V 波。所以最后一次刺激心室停止起搏后激动顺序为 V-A-A-V。

如图 2-4-17 所示，心动过速的机制是房室结

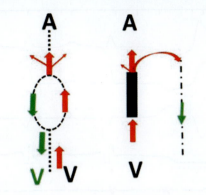

图 2-4-17 左侧为 AVNRT，右侧为 AVRT。

内折返性心动过速时，心室起搏拖带心动过速后，最后一次刺激心室产生一个 V 波，经过希氏束逆传到心房后在心房扩布，产生 A 波，同时激动也会经过另一条径路下传到心室产生 V 波，所以是 V-A-V 的顺序。如果是房室折返性心动过速，心室起搏拖带心动过速后，最后一次刺激心室产生一个 V 波，并经房室旁路逆传到心房产生 A 波，同时经过心房的某一条径路传到房室结并下传到心室产生 V 波，产生 V-A-V 的顺序。

2. 操作方法及结果判读

在心动过速发作时，以短于心动过速周长 10～40 ms 的间期起搏心室，要确认心房被夺获，停止起搏之后顺序是 V-A-A-V，诊断房速（图 2-4-18）；如果顺序是 V-A-V（图 2-4-19），除外房速[3]。

结果判读的要点：拖带心动过速的标准是起搏心室后 AA 间期与起搏间期一致，如果 AA 间期没有和起搏的间期一致，说明没有夺获心房，未拖带心动过速。还有一种情况，无论怎么起搏，都不能夺获心房，只能夺获心室，那就说明心室距折返环远，此时房速的可能性很大，当然有一部分双径路也可能会出现不能夺获心房的情况。

此方法在不典型 AVNRT 时经常会出现"假性 A-A-V"反应，要仔细鉴别。如图 2-4-20 所示，300 ms 起搏心室拖带了心动过速，停止起搏之后，呈现 V-A-A-V 波的顺序。如果简单来看，会诊断房速。仔细观察刺激信号与 A 波的关系（黑色箭头标识），还是 V-A-V 的顺序，除外房速。电生理世界没有绝对的事情，每一个办法特异性和敏感性均不可能同时达到 100%，我们最好采用两种或两种以上的诊断标准，才能对心动过速的诊断更加精确。

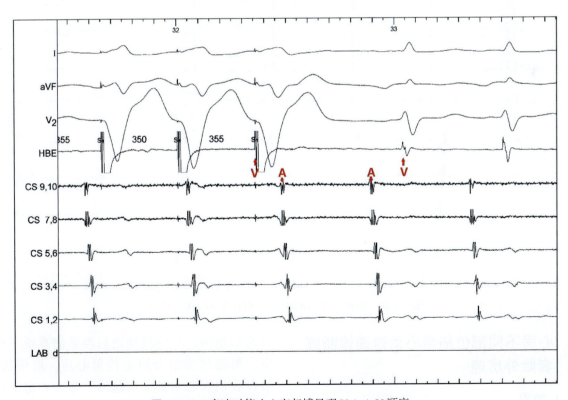

图 2-4-18 房速时停止心室起搏呈现 V-A-A-V 顺序。

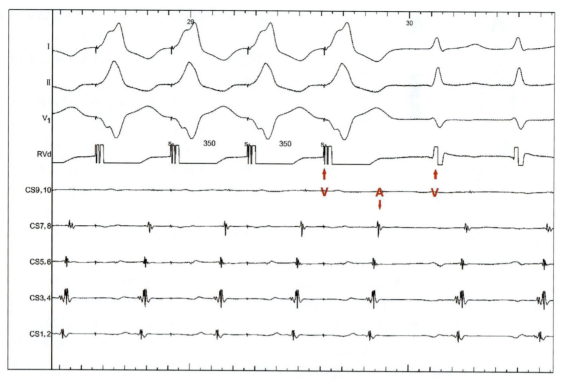

图 2-4-19　停止心室起搏呈现 V-A-V 顺序，除外房速。

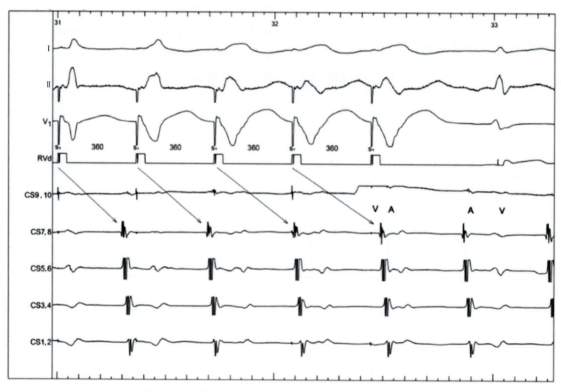

图 2-4-20　不典型 AVNRT 出现"假性 V-A-A-V"反应。

五、心房不同部位拖带心动过速诊断或者除外房速

1. 原理

如图 2-4-21 所示，A 图是房室折返性心动过速示意图，心房激动之后经希浦系统下传心室，再经过房室旁路逆传至心房，形成折返。假设我们在心房的 a 点起搏，夺获心房之后停止起搏，最后一次起搏心房产生的冲动经希浦系统下传至心室 b 点产生一个 V 波，同时继续

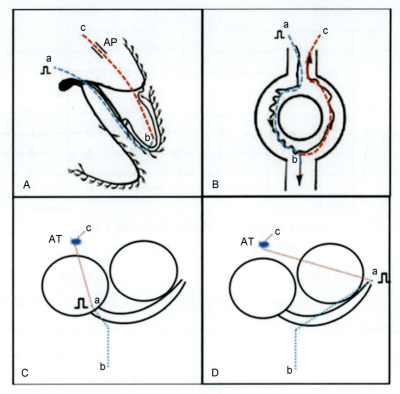

图 2-4-21　原理示意图。

逆传，经过房室旁路到心房某一点 c 产生一个 A 波。这个 VA 间期是从 b 点到 c 点之间的间期，主要取决于激动在红线的传导时间，是固定距离，和刺激的部位无关。对于房室结折返性心动过速也是类似的，如图 2-4-21 B 所示，起搏夺获心房之后停止起搏，最后一次起搏心房产生的冲动经过双径路中的一条径路下传到 b 点，之后下传到心室，同时经过另一条双径路向上传到心房 c 点，从 b 到 c 也就是 VA 间期，取决于红线的传导时间，和刺激的部位无关。从 A、B 图大家可以看出，对于房室结内折返性心动过速和房室折返性心动过速，心房刺激夺获心房之后停止刺激，最后一次刺激停止之后，第一个 VA 间期和折返环的某一部分传导时间相关，但和具体的心房起搏位点无关。图 2-4-21C 是房速示意图，在冠状窦近端起搏，下传到心室 b 点产生 V 波，同时又传导到了房速的起源点，再传出到 c 点产生 A 波，V 和 A 之间无关联；如果我们在冠状窦远端起搏，同样也是这样的传导，但是 V 和 A 之间也无固定关联。两个刺激部位的 VA 间期存在差异。利用这个原理可以进行诊断或者除外房速。

2. 操作方法及结果判读

2008 年 Sarkozy 等提出分别在冠状窦近端和高位右房进行起搏，测量 VA 间期来诊断或者除外房速[4]。国内很多中心不放置高位右房电极，我们进行了改良，分别在冠状窦的近端和远端进行起搏，测量 VA 间期差值来诊断或者除外房速。

具体的操作方法就是在心动过速时，以短于心动过速周长 10～40 ms 的间期，分别在冠状窦的近端（CSp）和远端（CSd）进行起搏，首先要确认夺获了心房，但夺获心室不是必要的。停止起搏之后心动过速要维持与原来相同。停止起搏之后测量第一个 QRS 波起点（QRS 波代表心室除极，也就是 V 波）到第一个心房激动的间期，通常测量至冠状窦 CS7，8 或者 CS5，6 A 波的起始。两次起搏均有一个 VA 间期数值，两个 VA 间期差值的绝对值（DVA）如果小于 10 ms，除外房速，也就是诊断 AVRT 或者 AVNRT；如果这个差值（DVA）大于 10 ms 诊断房速（图 2-4-22 和图 2-4-23）。

此办法出现假阴性或者假阳性的概率非常低。判断的要点：①首先要确定夺获心房，夺获心室

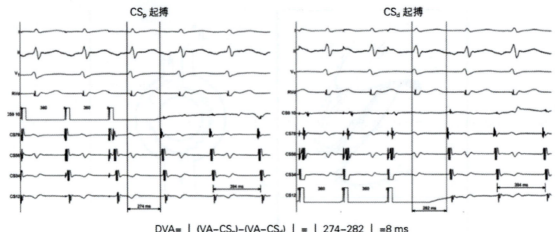

图 2-4-22　DAV＜10 ms，除外房速。

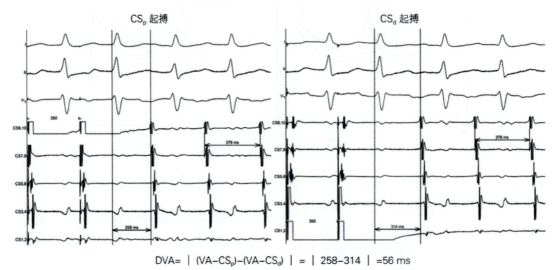

图 2-4-23　DAV＞10 ms，诊断为房速。

不是必要的，停止起搏之后要维持原来相同的心动过速，测量出两个 VA 间期，VA 间期差值如果大于 10 ms，再重复一次操作，如果还是大于 10 ms，诊断房速的准确率非常高；如果 VA 间期差值小于 10 ms，还要更换不同的通道再进行一次刺激，如果仍然是小于 10 ms，除外房速的准确性也较高。假设我们在一个房间，分别在两个不同的点向房门走去，可能用的时间是不一样的，但是理论上是很可能找到两个点，其分别走向房门所用的时间是一样的。虽然说房速 V 和 A 之间没有明确的联系，VA 间期不是固定的，但是理论上是在心房两个不同的点进行起搏，是有可能导致间期一样的，也就是差值小于 10 ms，所以加入了第三个点，如果 VA 间期差值仍然小于 10 ms，是房速的概率非常低。

六、室上速鉴别诊断的其他办法

1. 希氏束旁刺激

在希氏束通道进行高输出刺激，同时夺获局部心肌和希氏束，而后逐渐降低输出，至希氏束失夺获，仅夺获心肌。观察 HA、VA 间期等指标判断是否存在旁路逆传。由于此方法一定要记录希氏束电图，所以我们团队常规不使用。

2. 室房逆传时逆传心房激动顺序标测

持续起搏心室，在三维电解剖标测系统指导下，用消融导管在三尖瓣环的不同位置标测 A 波的激动顺序。如果没有旁路，由希氏束逆传，希氏束处 A 波最早；如果有旁路，旁路处 A 波最早。但对于邻希氏束旁路价值有限。此办法比较简单，常用于进一步验证前述其他办法的结论。

第五节 电生理检查流程

为高效诱发心动过速、准确诊断心动过速机制,需要有一套完整的、科学的电生理检查流程。每个中心可根据各自的设备功能特点制订一套适合本中心的流程。本节介绍我中心的电生理检查流程。如图 2-5-1 所示,主要有五个步骤。

一、放置标测电极

传统的电生理检查流程放置多根标测电极,包括高位右房、希氏束、冠状窦、右心室心尖等。随着对大多数心动过速机制的深入认识,现在绝大多数中心可能仅放置冠状窦和右心室电极。

如图 2-5-2 所示,对于 14 岁以上的室上速患者,我们通常仅穿刺右侧股静脉 3 次,置入 6F 和 7F 鞘管各 1 根,然后放置冠状窦电极、心室电极,近心端穿刺点仅保留导丝,留作消融时的通路(如果是右心系统的心动过速,直接从此通路送入消融导管进行消融;如果是左侧旁路或者左房的房速,经此通路行房间隔穿刺后送入消融导管)。我们常规不放置希氏束电极,因我们中心的流程中大多数步骤是不依赖希氏束电位。对于极少数的情况下需要放置希氏束,比如术前怀疑束支折返性室速、马汉姆(Mahaim)旁路等,此时可以将右心室电极放置在希氏束处或经预留的通路放置另一根四极导管至希氏束处。

二、记录腔内电图

记录腔内电图时,首先要注意优化设置、降低噪声,具体包括滤波设置、电缆的摆放等内容,具体参见腔内电图章节。记录腔内电图,首先观察窦性心律下冠状窦通道 V 波的顺序。如图 2-5-3 所示,窦性心律下冠状窦通道 V 波是呈现向心激动,未见左侧旁路征象。图 2-5-4 可见心室偏心传导,为左侧旁路。

三、基础电生理刺激

如图 2-5-5 所示,主要有以下几个步骤:

1. 心室的程序刺激(S_1S_2)

主要观察有无递减传导,同时注意冠状窦通道 A 波激动顺序,即是否有左侧旁路(图 2-5-6)。如果没有递减传导提示可能存在旁路。有递减传导时,其结论是存在旁路的可能性小。因慢旁路也具有递减传导的特性。此外,快旁路也可表现

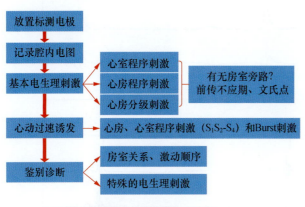

图 2-5-1 电生理检查流程。

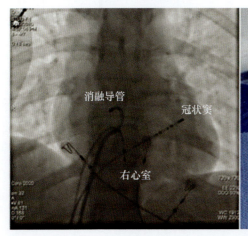

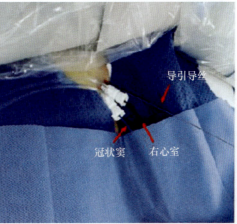

图 2-5-2 导管放置及股静脉穿刺。

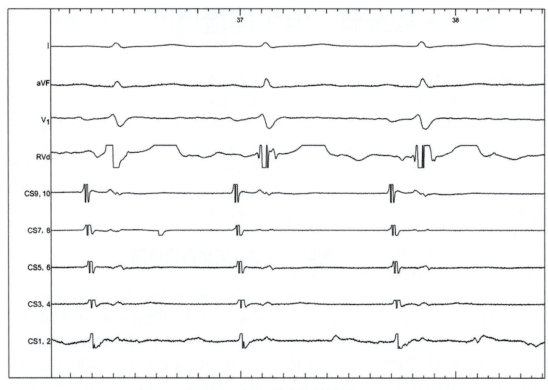

图 2-5-3　窦性心律未见旁路征象。

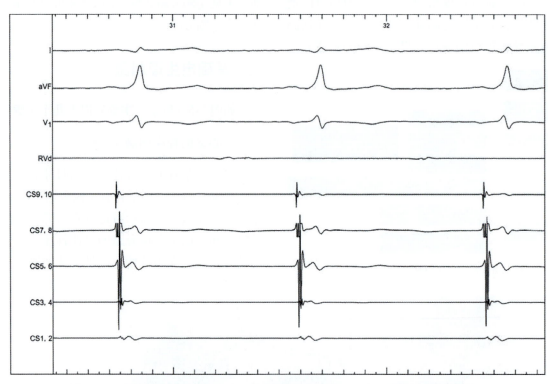

图 2-5-4　窦性心律下 CS 3，4 及 1，2 通道 V 波领先，V 波呈现偏心性激动顺序。

出现 30～50 ms 的递减传导。

2. 心房程序刺激（S_1S_2）

选择刺激 CS 7，8 通道（或者 A 波比较大的通道）。观察是否有"跳跃现象""回波现象"，同时测定前传不应期。

3. 心房分级递增刺激或者 Burst 刺激（S_1S_1）

主要目的是测定前传文氏点。

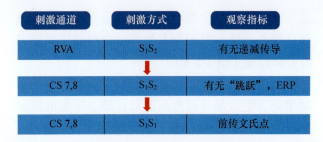

图 2-5-5　ERP 为有效不应期（此处为房室传导的不应期）。

4. 注意事项

（1）这些基础的刺激，对于心动过速的机制有一定的提示价值，但不能据此确定诊断。如心室刺激没有递减传导，只能说有旁路可能性大。心动过速的机制很可能是房室折返性心动过速，但也可能是房室结折返性心动过速。

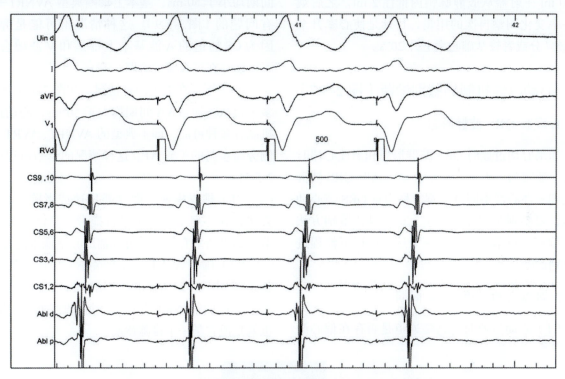

图 2-5-6　心室刺激可见冠状窦远端 A 波领先，提示左侧旁路。

（2）如果在此过程中诱发心动过速，则进入心动过速鉴别诊断流程。对于双径路，前传不应期和文氏点、跳跃现象是比较关键的指标。这些参数有助于判断消融的终点，所以在消融前一定完善这些指标。

四、心动过速的诱发

1. 常用的心动过速诱发刺激方案主要有：

- 心房 Burst 刺激
  - 容易诱发 AVNRT 的刺激方式
  - 偶尔可诱发左心室特发性室速
- 心房程序刺激（S_1S_2 或 $S_1S_2S_3$）
  - S_1S_2 未见跳跃，$S_1S_2S_3$ 可能出现跳跃（双径路征象）
- 心室 Burst 刺激和心室程序刺激（S_1S_2，$S_1S_2S_3$，$S_1S_2S_3S_4$）
  - 室速常用诱发方式
  - 慢-慢型 AVNRT 经常是心室刺激容易诱发
- 上述刺激不能诱发心动过速，给予静滴异丙肾上腺素后重复刺激会增加心动过速诱发成功率

2. 注意事项

（1）上述刺激方案中最常用的是心房 Burst 刺激，尤其是房室结折返性心动过速时心房 Burst 刺激容易诱发。偶有左心室特发性室速也可以通过这种方式诱发。

（2）如心房 Burst 刺激未诱发心动过速，可尝试心房程序刺激。如果是室速，需要心室的 Burst 或者程序刺激。对于不典型的双径路，尤其慢-慢型房室结折返性心动过速，心室刺激可能更容易

诱发心动过速。

（3）我们可结合具体情况，进行上述刺激，有针对性地选择，并不是每个患者都全部做一遍。例如临床诊断室上速，更多使用的是心房Burst刺激。

（4）如果没有诱发心动过速，给予异丙肾上腺素静脉滴注，之后再重复这些刺激。异丙肾上腺素的用法是1 mg加到500 ml生理盐水稀释，用20 ml注射器从股静脉鞘内推注2 ml，之后观察心率变化调整再次的用量，目标是使心率升至110次/分或者较基础心率上升20%。

五、心动过速机制的鉴别诊断（图2-5-7）

1. 观察QRS波群形态

如果心动过速时QRS波群形态和窦性心律时相同，通常为室上速。如果心动过速时QRS波群形态和窦性心律不同且增宽，称为宽QRS波心动过速，要鉴别是室速还是室上速，具体鉴别方法见后续室速章节。诊断为室上速后按以下流程进行鉴别诊断。

2. 观察心动过速时VA间期

（1）心动过速时冠状窦通道是否存在偏心激动（冠状窦通道激动顺序不是由近至远）？如果存在偏心激动，提示为左侧旁路参与的房室折返性心动过速（图2-5-8）。

（2）是否冠状窦通道VA间期均小于50 ms？如果是，绝大部分是典型的双径路。罕见的情况下是房速经慢径路前传，A波恰好与V波重叠。如果基础刺激有前传跳跃现象，冠状窦通道VA间期均小于50 ms，基本上诊断典型AVNRT是没有问题的（图2-5-9）。这种情况不可能是旁路，因为CS通道的A波基本上都是和V波融合的，不可能存在这么宽的旁路。

（3）不存在上述两种情况。如图2-5-10所示，多个冠状窦通道VA间期均大于50 ms，心动过速机制有多种可能，即不典型的AVNRT、AVRT（右侧旁路参与的）或AT。这种情况的诊断流程见图2-5-11。

（1）排查房速，即诊断房速或者除外房速：方法是在心房不同部位进行拖带，具体见有关章节。如果结果有疑问，可以辅助心室拖带的方法。

（2）排查AVRT：如果除外了房速，接下来就是鉴别不典型AVNRT和房室折返性心动过速了。不典型AVNRT没有一个特异性的诊断指标，也就是说它是一个排除诊断。

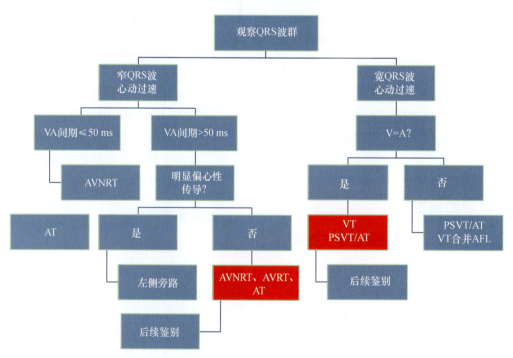

图2-5-7 鉴别诊断流程

AVNRT：房室结折返性心动过速；AVRT：房室折返性心动过速；AT：房性心动过速；VT：室性心动过速；AFL：心房扑动；PSVT：阵发性室上性心动过速。

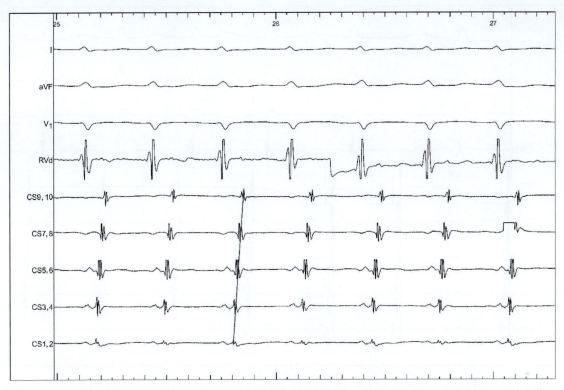

图 2-5-8 心动过速心室向心房传导，可见 CS 12 A 波领先，冠状窦 A 波是由远到近的先后顺序，为偏心传导。

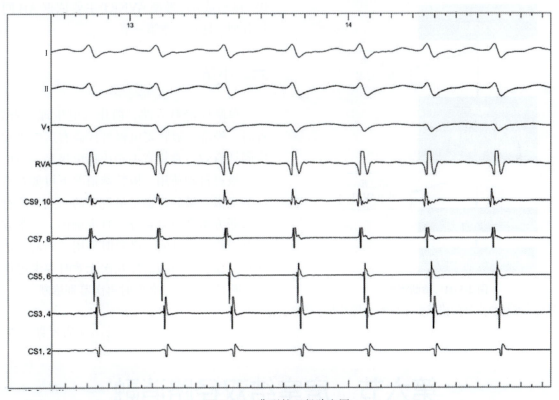

图 2-5-9 典型的双径路电图。

怎么把 AVRT 挑出来呢？最常用的是心室的 RS_2 刺激，具体操作见本章第四节。诊断困难的情况下可以在右心室基底部和心尖部分别起搏，测定两个 VA 间期差值。如果仍较难鉴别，还有一个办法就是心室起搏时，在三尖瓣环标测一圈逆传 A 波的激动顺序，希氏束处逆传 A 波最早有旁路可能性小。

（3）依据 AH 间期进行不典型双径路分型：

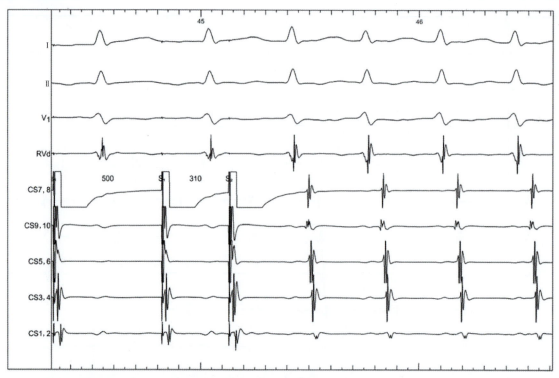

图 2-5-10　心动过速时 VA 间期（RVd 通道 V 波至 CS 通道 A 波）大于 50 ms。

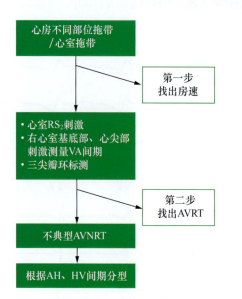

图 2-5-11　诊断流程

AVNRT：房室结折返性心动过速；AVRT：房室折返性心动过速。

慢-慢型或快-慢型 AVNRT 主要依据 AH 间期进行分型，详见本章第一节。

六、小结

单腿股静脉入路、简化的电生理检查有效、省时、经济，冠状窦电极替代高右房电极起搏心房同样有效。常规省去希氏束电极是可行的，心室电极可机动使用。极特殊情况下可放置希氏束标测电极。最后，也是最重要的一点，所有的鉴别诊断方案都不是百分之百准确的，一个方法要重复操作一次证实，必要时采用不同的方法综合判断。在尝试消融治疗几次无效时要考虑评价初始诊断是否正确，必要时再次鉴别诊断。

（高宏勇　郭金锐）

第六节　房室结双径路消融

一、概述

无论消融哪种心律失常，成功的消融包括以下四个要点。第一，靶点要比较合适，也就是说消融的靶点一定是心律失常的关键部位；第二，靶点找到之后要有一个恰当的放电条件，也就是使得靶点区域的心肌组织坏死达到非常合适的范围，而且永久损伤，这样才能根治心律失常；第三，适宜的消融终点；第四，出现危险信号及时停止放电。最后一点在双径路消融时尤为重要。

二、消融的靶点

消融双径的靶点确定依靠两个指标，一是解剖学的指标，一是腔内电图指标。Koch 三角是由冠状窦口、三尖瓣环以及 Todaro 腱形成的三角形区域，该三角区的顶点是希氏束。慢径在冠状窦口和三尖瓣环之间区域分布（图 2-6-1），所以消融时通常是在此区域放电。

实际手术操作过程中在影像上如何识别这个区域呢？如图 2-6-2 所示，上方右侧是右前斜体位，我们没有放置希氏束电极，一般心室四极的顶点就相当于希氏束位置（红点），蓝线是三尖瓣环位置，冠状窦电极最低点是冠状窦口位置。大头导管在三尖瓣和冠状窦口之间的位置，也就是图 2-6-1 中灰色区域。左侧图是左前斜 30°体位，中间是间隔，导管刚好贴到间隔上，红点是希氏束位置，大头导管刚好在希氏束下方。下方是对应的三维图。

慢径分布为一个区域而不是一个点。曾有人把希氏束与冠状窦口最低点的连线分为三等份，从

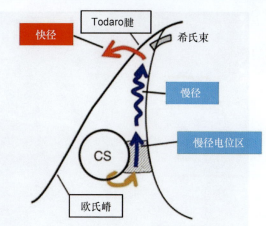

图 2-6-1 Koch 三角及慢径路。黑色斜线区域位于冠状窦口于三尖瓣环之间，慢径多分布在此区域内，消融靶点多在此区域内。

下到上三个区域消融分别叫低、中、高位。我们首先从中位的区域开始标测，如果电位理想（电位标准见后）则在该处试放电，如果电位不理想或消融无效再向上（希氏束方向）或向下寻找靶点。图 2-6-3 中蓝点是消融无效的。最终绿点消融有效。

慢径消融影像特征有以下几点：①左前斜体位时靶点常在希氏束正下方，即贴近间隔，右前斜体位在冠状窦电极近端（CS 9-10）与希氏束连线中间区域，一般与希氏束电极之间有 1～2 个

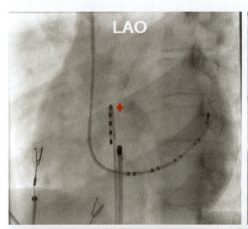
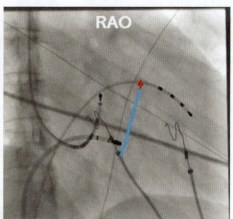
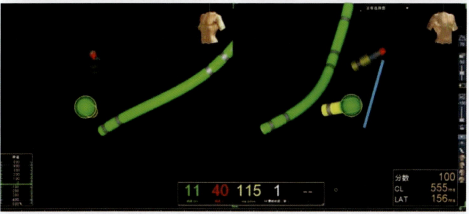

图 2-6-2 X 线影像与三维标测图。

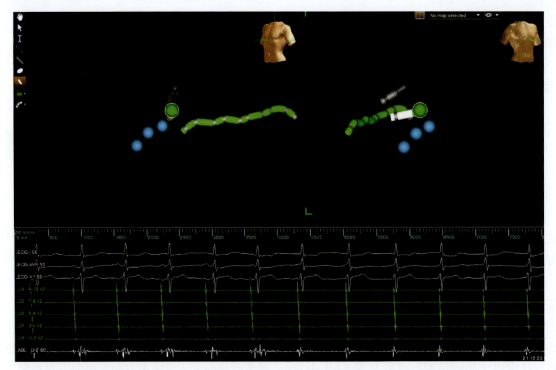

图 2-6-3 消融慢径尝试不同位置：蓝点无效，绿点有效。ABL 是希氏束位置。

大头直径（约 8 mm）的距离；②少部分左前斜体位时靶点在希氏束左下方，此时间隔是斜向上走行；极少左前斜体位时靶点在希氏束右侧，此时靶点在冠状窦口内。

消融慢径靶点电位的特征是什么呢？首先靶点局部应该是"小 A 大 V"，而且 A 波是多个峰、碎裂。"小 A 大 V"就是 A 波不能超过 V 波的 1/2。超过了 1/2，提示靠房侧，发生房室传导阻滞的风险会高。大家还要注意一点，不同的电生理记录系统滤波方式不同，记录的电图形态也不同（图 2-6-4）。

三、放电条件

采用温控模式，输出设定是 30 W/55 ℃。如果要制造一个适当范围的永久消融损伤灶，实际温度和功率要适合才可以，最佳状态是功率在 25～30 W，温度在 49～53 ℃，具体可见射频消融的生物物理学章节。我团队常规采用温控模式 30 W/55 ℃的设定，经过数千例的实践都是安全的。避免房室传导阻滞的关键要点是出现危险信号时（见后文）立即停止放电。

四、导管操作技巧

图 2-6-5 总结了导管操作技巧，比如顺时针旋转导管贴向间隔。我们说的顺时针旋转是指从导管的尾端去看顺时针方向。

每次放电要 60～90 s，放电时导管要保持稳定。怎么能保持稳定呢？有几个办法：第一，勤加练习；第二，用长鞘支撑。还有一个情况，不同的中心用的导管不同，不同导管具有不同特点。有些导管前端打弯的距离相对短，此时弯度不够长，放电时候温度可能会较低，不能有效消融。一个办法是把导管在打弯处的近端塑弯，塑弯之后可以在打相同弯的情况下使导管的尖端更向心尖侧，接触力会更大。最后一个办法就是用长鞘支撑。

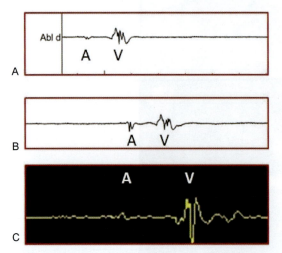

图 2-6-4 慢径消融靶点特征。其中 A、B 是巴德多导电生理仪记录的电图，C 是 Ensite 三维电解剖系统记录的电图。

- 如何寻找理想的靶点？
  - 打弯→向下(A)，松弯→向上(B)
  - 顺时针→间隔(C)，逆时针→游离壁(D)
  - 体内推送→心尖(E)，回撤→心房(F)

- 如何保持导管与心肌组织适当的接触？
  - 合适的接触力→温度49~53 ℃，功率25~30 W
  - 接触力低→温度低（<48 ℃），功率达标
    - 顺时针旋转，向体内推送
  - 接触力过高→温度达上限，功率低于25 W
    - 逆时针旋转，回撤导管

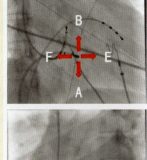
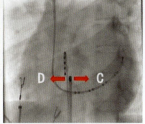

图 2-6-5　导管操作技巧。

五、放电过程中观察指标

首先看温度和功率是否合适。另外，就是观察是否有交界性心律出现，频率小于110次/分的交界性心律提示该靶点很可能有效，交界性心律一般在放电10 s之内出现（图2-6-6）。如果放电30 s后仍无交界性心律则一般证明该靶点无效，放电后40~50 s才出现交界性心律未必提示有效。

如果交界性心律的频率大于110次/分，一定要立刻停止放电，继续放电可能出现房室传导阻滞，这个就是前面讲的"危险信号"（图2-6-7至图2-6-9）。另外观察前传和逆传功能，如果前传和逆传功能受损都要立刻停止放电。图2-6-7中，第1跳是交界性心律，因为AV间期较窦性心律时略短，aVF导联P波为负向；第2、3跳也是交界性心律，但这两跳之间的间期较短，即频率较快（大于110次/分）；稍稍逆时针旋转导管（此时导管远离间隔），第4跳就慢下来了，继续放电。如果第

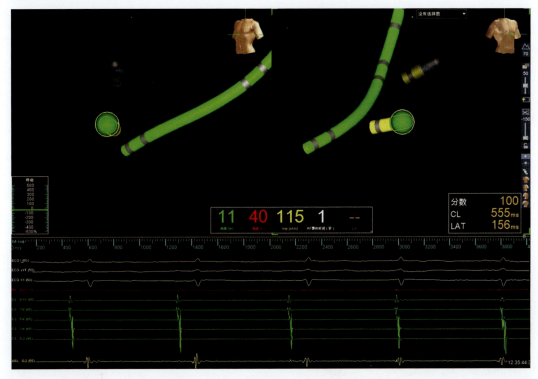

图 2-6-6　放电1 s后出现交界性心律。因为刚刚放电，功率还没有升上来，所以温度也没升上来，再过几秒钟温度和功率都会到最佳范围。

4跳仍然快就要停止放电。图2-6-8中，第1跳未截取A波，不能确定。第2、3跳是交界性心律；但第3跳A波在QRS之后较远的距离，提示逆传受损。第4跳逆传进一步减慢，此时要立刻停止放电。

总之，交界性心律频率大于110次/分通常要及时停止放电，熟练者通过调整导管后频率减慢可继续放电。逆传或前传延缓要及时停止放电。

六、消融终点

消融终点有几个：第一是心动过速不能诱发，包括给了异丙肾上腺素仍然不能诱发；第二是双

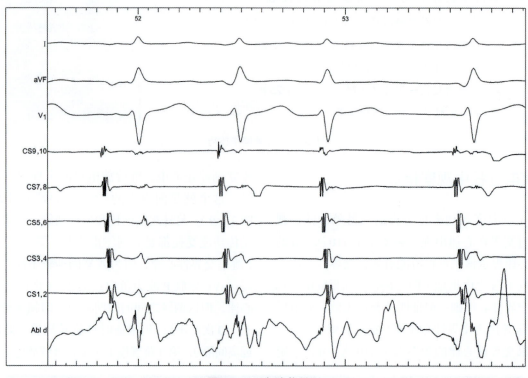

图 2-6-7 "危险信号"。

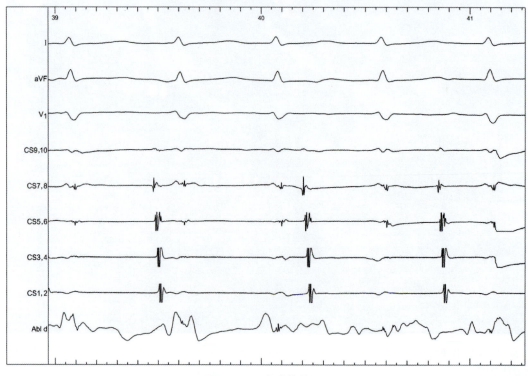

图 2-6-8 "危险信号"。

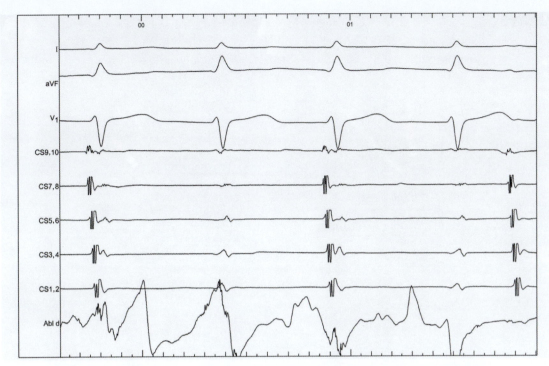

图 2-6-9 "危险信号"。此图是图 2-6-8 继续放电的情况。已发生三度房室传导阻滞。

径路的现象消失,就是跳跃和回波现象均消失,心动过速也不能诱发。有研究发现这两种终点只要达到一个标准,远期的成功率接近[5]。

我们团队的消融终点是:①双径路现象消失,心动过速不能诱发(不应用异丙肾上腺素),这个终点较好;②有双径路现象,给予异丙肾上腺素仍然不能诱发心动过速。对于后者,如果只放电 1～2 次,而且位置离希氏束也比较远,可以在首次放电的点周围巩固消融几次。

七、病例

1. 双径路消融病例一

我们的流程如下:首先在三维标测系统上标记希氏束位置(图 2-6-10)。之后导管轻轻打弯并略回撤,常是理想的靶点(图 2-6-11)。

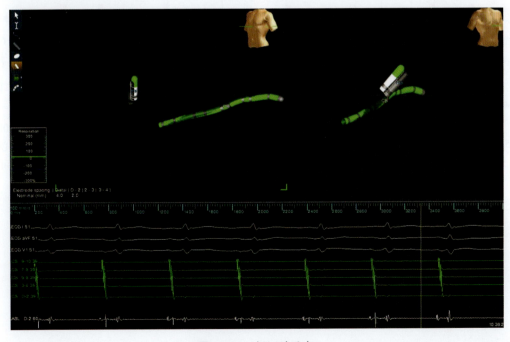

图 2-6-10 标记希氏束。

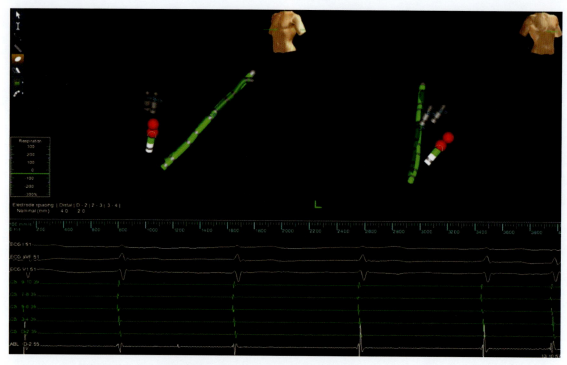

图 2-6-11　放电出现交界性心律，反应良好。

2. 双径路消融病例二（图 2-6-12 至图 2-6-19）

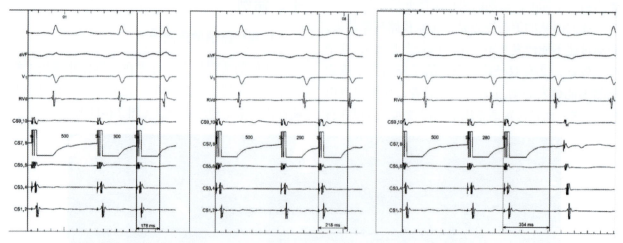

图 2-6-12　心房程序刺激，S_1S_2 500/300 ms，AV 间期 178 ms；S_1S_2 500/290 ms，AV 间期 216 ms；S_1S_2 500/280 ms，VA 间期 354 ms，354－216＝138（ms），大于 50 ms，为跳跃现象，提示存在双径路。前传跳跃定义是指心房程序刺激时 S_1 与 S_2 间期缩短 10 ms 时，AH 间期突然延长大于 50 ms，但是我们不放希氏束电极，可以用 AV 间期粗略的估测。

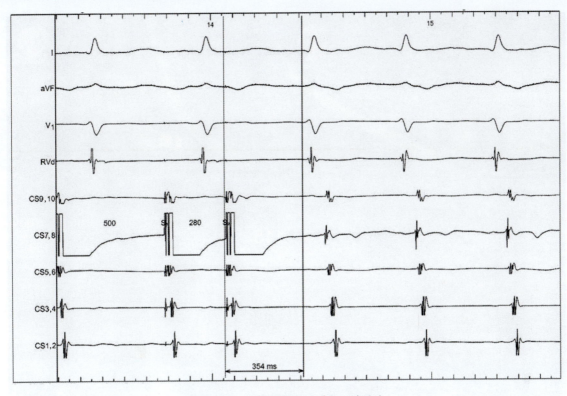

图 2-6-13 前传跳跃之后诱发心动过速。

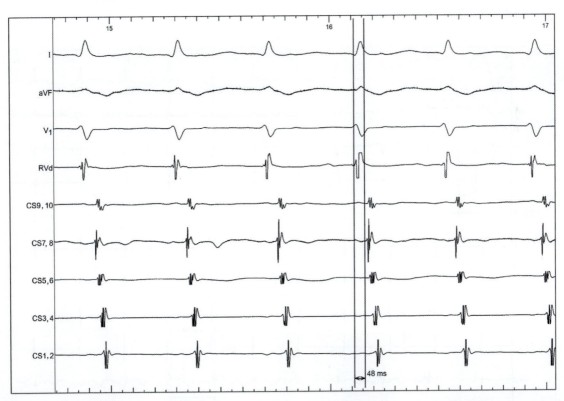

图 2-6-14 心动过速冠状窦近端三对电极 AV 间期小于 50 ms，符合 AVNRT 诊断标准，加之有前传跳跃现象，初步诊断双径路。

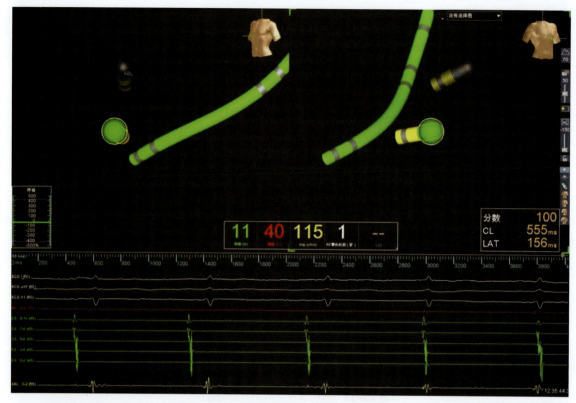

图2-6-15 消融靶点及交界反应。前三跳可见靶点局部的A波比V波小很多，而且A波碎裂。此处放电后出现交界性心律。左前斜体位靶点（绿点）在希氏束下方，右前斜靶点位于希氏束（ABL）与冠状窦口中段位置。放电后实际温度50℃，功率30W，导管接触良好。

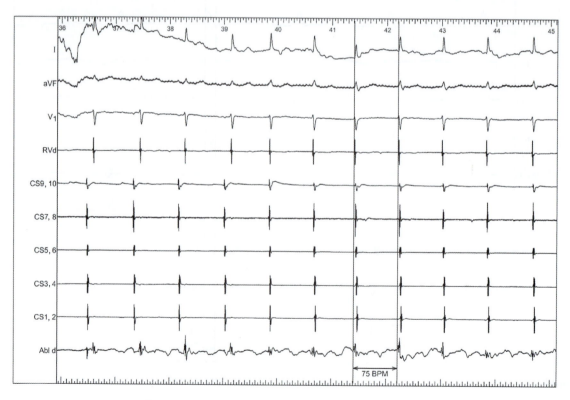

图2-6-16 放电后交界反应，频率75次/分，安全有效。

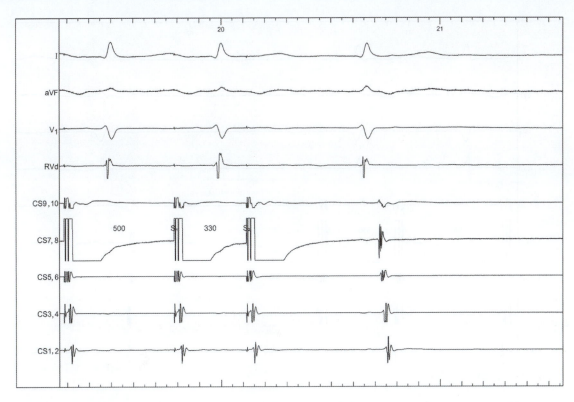

图 2-6-17 放电 90 s 后重复电生理检查，心房程序刺激 500/330 ms 时可见回波现象，但是没有诱发心动过速。

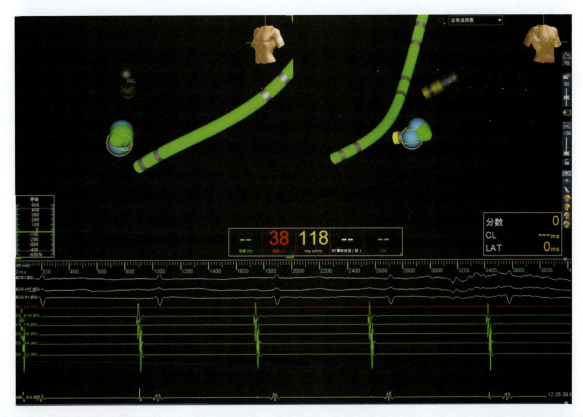

图 2-6-18 加强消融，因只放电一次，而且靶点距希氏束较远，可在第一次放电区域周围（蓝点）附近进行加强消融。

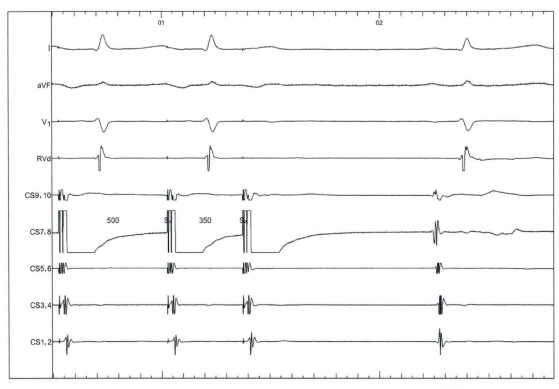

图 2-6-19 重复电生理检查，心房程序刺激 500/350 ms 为前传不应期，未再诱发心动过速。

3. 双径路消融病例三（图 2-6-20）

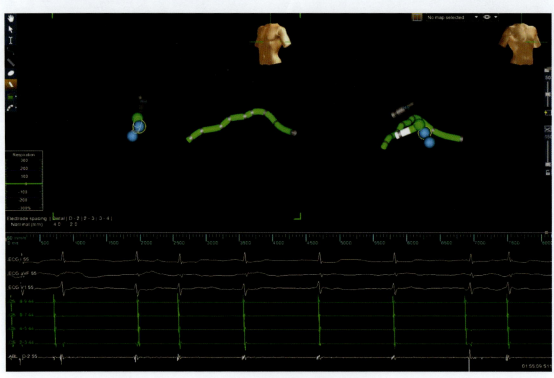

图 2-6-20 展示从相对低的位置（蓝点）开始试放电，效果不好，逐渐升高位置后出现交界性心律。可见第 3 跳交界性心律的频率相对快些（间期小于 600 ms，相当于频率大于 100 次 / 分）。如果操作比较熟练，稍稍逆时针旋转一点导管，交界性心律频率会慢下来，可以继续放电。如果操作不太熟练要停下来，重新调整导管再放电。

4. 双径路消融病例四（图 2-6-21 至图 2-6-28）

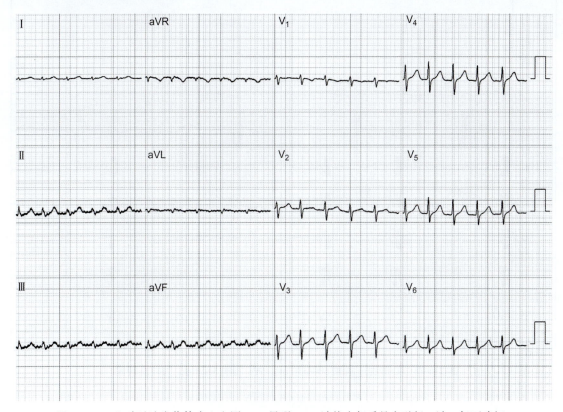

图 2-6-21 心动过速发作体表心电图，V_1 导联 QRS 波终末似乎是有逆行 p 波，但不确切。

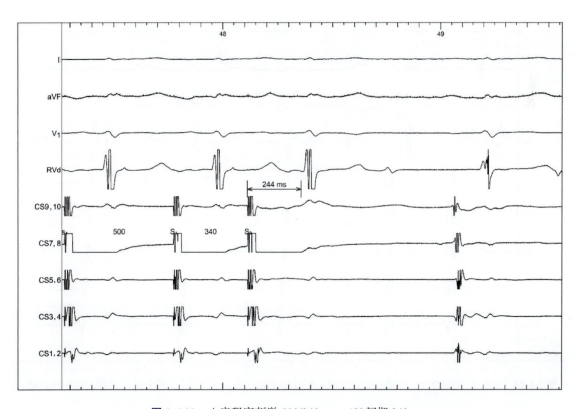

图 2-6-22 心房程序刺激 500/340 ms，AV 间期 240 ms。

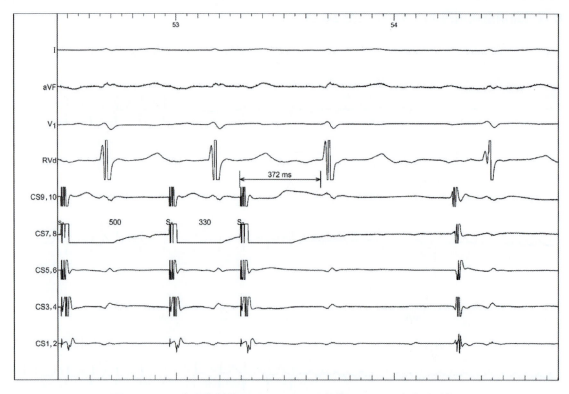

图 2-6-23　心房程序刺激 500/330 ms，AV 间期 372 ms，为跳跃现象。

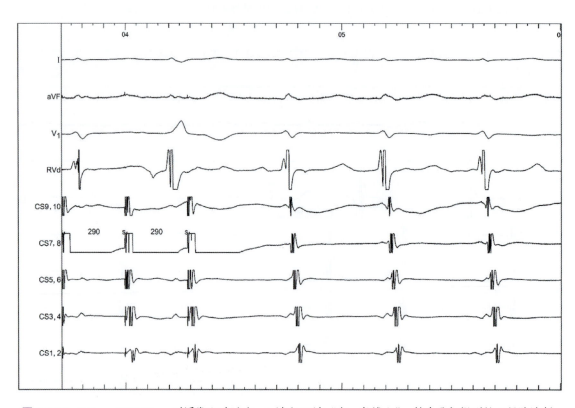

图 2-6-24　S_1S_2 = 500/290 ms 时诱发心动过速。A 波和 V 波"在一条线上"，符合我们提到的双径路诊断。

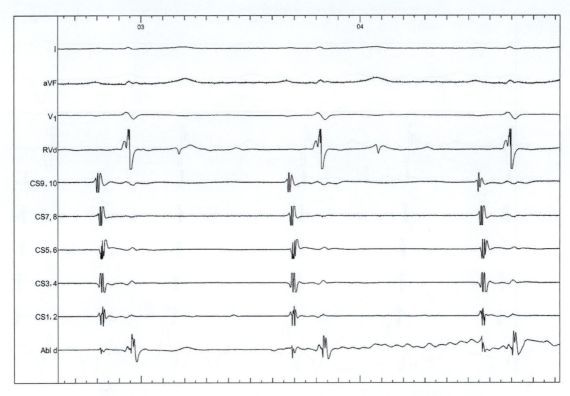

图 2-6-25 靶点电图（巴德多导电生理记录仪）。靶点为"小 A 大 V"，A 波比较碎裂、多峰，A 波内可见一个"小竖线"，这种电位叫慢径电位，常常是有效的靶点。

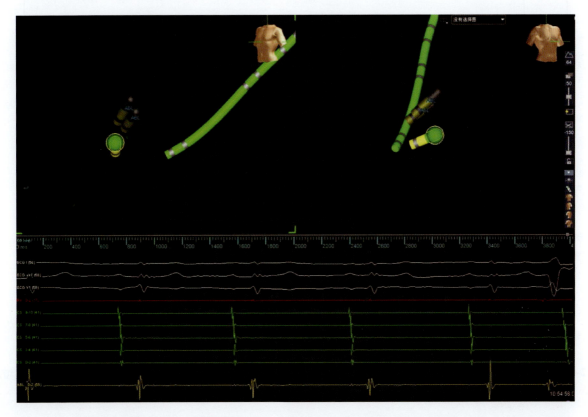

图 2-6-26 三维标测图，靶点在常规位置，放电后可见交界性心律。

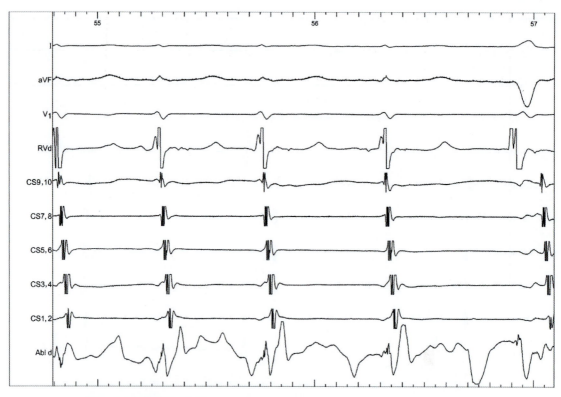

图 2-6-27　放电期间交界性心律，最后一跳是室早，不是逆传延缓的危险信号。

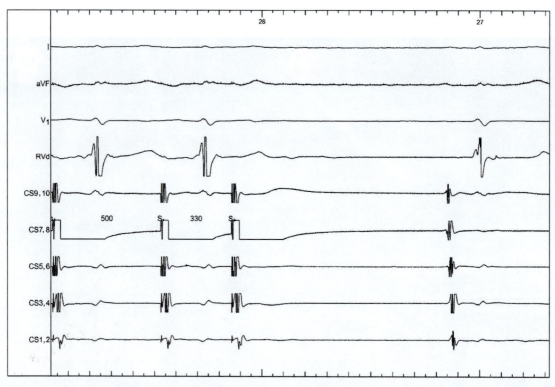

图 2-6-28　心房 S1S2 = 500/330 ms，为前传不应期（术前 330 ms 由快径路转为慢径路传导）。重复一下心房分级递增刺激，未诱发心动过速，达到消融终点。

5. 双径路消融病例五

如果在常规位置进行几次尝试放电都无效，我们的解决办法是利用三维标测系统在冠状窦口建模（图 2-6-29），这样可以清楚显示窦口和三尖瓣环的位置。慢径分布在三尖瓣环和冠状窦口之

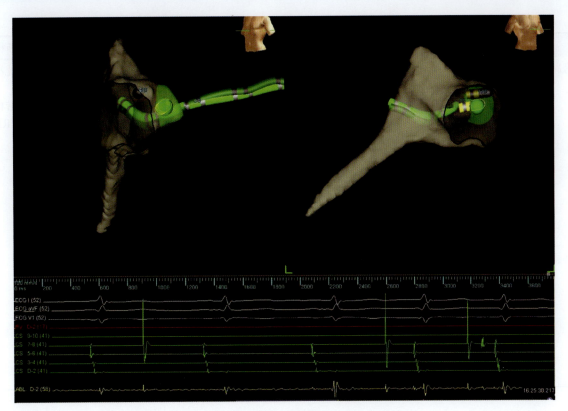

图 2-6-29 消融靶点。

间的区域,从左前斜体位看,希氏束下方区域放电多次没有效果,继续向间隔贴靠,进入窦口消融。绿点的区域消融成功。虽然在右前斜体位看绿点紧邻希氏束,但是于左前斜体位可见绿点距离希氏束有很大的距离,是安全的。这个病例充分体现了三维标测系统的优势。

(高宏勇　郭金锐)

第七节　房室旁路消融概述

一、靶点特征（表 2-7-1）

靶点电位需要满足两个条件:①同时记录到明确的 A 波、V 波,AV 比例在 1:1 至 1:4,提示导管在房室瓣环上,左侧旁路 A 波通常较右侧旁路 A 波大;② AV 融合,提示导管在旁路上。此外,如果在心房侧消融,在逆传 A 波最领先处即旁路的心房侧插入点进行;如果在心室侧消融,在前传 V 波最领先处即旁路的心室侧插入点进行。

二、标测策略

对于隐匿性旁路,窦性心律下可以明确局部 AV 的比例,心室起搏时看是否 AV 融合。对于显性旁路,分辨局部电位是否 A、V 均有的 AV 融合还是仅有一个波,有时有一定困难。我中心采用"由两侧向中间"的标测策略,也就是先在旁路两侧标测,然后逐渐向旁路靠近。如图 2-7-1 所示,蓝线代表瓣环,粗红线是旁路的位置,靶点两侧 AV 是分开的(细红线处)。这样从两侧可见 AV 均有的位置标测并在三维系统上打点做标记,这些点连线是瓣环,导管在这条连线移动至只有一个连续的电位时通常就是 AV 融合的旁路位置。另外,AV 融合波时区别单纯的 A 波或者 V 波的最主要特点是常有多个切迹。有些患者瓣环附近 V 波会出现碎裂,故仅有 V 波时也可以表现为有多个切迹,会被误判为 AV 均有、AV 融合,这一点值得注意。

表 2-7-1　不同类型旁路参与的房室折返性心动过速诊断及靶点特征

亚型		电生理检查特征	靶点特征	AVRT 诊断标准
快旁路	仅具有室房传导（逆传）功能	• 心室刺激无递减 • 无房室传导功能 • 无心室预激表现	心房侧消融，最早逆 A 波、V、A 波融合（或不融合）、"小 A 大 V"	1. RS$_2$ 刺激符合 AVRT 2. 心室拖带标准符合 AVRT
	仅具有房室传导（前传）功能	• 有心室预激表现 • 心房刺激无递减 • QRS 波随心房刺激间期变化而变化 • 无室房传导功能	1. 心房侧消融，最早 V 逆传波、A、V 波融合、"小 A 大 V" 2. 心室侧消融，最早 V 波、A、V 波融合、"小 A 大 V"	
	具有前传和逆传功能	• 有心室预激表现 • 心房、心室刺激均无递减 • QRS 波随心房刺激间期变化而变化	首选心房侧消融，最早逆 A 波、A、V 波融合、"小 A 大 V"	
慢旁路	逆传递减传导旁路	• 心室刺激递减 • 无房室传导功能	心房侧消融，最早逆 A 波、V、A 波融合（或不融合）、"小 A 大 V"	
	前传递减的旁路（马汉姆旁路）	• 仅有房室传导功能 • 心房程序刺激表现为递减传导，QRS 波逐渐变宽	1. M 电位处 2. 心房起搏、充分预激时心室的最早激动点	
	慢传导旁路	• 通常仅有室房传导功能，室房传导无递减，旁路处 V、A 波不融合	心房侧消融，最早逆 A 波、V、A 波不融合、"小 A 大 V"	

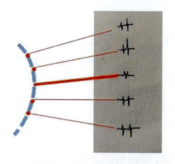

图 2-7-1　由两侧向中间的旁路标测策略示意图。

三、放电条件

通常采用温控模式，非间隔部位参数为 40 W/60℃，实际温度要在 50℃以上，实际功率要在 30 W 以上。如果用盐水灌注导管，盐水灌注的速度最好 2 ml/min，实际温度要在 40℃以上。具体原理见导管消融的生物物理学章节。

（高宏勇　郭金锐）

第八节　左侧游离壁旁路消融

一、消融途径及导管选择

左侧游离壁旁路有两个消融途径，传统方法是经主动脉逆行的途径，跨过主动脉瓣后到心室侧消融，通常选中弯（红把）导管。我中心更常用的是房间隔穿刺的途径，通常选用大弯（蓝把加硬）导管。经房间隔途径优点主要是导管更容易到位和移动。从解剖方面考虑，心房侧相对光滑，消融导管在瓣环区域更易移动、更易到达靶点；相反，如果在心室侧，有腱索、乳头肌等结构，可能会影响导管的移动。

二、导管操作技巧

穿刺房间隔成功后，送入消融导管时有一重要的注意事项，即导管进入左心房后不能直着向前推送（朝左心耳或左心房顶部方向），否则容易损伤左心耳或者左心房顶部，导致心脏压塞。我中心要求消融导管进入心房中部后，导管不动、回撤鞘管，然后导管打弯、勾向二尖瓣环方向。

导管操作的基本动作包括推送、后退、旋转、打弯及松弯。通常情况下鞘管尾端皮条方向和头端的弯形指向相同。每次操作前，注意消融导管应和鞘管同轴。我们送入消融导管后在 LAO 30° 投照体位观察导管与鞘管的关系及导管的形态。在三维标测系统指导下轻微移动导管寻找靶点。

如图 2-8-1 所示，左侧图展示左前斜投照体位时导管与左心房的关系，此图有利于具体操作的理解。在图 2-8-1 右侧上图，鞘管和导管一起向前推或松弯，消融导管向二尖瓣的游离壁方向移动。如果需远离游离壁，则导管打弯或者同步回撤导管和鞘管。同时顺时针旋转鞘管及导管，则导管向下，靠向后壁的方向（二尖瓣环 5 点方向），逆时针旋转则导管向前上移动（二尖瓣环 12 点方向）。

导管到达靶点后局部电位适当的 A/V 比例很重要。如图 2-8-2 所示，虚线代表瓣环。具体调整 A/V 比例方法为：鞘管不动、向前推送导管，则导管头端向心室侧移动，电图提示 V 波变大，A 波变小；回撤导管或者同步推送导管和鞘管，则导管尖端向心房侧移动，A 波变大，V 波变小。

三、导管贴靠技巧

射频消融能量输出方式分温控模式和功率模式两种，我中心采用温控模式。理论上，心肌组织加热到 50℃以上，产生不可逆的损伤。保持消融导管和心肌组织恰当的贴靠是消融成功与否的关键，如果贴靠得太紧，局部散热不好，实际功率较低，损伤深度及范围有限；如果贴靠得过松，实际温度比较低，不能达到有效的永久性损伤。我中心常规设置参数：温控模式，40 W/60℃。放电过程中，实际温度在 50～52℃，实际功率 38～40 W。我们的经验是消融左侧旁路时，温度 50～52℃最佳，小于 50℃时复发概率增高，大于 52℃时患者常有明显疼痛。如果放电时温度低于 50℃说明导管贴靠不紧，如果温度超过 53℃（甚至功率在 38 W 以下）说明贴靠过紧。以上两种情况要及时调整导管。

另一种情况是放电过程中导管不能持续稳定贴靠，这也会导致消融失败或复发。如图 2-8-3 所示，如果导管垂直与心内膜贴靠（下方右侧图），心脏收缩过程中可能不稳定。所以，尽量要让导管和瓣膜平行贴靠（下方左侧图），这样导管相对稳定。采用图 2-8-3 上方左侧图导管造型有时不能持续稳定贴靠，此时要换用上方右侧图的导管造型。在二尖瓣环 3 点左右区域相对容易贴靠，再往前（12 点方向）稳定贴靠难度增加。解决办法是导管打弯并往里送，同时逆时针旋转，导管就贴向瓣环了，必要时鞘管也可以跟进，也就是采用了图 2-8-3 上方左侧图的导管造型。

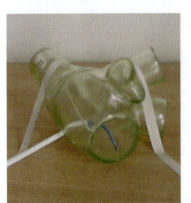
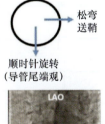
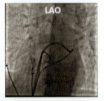

图 2-8-1　导管在左心房内空间关系。

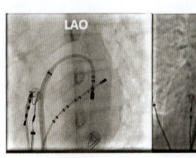
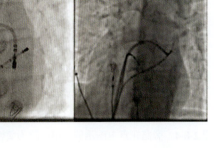
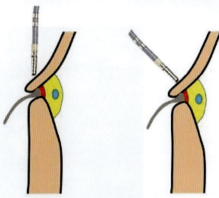

图 2-8-3　导管在二尖瓣环的贴靠。

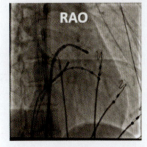
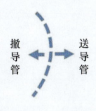

图 2-8-2　导管在二尖瓣环移动操作。

四、靶点的确定

左侧游离壁旁路采用穿间隔途径，成功消融的靶点电图特点为：①同时记录到明确的 A 波、V 波，AV 比例在 1∶1 至 1∶4，这提示导管在房室瓣环上；② AV 融合，提示导管在旁路上；③如有逆传，局部逆传 A 波最早。对于隐匿性旁路，窦性心律下可以明确局部 AV 的比例，心室起搏时看是否 AV 融合。显性旁路采用前面提到的"由两侧向中间"的标测策略。

五、放电时机及消融终点

我们一般不在心动过速时放电，因为阻断旁路后心动过速终止会使导管移位、离开真正靶点，导致消融失败或者复发。有两种策略，一种是精细的标测，找到一个特别好的靶点，一次放电阻断，巩固消融 90 s，但可能花 20 min 去标测。另一种策略是用 1 min 左右标测，找到了较粗略的位置，然后在其周围多巩固几个点，这样也是一样的效果。我们通常采取第二种策略。一般于初始放电有效的部位放电消融 60 s，之后在其周围加强消融，每个点 30～45 s（图 2-8-5）。

旁路消融有效的表现是原有融合的 AV 于放电后分开。前传旁路（显性旁路）彻底阻断的表现为：体表心电图 δ 波消失、QRS 波恢复正常，心房刺激未见预激，靶点处融合的 A/V 分开。旁

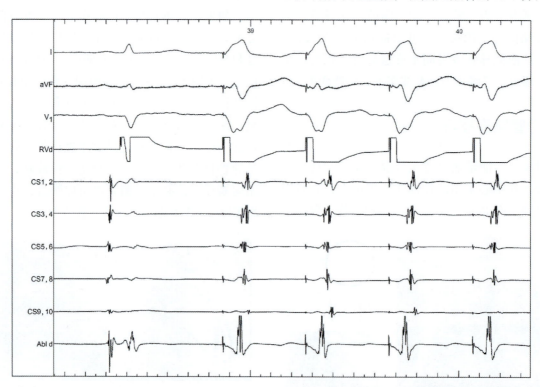

图 2-8-4 旁路靶点电图示例。第一跳为窦性心律，可见 AV 比例约 1∶1。第二跳之后为心室起搏，经旁路逆传，AV 融合。

图 2-8-5 红点是有效点，黄点为加强消融点。

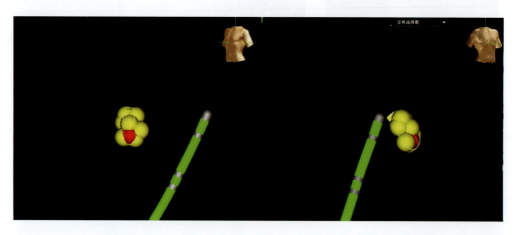

路逆传阻断的表现为：靶点处融合的 A/V 分开，VA 逆传由 1∶1 偏心性逆传变为室房分离，或者室房递减传导。

六、左侧旁路消融病例

1. 二尖瓣环 3 点隐匿性旁路（图 2-8-6 至图 2-8-10）

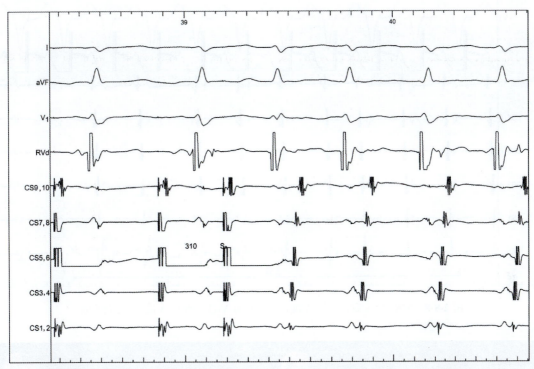

图 2-8-6 心房程序刺激（通道 CS 5，6）S_1S_2 = 500/310 ms 刺激时 QRS 波形态正常，未见旁路前传。第 4 个 A 波为经旁路逆传的 A 波，此后发作心动过速。心动过速时冠状窦远端（CS 1，2）处 A 波最早。符合左侧隐匿性旁路参与的房室折返性心动过速特征。

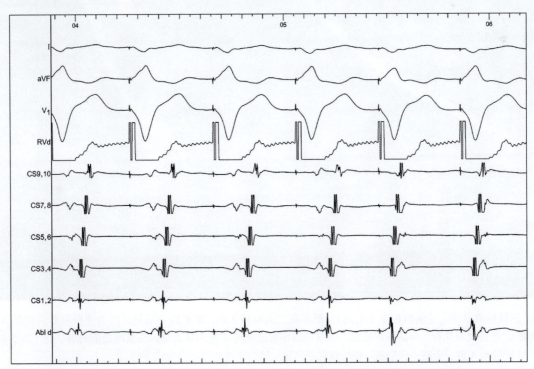

图 2-8-7 心室起搏逆传 A 波 CS1，2。消融导管记录到 VA 融合，图形上不易分清几有个成分，但是有很多切记，可能就是 A 波和 V 波都有的融合波。标测过程是从两边 A 波和 V 波分开的部位向中间标测，因此断定中间的部位 A 波和 V 波都有，是靶点。

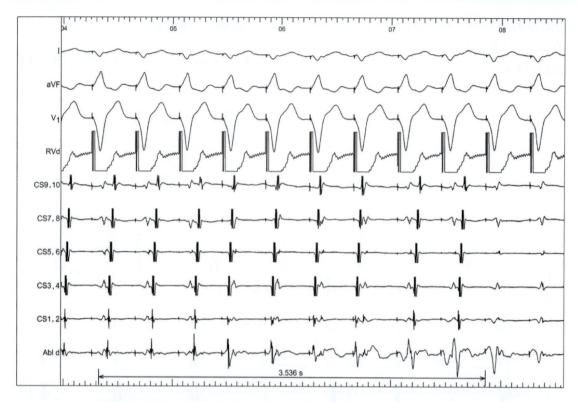

图 2-8-8 放电 3.5 s 后，逆传 A 波消失（只有 V 波，没有 A 波），旁路阻断。

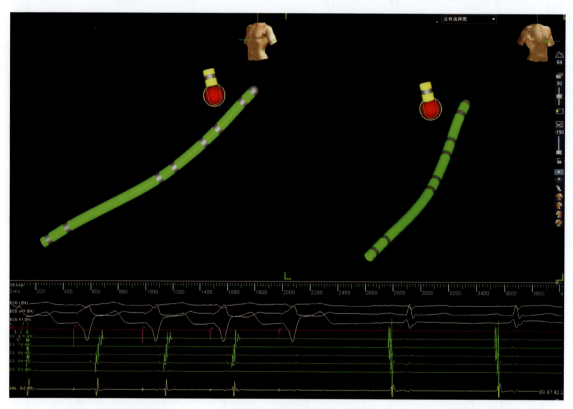

图 2-8-9 三维标测结果。左前斜位下（左侧），靶点在二尖瓣环 3 点，更靠近心房侧，因为旁路阻断后局部 A 波较大（最后两跳）。已经放电几秒，旁路传达延迟，所以消融导管记录的 A 波不是太早，在放电之前是很早的（图 2-8-8）。到第 5 跳，V 波后无 A 波，旁路逆传阻断。最后两跳是停止起搏后窦性心律经房室结下传。

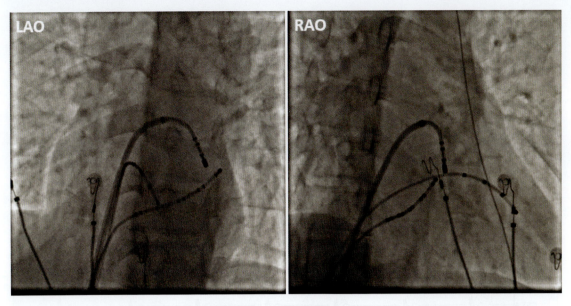

图 2-8-10　靶点 X 线影像。

2. 二尖瓣环 4 点隐匿性旁路（图 2-8-11 至图 2-8-16）

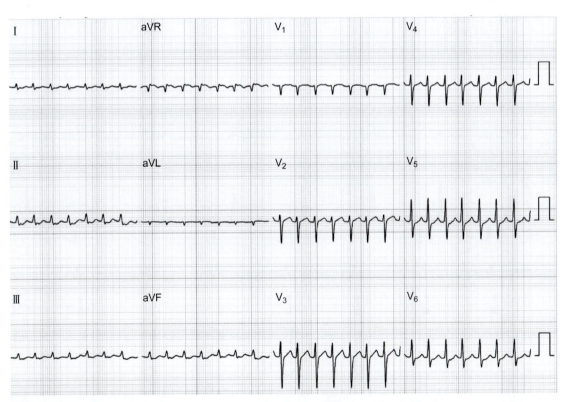

图 2-8-11　室上速发作的体表心电图。没有典型的双径路表现，V_1 导联似乎可见正向逆行 P 波。体表心电图只是大概估测，最终以电生理检查为准。

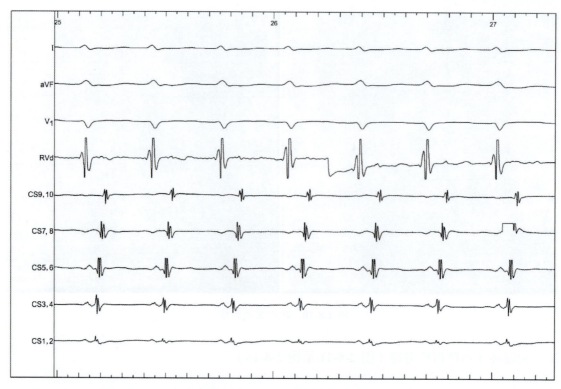

图 2-8-12　心动过速发作，冠状窦上的 A 波是由远端到近端的顺序，偏心性的传导，明显的左侧旁路。

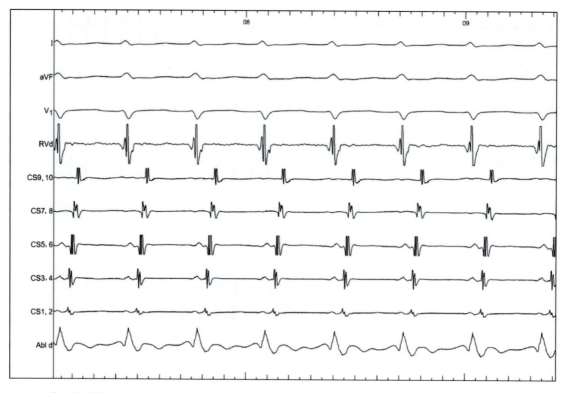

图 2-8-13　心动过速时靶点电图。消融导管上记录的波形似乎为一个成分，但它有一个又小又尖的成分。对于初学者较难判断是否 AV 波均有。办法是从靶点的两侧有 A 波、V 波的位置向靶点移动，两个区域中间只有"一个成分"就是 AV 波的融合靶点了。

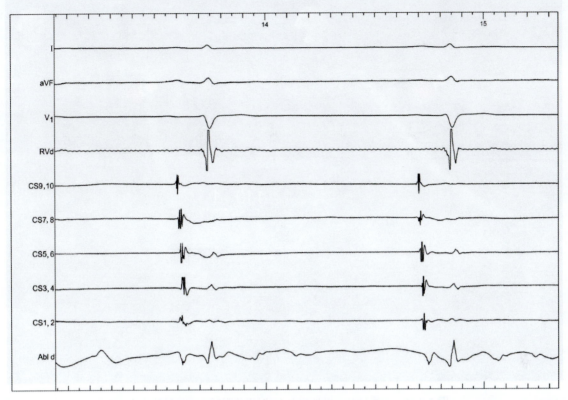

图 2-8-14 窦性心律时靶点电图。隐匿性旁路可以在窦性心律下明确消融导管局部 AV 比例。虽然图 2-8-13 较难确定是否 AV 波均有，但该图可见窦性心律下消融导管上 AV 比例为 1∶2。

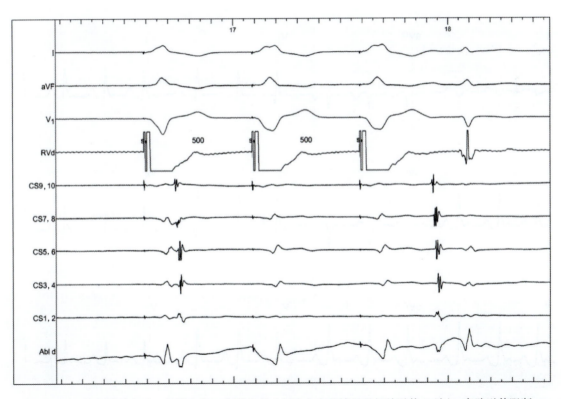

图 2-8-15 放电消融之后，起搏心室，室房分离（每次心室起搏后无相关逆传 A 波），旁路逆传阻断。

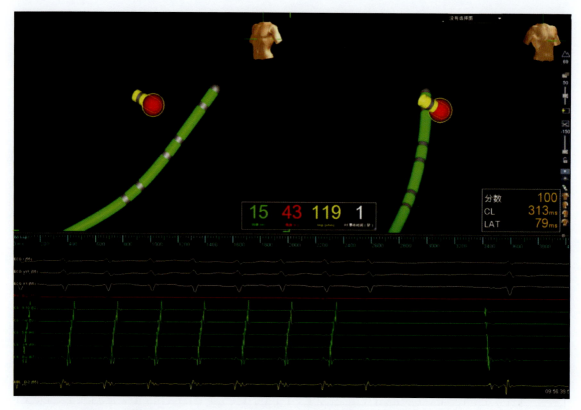

图 2-8-16　三维标测。可见放电 1 s 时逆传阻断,心动过速终止。

3. 二尖瓣环 3 点显性旁路（图 2-8-17 至图 2-8-22）

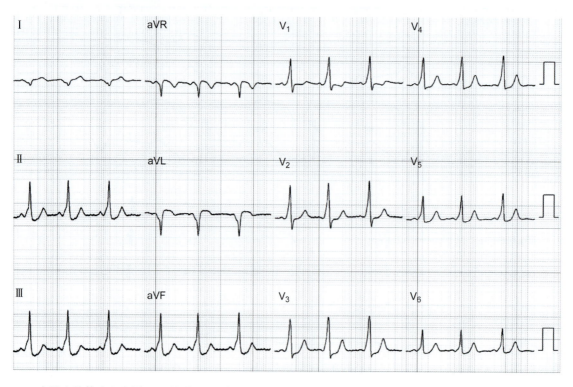

图 2-8-17　窦性心律体表心电图。V_1 导联 QRS 波为大 R 小 s 型,提示左侧旁路。I 和 aVL 导联 QRS 波都是负的,"越负越往前",定位在二尖瓣环 2～3 点。

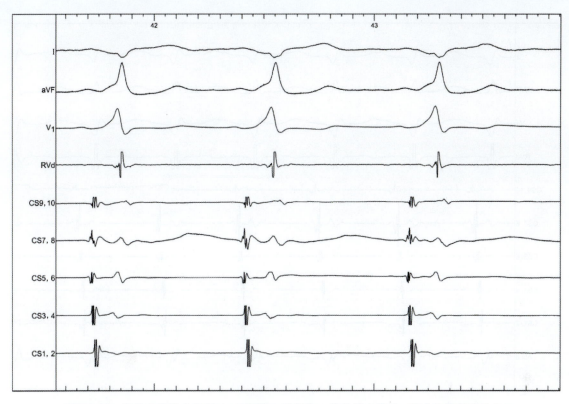

图 2-8-18　窦性心律腔内电图。CS 远端 V 波领先，前传偏心传导，符合左侧旁路特点。

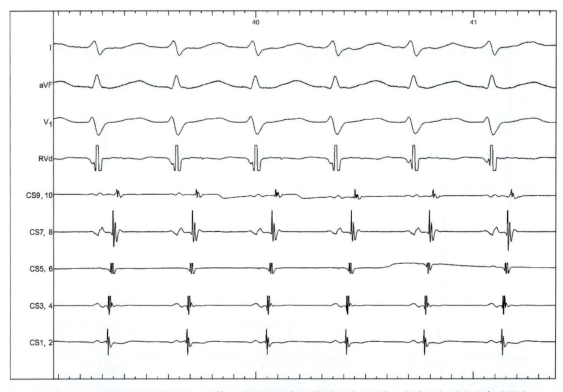

图 2-8-19　心动过速时腔内电图。逆传 A 波从冠状窦远端到近端的顺序，符合左侧游离壁旁路特点。

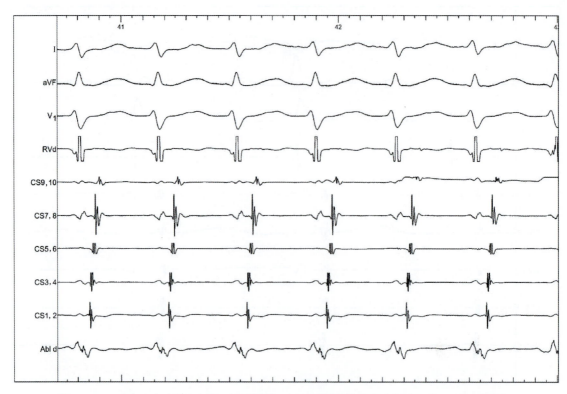

图 2-8-20　心动过速时靶点电图。消融导管上记录到的电位有很多切迹，为 A、V 波融合。

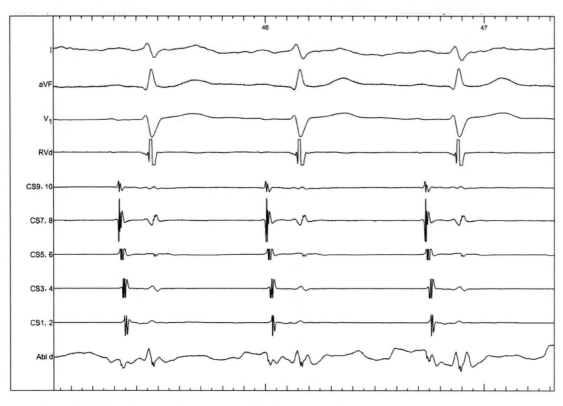

图 2-8-21　放电后旁路前传阻断。可见体表心电图预激波消失，CS 及消融导管通道 A、V 波分开。消融导管通道 A：V ＝ 1：2。

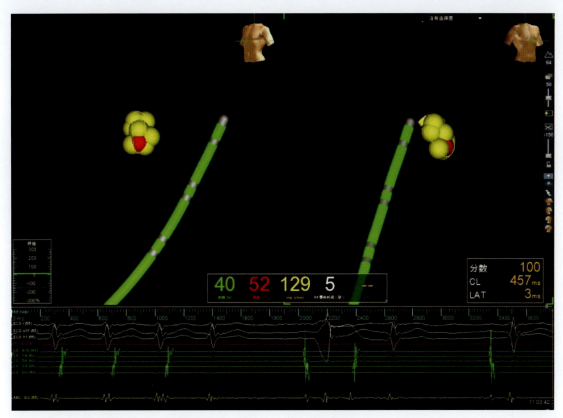

图 2-8-22 三维标测图。我们采用相对粗略标测的策略,可能放电有效点(红点)不是"靶心正中心",为了降低复发率,会在有效靶点周围再"补点"(黄点)。消融有效后如果 A 波比较小,补点(黄点)要在偏心房侧 A 波大一点之处,即从"小 A"消融到"大 A"的地方。实际消融时功率是 40 W,温度是 52℃,提示贴靠适中。曾有人提出放电后旁路快速阻断(如 3～5 s 内)提示阻断可靠,我们发现这一观点不完全正确,有时 2～3 s 阻断的旁路仍可很快恢复传导。但是如果阻断时间太长,如放电后 8～10 s 才阻断,提示该处可能略偏离真正靶点,或者贴靠不好。

4. 二尖瓣环 5 点显性旁路(图 2-8-23 至图 2-8-29)

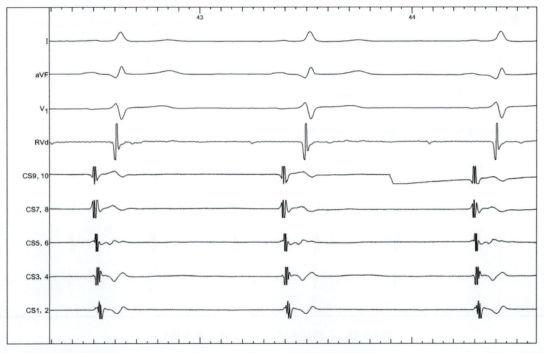

图 2-8-23 窦性心律时体表及腔内电图。可见体表心电图 QRS 波起始部轻度预激,腔内电图 CS 5, 6 通道 V 波最早,提示左侧后游离壁的旁路。

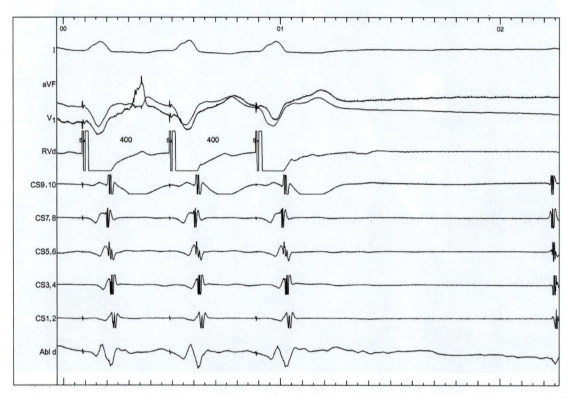

图 2-8-24　心室起搏时 CS 5，6、CS 7，8 通道的 A 波领先程度接近，仍是偏心传导。

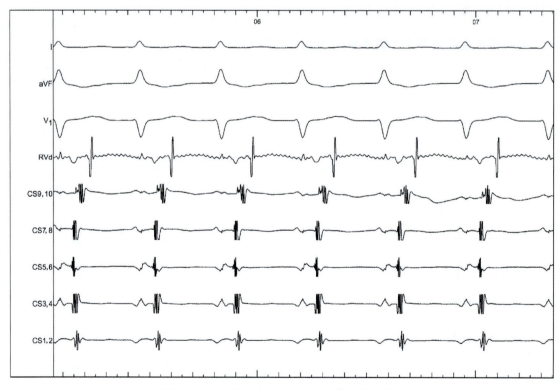

图 2-8-25　心动过速时 CS 5，6 通道 A 波领先。

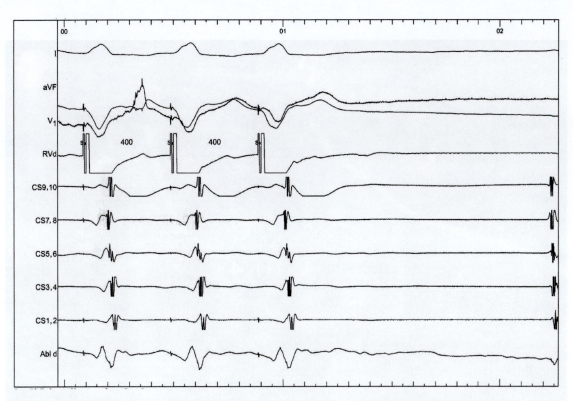

图 2-8-26　心室起搏时在靶点电位降支有切迹，符合 AV 波融合特点。标测策略是从可疑旁路的两侧进行，最终确定该处是靶点。

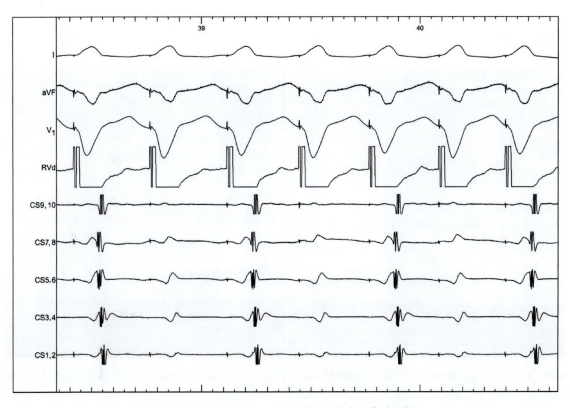

图 2-8-27　消融之后，心室起搏 VA 分离，旁路阻断。

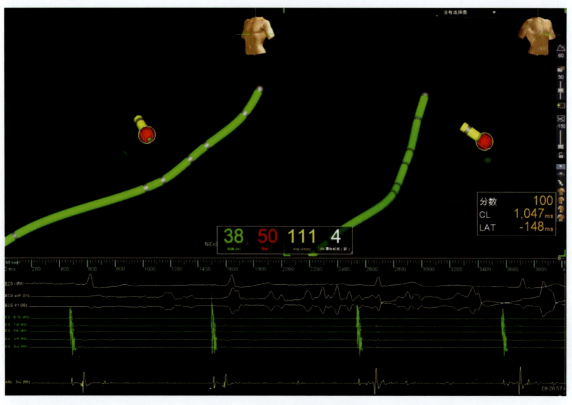

图 2-8-28　三维标测结果。右前斜位（右侧图）可见导管头端似乎在心室侧，该患者冠状窦也比较靠心房侧，但靶点电图上 A∶V＝1∶4。

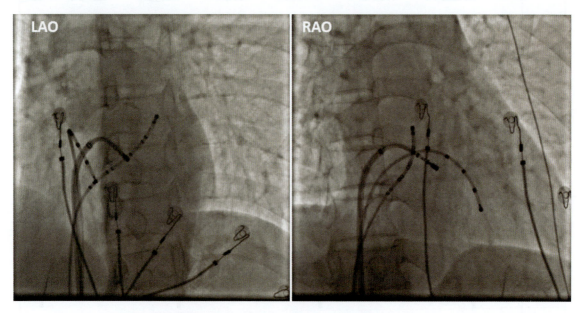

图 2-8-29　X线影像。经房间隔途径消融左后游离壁旁路，鞘刚好在房间隔穿刺处最佳。如果是后间隔旁路，一般我们会把鞘撤至右心房，消融导管在左心房。

5. 二尖瓣环 3 点显性旁路（图 2-8-30 至图 2-8-38）

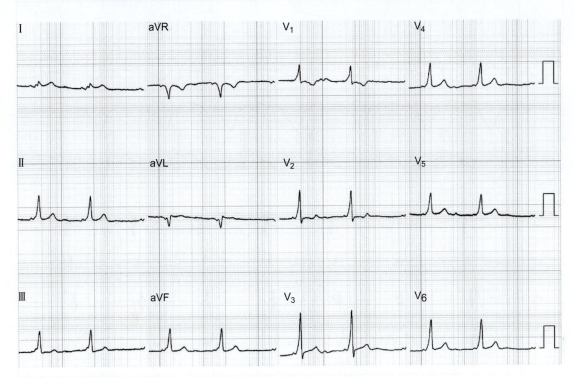

图 2-8-30 窦性心律时体表心电图。V₁ 导联 QRS 波是正向的，为左侧旁路，Ⅰ 导联是正负双向，Ⅰ、aVL 导联负向，定位在二尖瓣环 3～4 点。

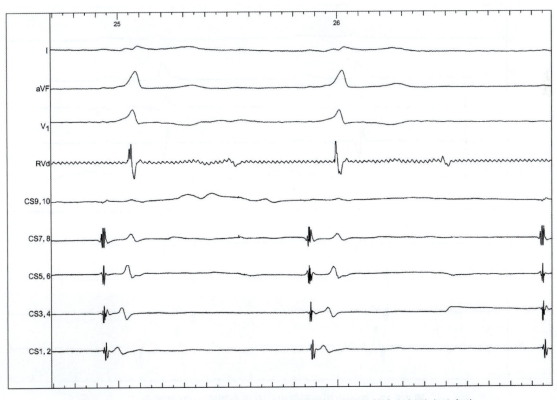

图 2-8-31 腔内电图，窦性心律时 CS 1，2 通道 V 波早，符合左侧游离壁旁路。

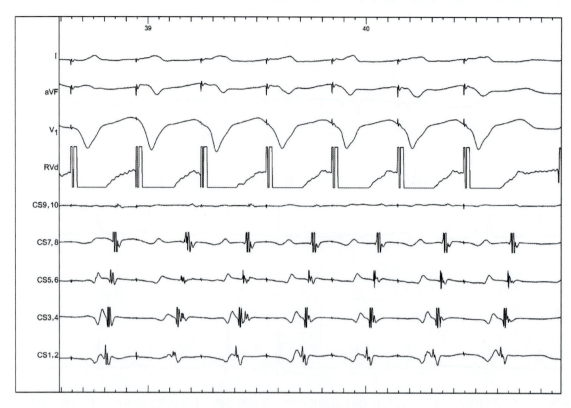

图 2-8-32 起搏心室时，CS 1，2 通道逆传 A 波最早。

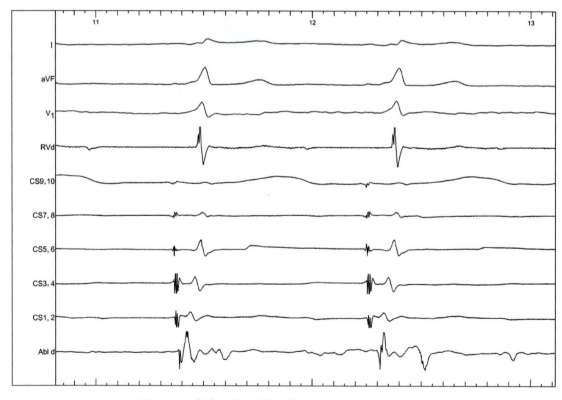

图 2-8-33 靶点电图。局部电位有多个切迹，AV 波融合。

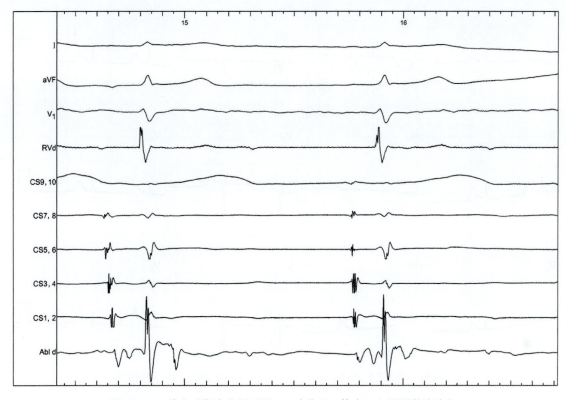

图 2-8-34　放电后靶点电图可见 AV 波分开，体表心电图预激波消失。

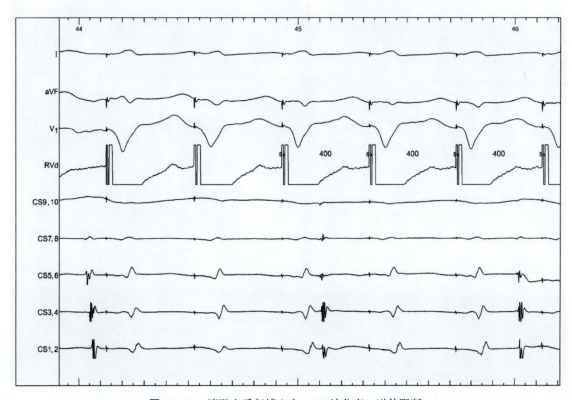

图 2-8-35　消融之后起搏心室，VA 波分离，逆传阻断。

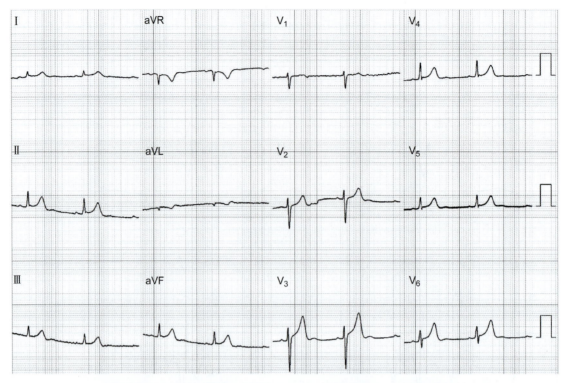

图 2-8-36 消融之后窦性心律体表心电图。预激波消失，PR 间期正常。

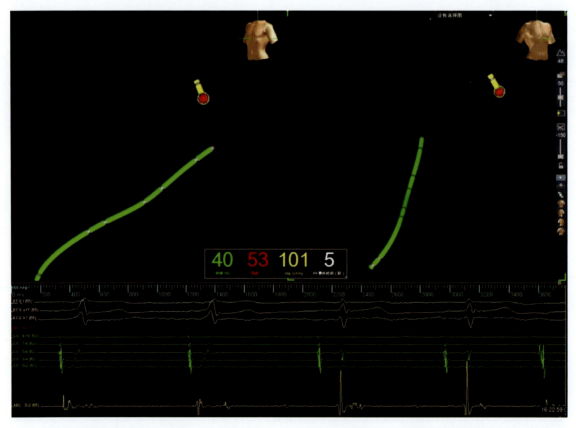

图 2-8-37 三维标测图。放电 5 s 时旁路阻断（第 3 跳），功率 40 W，温度 53℃，贴靠适宜。初始放电处（红点）靠近心室侧，因旁路阻断后消融导管头端局部 A 波很小。加强消融时需偏向心房侧，心室侧不用再补点。

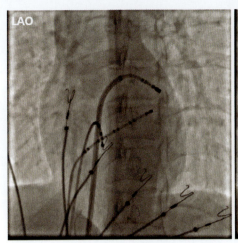
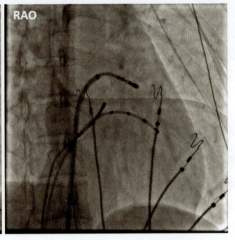

图 2-8-38　X线影像。该患者年轻,是垂位心,另外冠状窦电极放置不深,所以似乎靶点比较高。

第九节　右侧游离壁旁路消融

一、概述

消融右侧旁路时有两个主要的难点,一是保持导管贴靠稳定且与心肌组织之间产生足够大的压力;二是显性旁路时准确识别靶点局部是否有A波。本节会针对以上两点提出相应解决方案。

右侧旁路消融的主要途径是经过股静脉途径,通常是在心房侧进行消融,少数需返勾三尖瓣心室侧,即导管通过三尖瓣环进入心室侧,打一个返弯勾到三尖瓣叶下方,在心室侧进行消融。通常使用大弯消融导管,多需要长鞘增加支撑和稳定性。少数情况下,如Ebstein畸形或者右心房明显扩大时,可能需要使用可调弯鞘增加支撑。

二、相关解剖

图2-9-1左侧是右心房右前斜位观的剖面图,可见三尖瓣环是前倾向心尖方向大约呈30°角,右侧影像可见三尖瓣成形环,它显示了二维影像中三尖瓣环的位置。这提示在前壁旁路靶点应更靠心尖方向,而后壁旁路靶点更靠下腔静脉方向。三尖瓣附近心房壁形成喇叭口样结构,导管平行贴靠相对稳定(图2-9-1右侧下图)。如果导管垂直,与心房接触,会随着心脏跳动在瓣环上或者瓣叶上移动,导致贴靠不稳定、消融失败。

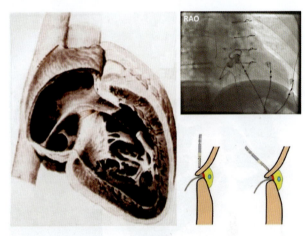

图 2-9-1　三尖瓣解剖及影像。

三、导管操作技巧

1. 导管移动

如图2-9-2所示,左侧图是左前斜位三尖瓣环示意图,相当于从心室侧观察三尖瓣环。从导管尾端看,顺时针旋转导管向间隔移动;逆时针旋转导管向游离壁方向移动;松弯或者推送鞘,消融导管向上移动,即上腔静脉或者三尖瓣环12点

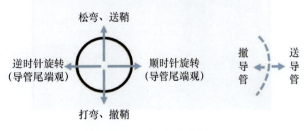

图 2-9-2　导管移动示意图。

方向；如果打弯或者撤鞘，导管向下，即向三尖瓣环 6 点的方向移动。图 2-9-2 右侧图，蓝虚线代表瓣环，蓝虚线左侧是心房侧，右侧是心室侧，固定鞘管不动，仅推送导管，导管向心室侧移动；回撤导管即向心房侧移动。

3. 保持导管稳定的技巧

右侧旁路消融时，导管移动相对容易，但是不易稳定贴靠。三尖瓣环解剖特点决定在不同的区域要采取不同的贴靠方式增加导管稳定性。如在三尖瓣环 6、7 点位置（图 2-9-3）要像消融双径路一样使导管打弯。重要的一点是三尖瓣环 6、7 点的位置离下腔静脉较近，如果导管进入过深就到了心室侧，而且这个区域的局部电图 V 波常较碎裂，甚至多个峰，容易误认为 AV 波融合，

实际操作时需要避免导管已进入心室而被误认为在瓣环。三尖瓣环形似喇叭向前倾斜，对于偏前的旁路（图 2-9-4 和图 2-9-5），导管垂直贴靠也是可以做到，但是相对困难。建议初学者采用倒 U 方式塑形，易获得稳定贴靠。

四、标测与消融

1. 标测策略

我们标测右侧旁路的流程首先是标记希氏束的位置。如果是显性旁路，先从体表心电图推测大致部位，导管到达瓣环后，在可疑的靶点两侧进行标测，先把瓣环标记出来，旁路的两侧 AV 波不融合，A、V 波各自成分明显。对于隐匿性旁路，窦性心律下识别局部 AV 波大小，在逆传时（心室起

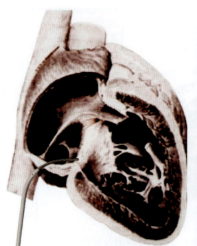
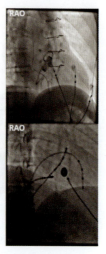

图 2-9-3 三尖瓣环偏后旁路导管贴靠形态。

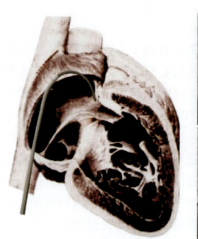
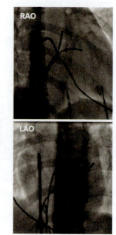

图 2-9-4 倒 U 方式塑形。

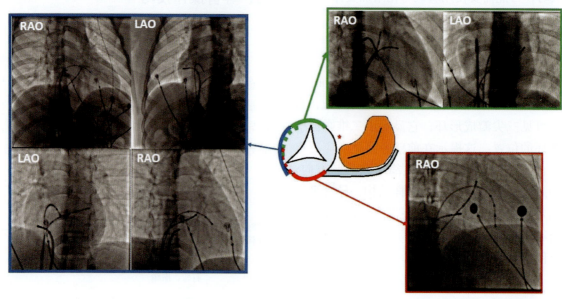

图 2-9-5 不同部位导管贴靠方式。

搏或者心动过速）时标测 AV 波是否融合。如图 2-9-6，旁路在绿点，是消融的靶点。我们先在可疑的旁路位置两侧进行标测，根据 AV 波关系确定瓣环，从右前斜位看，旁路两侧的点连成的直线就是瓣环位置，靶点应在这条直线上，而这条直线上仅有一个波的区域常常是 AV 波融合处。采用这种标测策略有助于确定靶点局部是否有 A 波。

靶点电图特点为：①同时记录到明确的 A 波、V 波，AV 比例在 1∶2 至 1∶4，这提示导管在房室瓣环上；② AV 波融合，提示导管在旁路上。与左侧旁路不同，右侧旁路靶点局部 A 波较小，尤其在三尖瓣环 10～11 点这个区域，靶点的 A 波常常很小。造成上述差异的解剖基础是：右侧旁路插入到心房侧的区域距离瓣环相对近，而左侧旁路常在距离瓣环较远的区域插入心房，所以心房侧 A 波相对更大。

2. 消融参数设置

我团队常规设置参数：温控模式，40～50 W/60℃。放电过程中，实际温度在 50～52℃，功率要到 30～40 W。放电时间及消融终点同左侧旁路。

五、右侧游离壁旁路消融病例

1. 三尖瓣环 11 点显性旁路（图 2-9-7 至图 2-9-11）

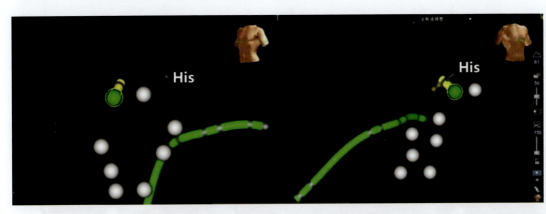

图 2-9-6 三尖瓣环标测，白点处可记录到瓣环电位（"小 A 大 V"），绿点为旁路的位置。

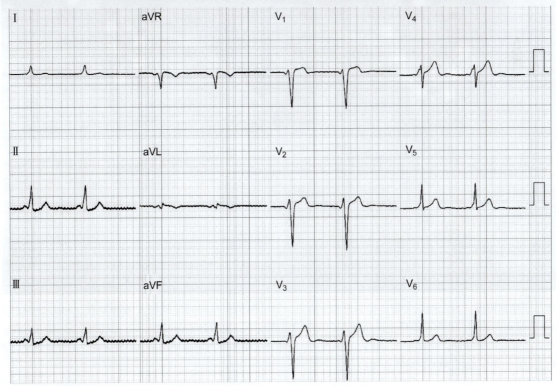

图 2-9-7 窦性心律体表心电图。PR 间期短，可见 δ 波，V_1 导联 QRS 波呈 rS 型，定位右侧游离壁旁路。Ⅱ、Ⅲ、aVF 导联为正，提示旁路靠前，初步定位三尖瓣环 10～12 点区域。

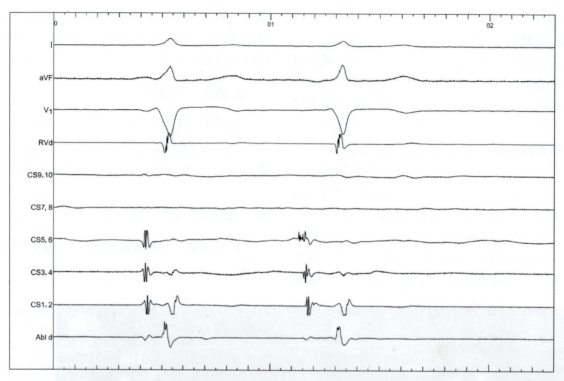

图 2-9-8 腔内电图。CS 通道的室波是从近到远的向心性传导（冠状窦电极位于左侧，无法观察到右心室的激动顺序）。

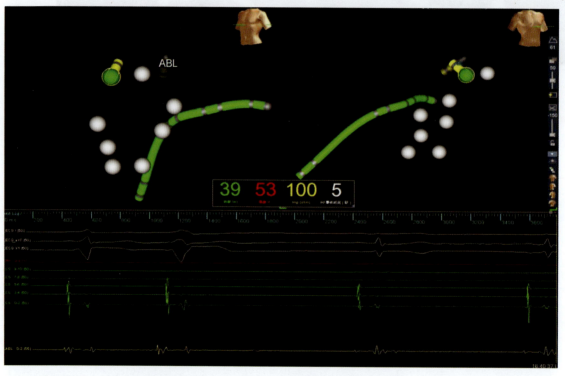

图 2-9-9 三维标测图。首先把三尖瓣环标测出来（白点，其电图特点是同时记录到 A 波和 V 波，ABL 处为希氏束）。右前斜位，绿点两侧的白点都在瓣环上，而绿点在两个白点连线上，绿点处电位碎裂，为 AV 波融合的靶点，在三尖瓣环 11 点。注意看消融导管记录的电图，第 1、2 跳是 AV 波融合，第 3 跳为消融成功后 AV 波分开，A 波非常小。消融时实际输出功率 39 W，温度 53℃，贴靠适中。

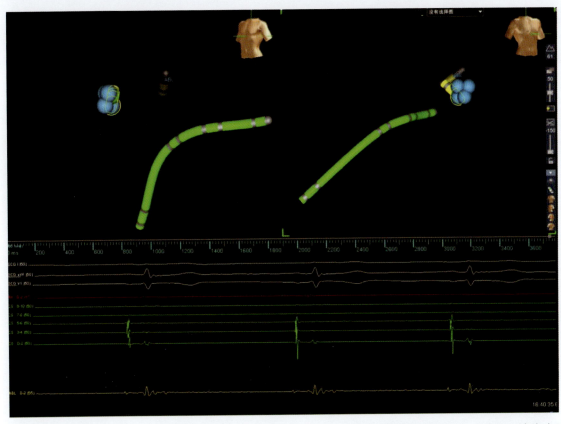

图 2-9-10　绿点处消融成功后，在其周围巩固消融，用蓝点标记。加强消融时，消融导管由没有 A 波的区域移动至 A 波相对大一点的区域即可。

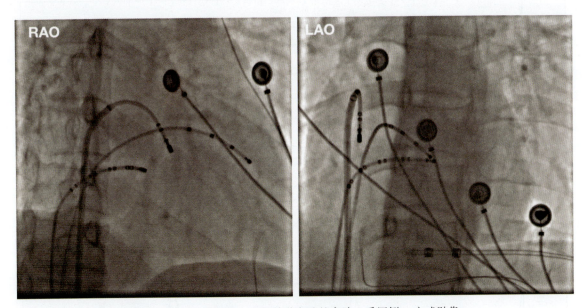

图 2-10-11　X 线影像。右侧前游离壁的旁路，采用倒 U 方式贴靠。

2. 三尖瓣环 9 点显性旁路（图 2-9-12 至图 2-9-15）

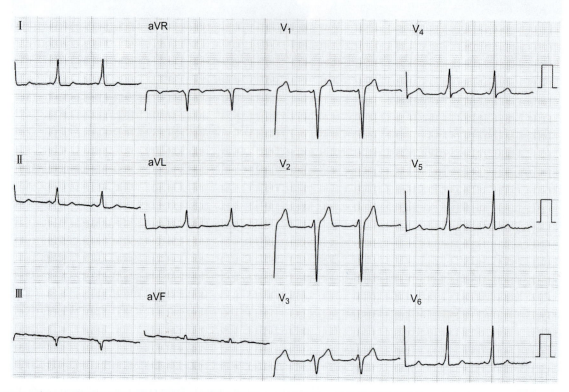

图 2-9-12　窦性心律时体表心电图。可见心室预激很明显，V_1 导联呈 rS 型提示右侧游离壁旁路，下壁导联有正有负，旁路定位在三尖瓣环 9 点。

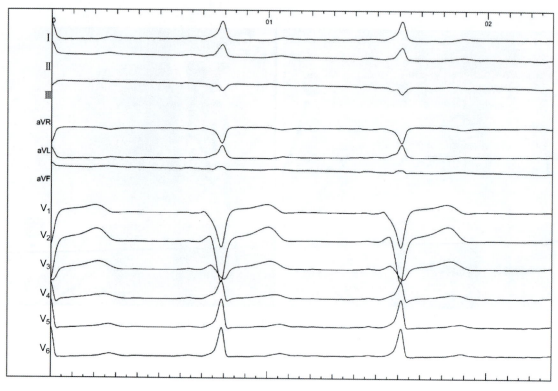

图 2-9-13　这是手术开始连接多导电生理仪记录到的 12 导联心电图。

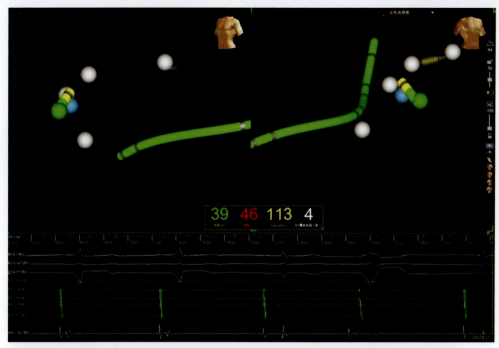

图 2-9-14　三维标测图。右侧旁路标测流程是先标记希氏束位置，然后至由体表心电图推测的大致区域标测瓣环（白点）。在蓝点处 AV 波融合，试放电消融有效，但观察期间旁路又恢复传导，电图可见局部 A 波振幅较大，所以向心室侧移动导管（绿点），放电后 4 s 局部 AV 波分开（第 3 跳），但是温度仅有 46℃，提示导管贴靠不良，调整方法是导管松弯同时轻轻逆时针旋转，巩固消融后获得成功。

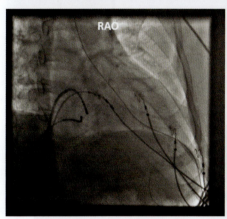
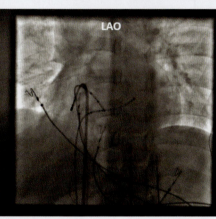

图 2-9-15　X 线影像，采用倒 U 方式贴靠。

4. 三尖瓣环 9 点显性旁路（图 2-9-16 至图 2-9-18）

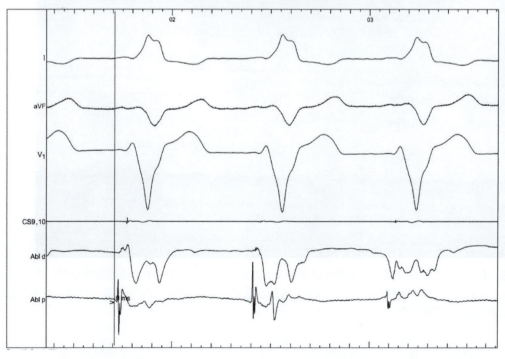

图 2-9-16　腔内电图。第 1 跳：消融导管（大头）近端局部电图的起始部和体表的 P 波平齐，消融导管远端电位起始部显著落后于近端，这一点提示起始部成分不是 A 波，该点不是靶点。

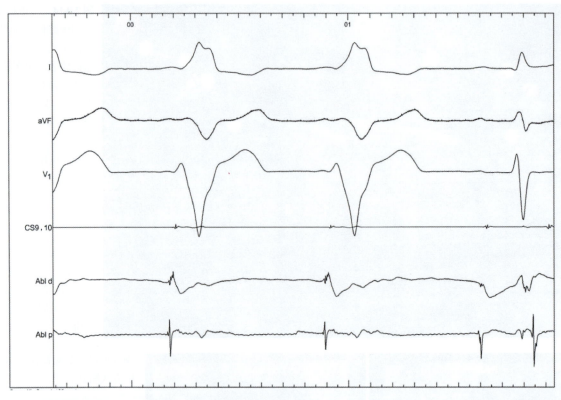

图 2-9-17　把消融导管稍向心房侧回撤，导管远端局部电图的起始部和体表的 P 波平齐，局部电图是 AV 波融合，A 波非常小，但第 3 跳为消融之后 AV 波分开，可看出 A 波确实非常小。

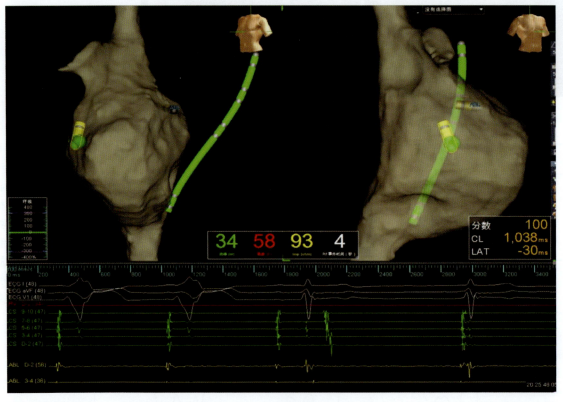

图 2-9-18　三维标测图。右心房建模，从三维图上看此时消融导管（大头）倒 U 方式贴靠在右心房游离壁侧。第 1、2 跳，消融导管上可见似乎 A 波较大。第 3 跳同时有 A 波、V 波，A 波实际比较小。放电时实时输出是：34 W，58℃，温度较高，提示贴靠比较紧，此时可以略打弯。

5. 三尖瓣环 6 点隐匿性旁路（图 2-9-19 至图 2-9-27）

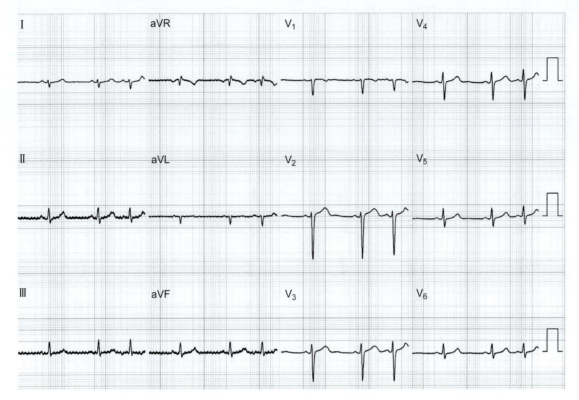

图 2-9-19 体表心电图未见心室预激。

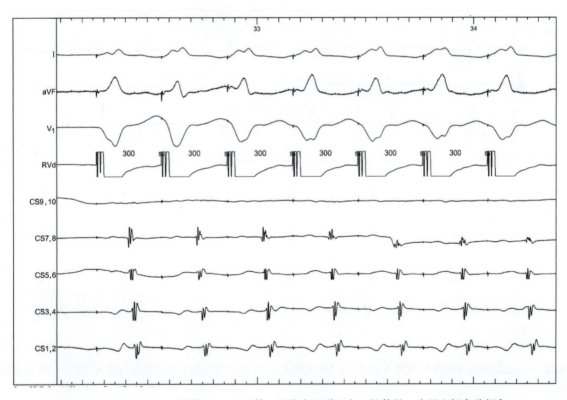

图 2-9-20 心室 300 ms 刺激时 1∶1 逆传，冠状窦通道呈向心性传导，未见左侧旁路征象。

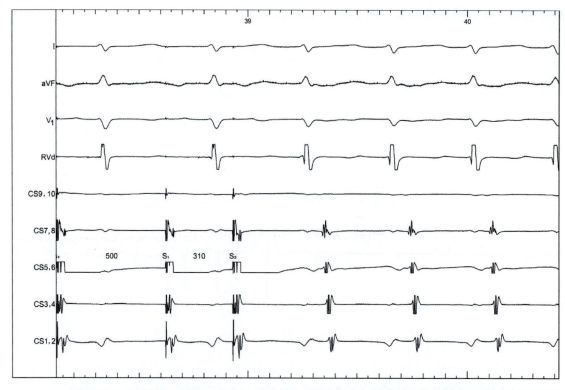

图 2-9-21 心房程序刺激诱发心动过速。CS 5，6 的 S_1S_2 = 500/310 ms 诱发心动过速。

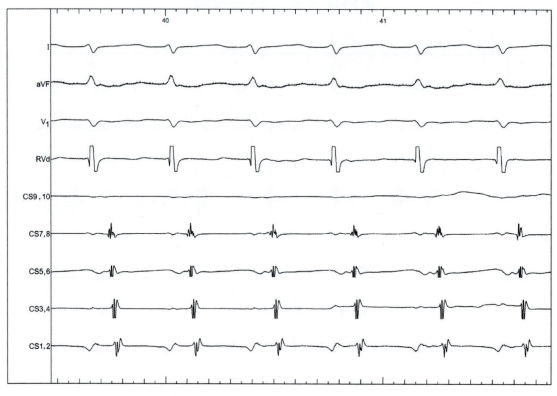

图 2-9-22 心动过速时 CS 通道 V 波和 A 波分开，VA 间期大于 70 ms，要鉴别右侧旁路参与的 AVRT、不典型双径路或者房速。

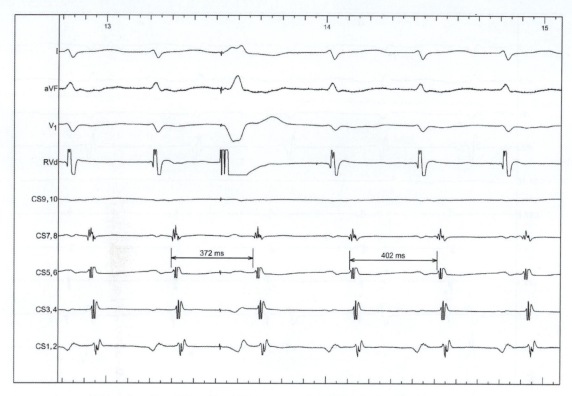

图 2-9-23　心室 RS_2 刺激（希氏束不应期心室早搏刺激），AA 间期缩短，支持旁路，据此诊断 AVRT。值得注意的是 RS_2 刺激方法是"挑出"旁路，不能排除旁路。

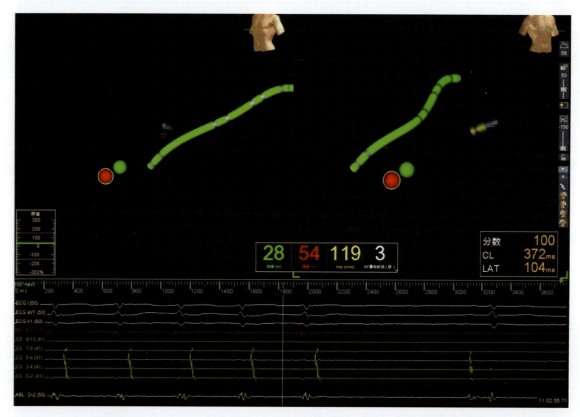

图 2-9-24　三维标测结果。在绿点处尝试消融效果欠佳，在红点处消融成功。

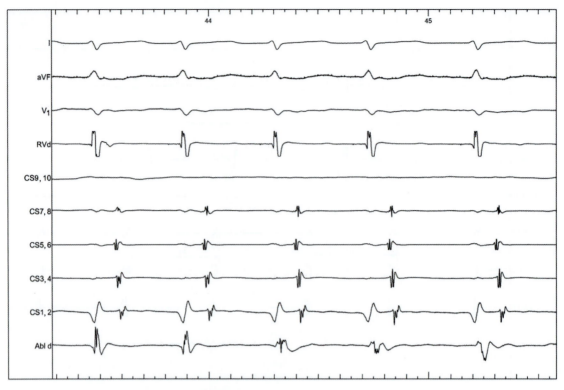

图 2-9-25 消融靶点电图，心动过速时可见 AV 波融合。

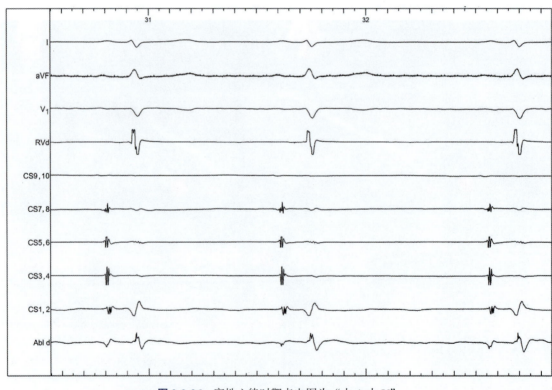

图 2-9-26 窦性心律时靶点电图为"小 A 大 V"。

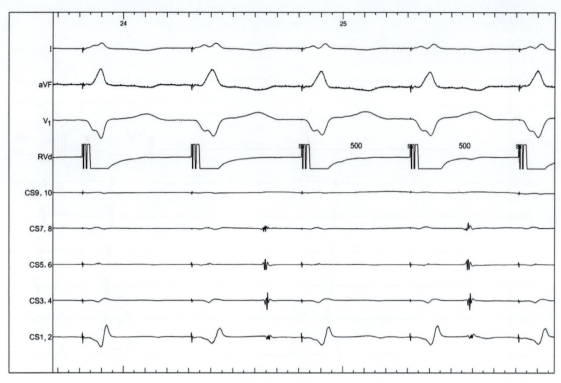

图 2-9-27 放电后起搏心室，出现室房分离，消融成功。

6. 三尖瓣环 10 点隐匿性旁路（图 2-9-28 至图 2-9-30）

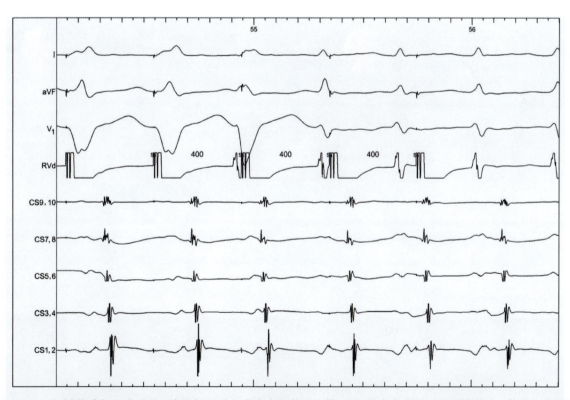

图 2-9-28 心室刺激诱发心动过速。该图仔细看有非常多的信息：第 1、2 跳为完全的心室起搏激动，体表心电图导联 QRS 波宽大，逆传 A 波呈向心性（不是左侧旁路）；第 4、5、6 跳是典型室上性心动过速表现，QRS 波窄、频率快；第 3 跳起搏信号在 QRS 波之中，QRS 波相对较窄，介于以上两者之间，为融合波，冠状窦通道上前后的 AA 间期较前一个 AA 间期缩短，是因为该跳刺激已诱发心动过速，且刺激在希氏束的不应期，相当于心室早搏刺激，支持 AVRT。

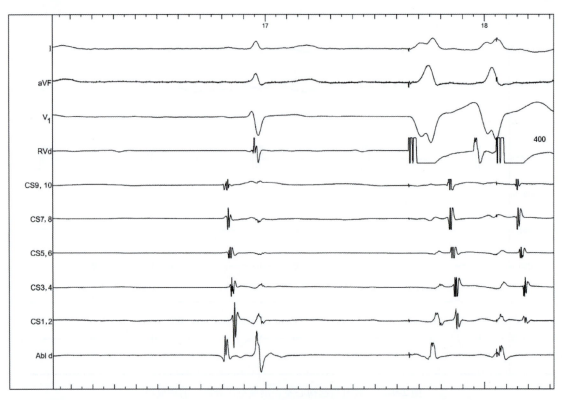

图 2-9-29 消融靶点电位，窦性心律下 A：V = 1：2。电图第 2 跳为起搏心室，消融导管远端记录到 AV 波融合，第 3 跳是自身心室早搏，此时局部导管也是 AV 波融合。

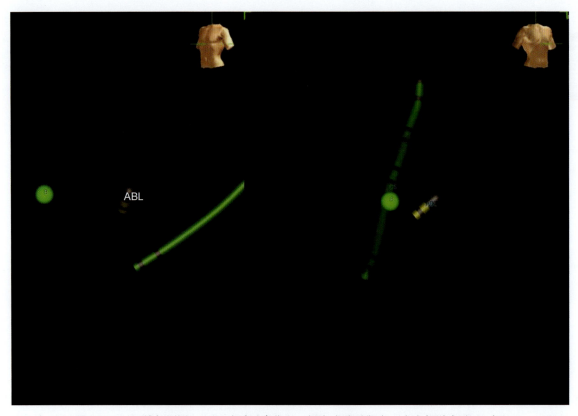

图 2-9-30 三维标测图。ABL 为希氏束位置，绿点为消融靶点，在右侧游离壁 10 点。

7. 右侧游离壁双旁路（图 2-9-31 至图 2-9-40）

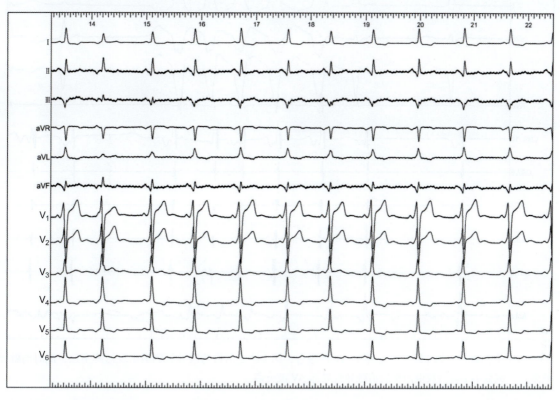

图 2-9-31 窦性心律体表心电图，可见心室预激。V_1 导联 QRS 波呈 rS 型，符合右侧游离壁旁路。下壁导联有正有负，负向成分偏多提示旁路位置稍偏后，在三尖瓣环 8 点。

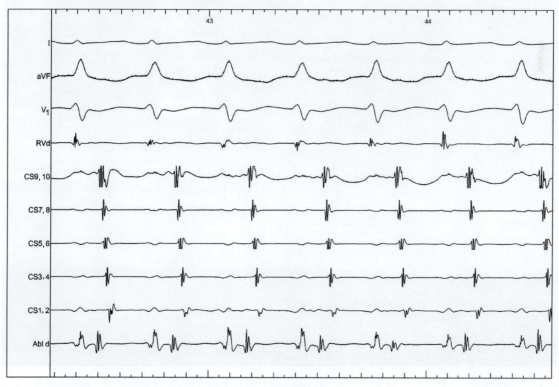

图 2-9-32 心动过速发作，表现为窄 QRS 波心动过速，冠状窦通道顺序为由近及远的向心性，非左侧旁路。经鉴别诊断后诊断为右侧旁路（注：此时消融导管头端不在靶点区域）。

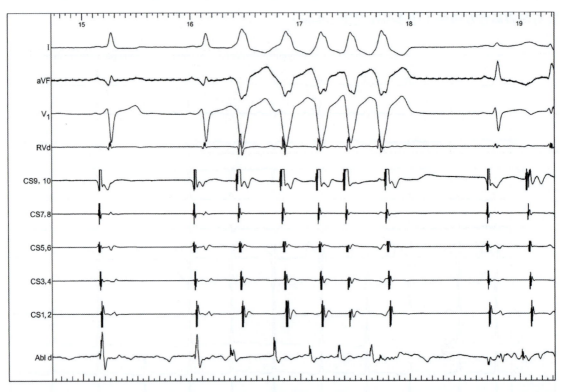

图 2-9-33 该图为消融前，第 1 跳窦性心律下 AV 波融合，第 2 跳之后恰巧因导管刺激出现短阵室速，此时消融导管局部 AV 波融合，倒数第 2 跳为放电消融后消融导管局部 AV 波分离。

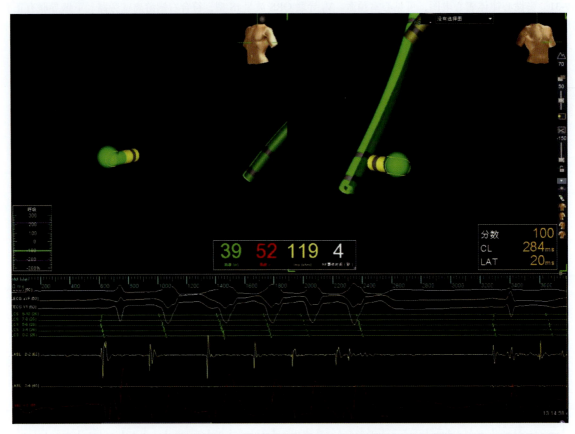

图 2-9-34 三维标测图。与图 2-9-33 同步的电图，第 1 跳为窦性心律下标测到 AV 波融合靶点，在三尖瓣环 8 点，中间为导管刺激发作短阵室速，最后 1 跳为放电后局部 AV 波分离，体表心电图预激消失（注：红线为单极图，我中心不使用，因其对导管室的要求较高，通常情况下记录的单极图价值有限）。

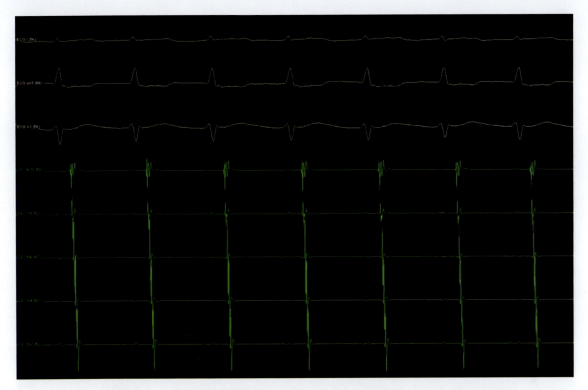

图 2-9-35 重复电生理检查再次诱发心动过速，经鉴别后诊断为 AVRT。

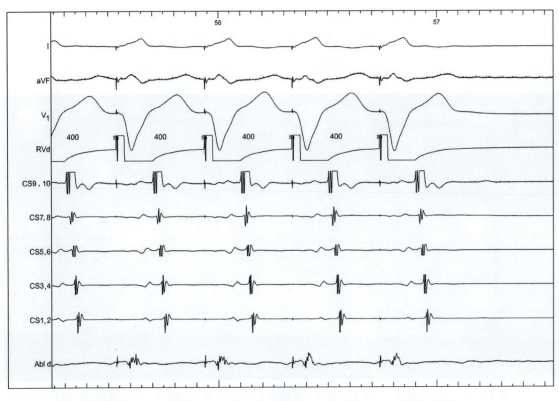

图 2-9-36 在三尖瓣环 10 点再次标测到 AV 融合的靶点，存在第二条旁路。

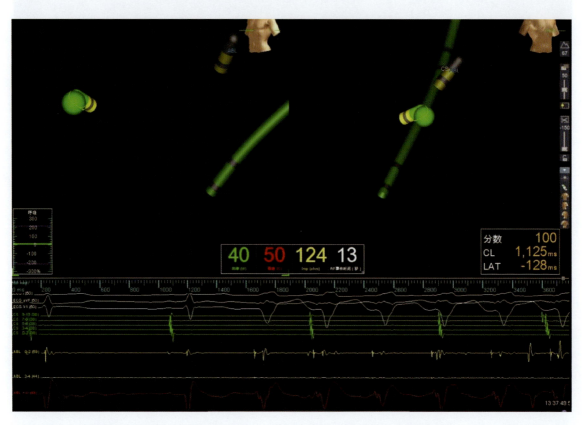

图 2-9-37 第二条旁路靶点三维图，在三尖瓣环 10 点。窦性心律下，电图第 1、2 跳同时有 A 波、V 波，提示消融导管位于瓣环，第 3～7 跳为起搏心室可见室房分离，此时已放电 13 s，温度 50℃，功率 40 W，提示导管贴靠适当。

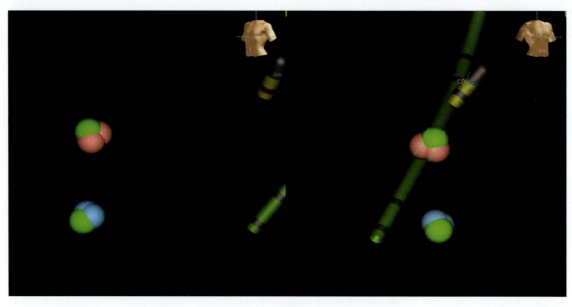

图 2-9-38 三维标测图，一条为显性（三尖瓣环 8 点），一条为隐匿性（三尖瓣环 10 点）。

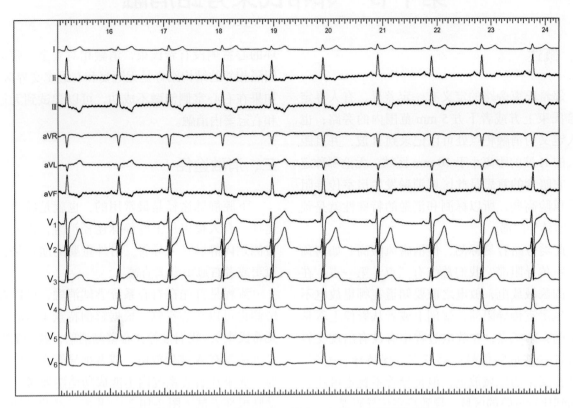

图 2-9-39　消融之后窦性心律下体表心电图，可见预激波消失。

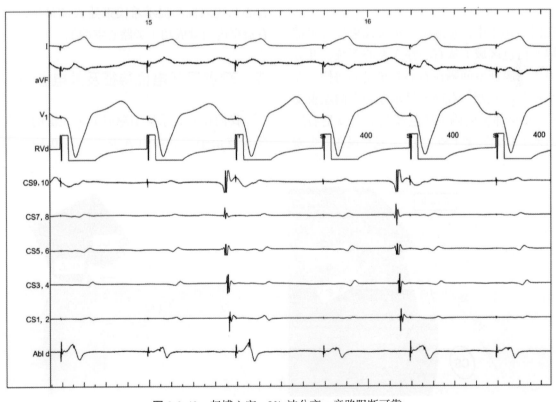

图 2-9-40　起搏心室，VA 波分离，旁路阻断可靠。

第十节　邻希氏束旁路消融

一、概述

邻希氏束旁路的定义有一定差异，有人界定为希氏束上方或者下方 5 mm 范围内的旁路；也有人定义为消融靶点处可以记录到 H 波，并且距最大的 H 波的距离小于 10 mm 区域。无论哪种定义，它暗含的意思是此区域消融发生房室传导阻滞的风险高些，所以标测和消融的特殊性就是预防房室传导阻滞。

此类旁路容易标测，但消融风险高。如何预防房室传导阻滞？我们总结有三点。第一点，在安全的区域放电，放电之前要知道在哪里放电不会发生房室传导阻滞，解剖上或者从影像上看是安全的；第二点，在放电过程中有没有出现交界性心律这些危险信号；第三点，保持导管稳定，虽然在安全的区域放电，但是导管不稳定可能会移动到比较危险的区域，导致房室传导阻滞。

二、相关解剖

在图 2-10-1 中，左侧图显示希氏束经过膜部室间隔（白色区域）从右心穿入左心系统，并分出右束支。膜部室间隔在右心系统是心房侧，在左心系统是心室侧。右侧图显示左心室侧左束支（LBB）及膜部室间隔（红色箭头）上方是右冠窦（RCC）和无冠窦（NCC）。也就是说在三尖瓣环的心室侧没有希氏束，消融相对安全。膜部室间隔相邻的结构刚好是无冠窦和右冠窦交界区域，如果在右心室侧消融不成功，可以尝试到无冠窦和右冠窦内消融。

三、消融途径

下腔静脉途径是最常用的，也就是经股静脉途径。有人提出从上腔静脉途径消融，也就是经右侧颈内静脉送入导管。另外重要的途径是在无冠窦或者右冠窦尝试消融。

流程是首先在右心系统尝试消融，可以在心房侧也可以在心室侧。根据解剖特点（右心室侧无希氏束），我们推荐在心室侧消融，就是消融导管远端没有 A 波处放电，或者把导管在心室侧返勾。如果在右心系统内不能成功消融要考虑到主动脉根部尝试（图 2-10-2）。我们的经验是如果在右心系统内标测提示希氏束后上方逆传 A 波最早，可能在无冠窦内消融成功（旁路心房端）；如果在右心系统内标测提示希氏束处 A 波最早，可能在右冠窦内消融成功（旁路心室端）。

四、靶点局部电位特征及放电参数

我们在右心系统消融时非常关键的一点是靶点 A 波很小或者没有 A 波（图 2-10-3）。这提示

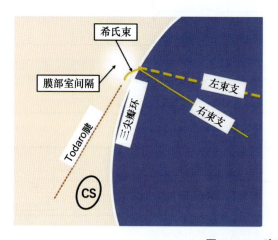 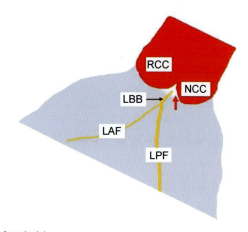

图 2-10-1　希氏束区解剖

LBB，左束支；RCC，右冠窦；NCC，无冠窦；CS，冠状窦；LAF，左前分支；LPF，左后分支。

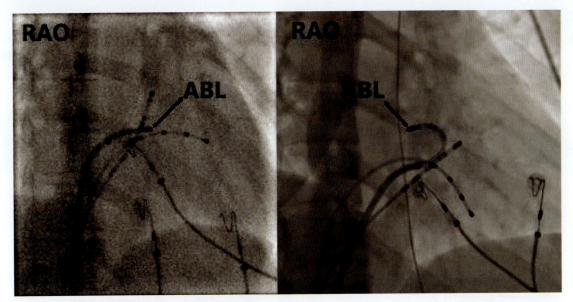

图2-10-2 左上为在右心系统导管平行贴靠，右上为在右心系统导管在心室侧返勾。

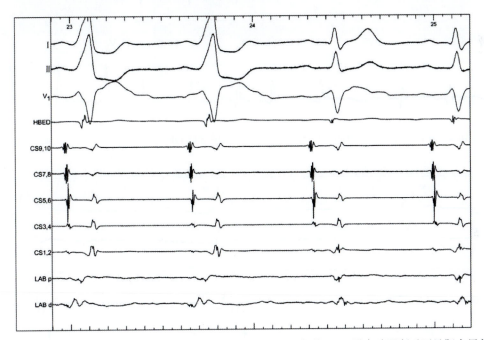

图2-10-3 邻希氏束旁路消融靶点电图，第1、2跳似乎有小A波，但第3、4跳旁路阻断后可见靶点局部无A波。

导管在心室侧。因为心室侧离希氏束相对远、较安全。

放电条件是用温控模式，55℃，可以采用一个固定功率，比如说30 W或者20 W。还有一种方案是功率递增，从15 W开始，每5～10 s增加5 W。如果放电过程中没有交界性心律，可以继续增加。如果尝试放电10 s无效要重新标测，继续在此消融的成功率较低，但发生房室传导阻滞的风险会很高。如果试消融有效，累计放电60～90 s。

以上提到在安全的区域进行消融，从解剖范围看或者从影像看，在右心室的心室侧或者无冠窦消融是相对安全的，还有一部分在右冠窦消融也是相对安全有效的。在右心室侧消融，要严密观察放电过程中是否出现交界性心律，如果出现交界性心律，发生房室传导阻滞的风险会较高，要立刻停止放电。另外一点是观察QRS波形态变化。显性预激要看体表QRS波形态的变化，预激QRS波相对宽，如果放电过程中QRS波变窄了，提示可能消融有效，但如果QRS波变得更宽了，要立刻停止放电，因为可能损伤了房室结，激动全从旁路传导。

五、邻希氏束旁路消融病例

1. 邻希氏束显性旁路一（图 2-10-4 至图 2-10-6）

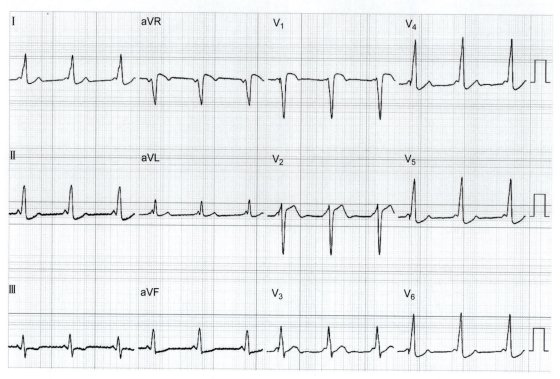

图 2-10-4 窦性心律体表心电图。V_1 导联呈 rS 型，下壁导联 QRS 波均正，定位在三尖瓣环 12 点。

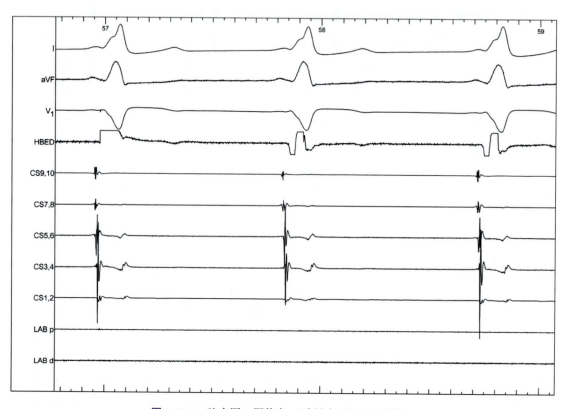

图 2-10-5 腔内图，冠状窦 V 波是由近至远的顺序。

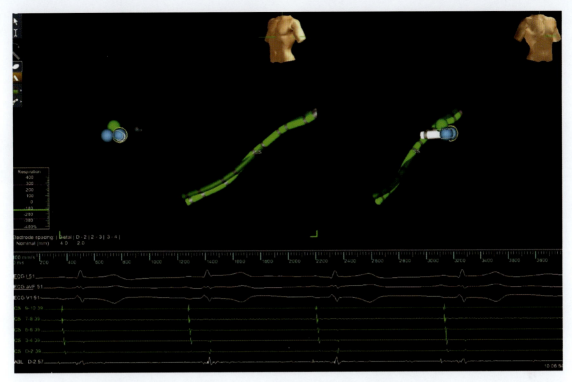

图2-10-6 靶点三维图。靶点在12点和1点之间。放电后旁路阻断,局部的A波很小,提示是在心室侧消融。

2. 邻希氏束显性旁路二(图2-10-7至图2-10-17)

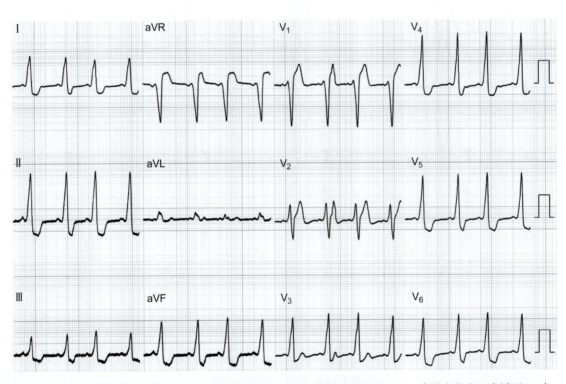

图2-10-7 窦性心律体表心电图。V_1导联呈rS型,下壁导联QRS波都是正的,旁路定位在三尖瓣环12点。

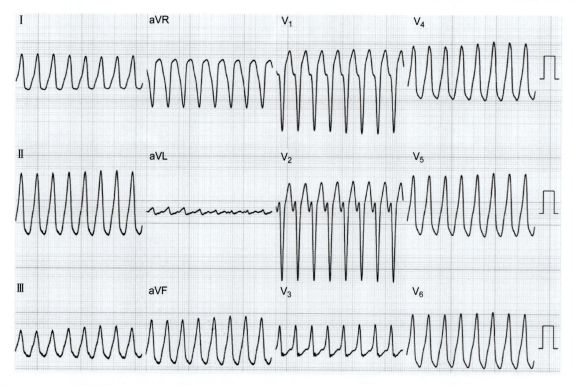

图 2-10-8　心动过速体表心电图，为宽 QRS 波心动过速，形态与心室预激相近，提示可能为经旁路前传的 AVRT。

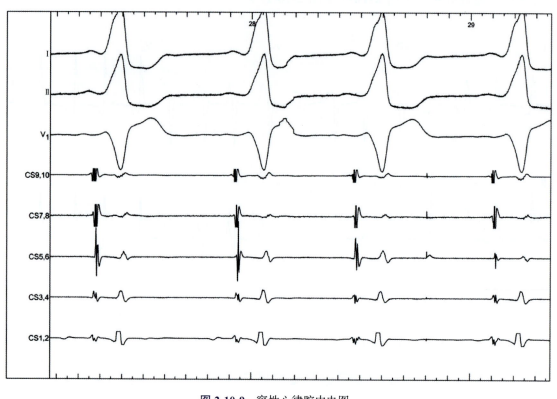

图 2-10-9　窦性心律腔内电图。

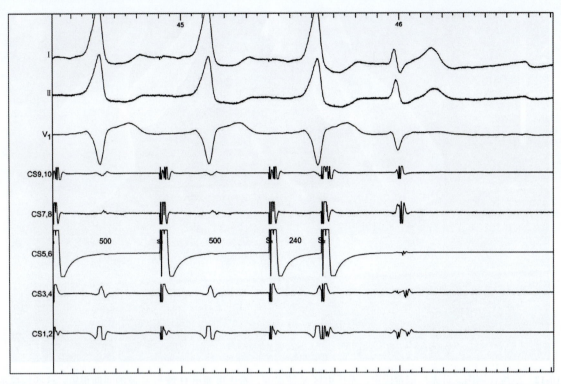

图 2-10-10　心房程序刺激可见 500/240 ms 时 S_2 之后 QRS 波形态正常，并有心房回波。显性预激者心房程序刺激出现前传不经旁路传导时，有利于观察靶点处 A 波。

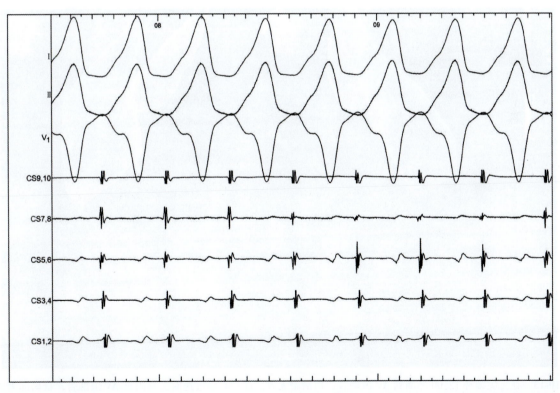

图 2-10-11　心动过速的腔内电图。未放置希氏束电极，仅凭此图不能确定心动过速机制。我们提倡采用"剥笋式"消融策略，即明确有旁路，先不必完全明确心动过速机制，首先消融旁路，之后若还能诱发心动过速再进行鉴别，这样鉴别诊断相对简单、准确。

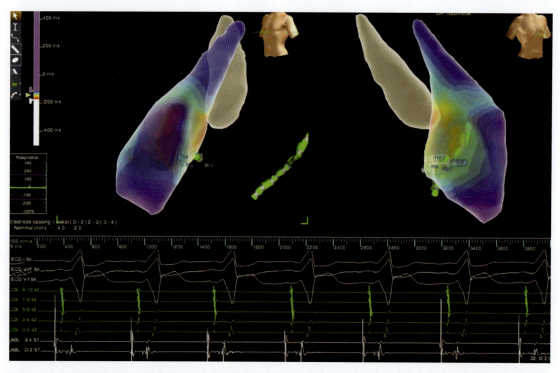

图 2-10-12 三维标测图。首先标记希氏束，希氏束区 V 波提前，希氏束通道 H 波与 V 波的间期很短，这些均提示希氏束附近旁路。

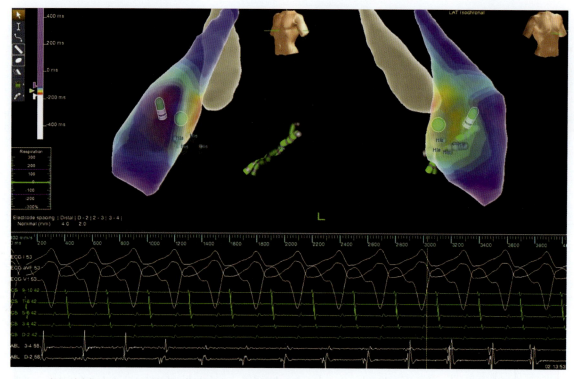

图 2-10-13 在三尖瓣环 12:00 标测到 AV 波融合，但消融无效。注：心动过速时旁路附近 AV 波融合，且局部为 AV 的顺序，证实为旁路前传的房室折返性心动过速（如果旁路逆传的房室折返性心动过速，在 AV 波融合处为 VA 的顺序）。

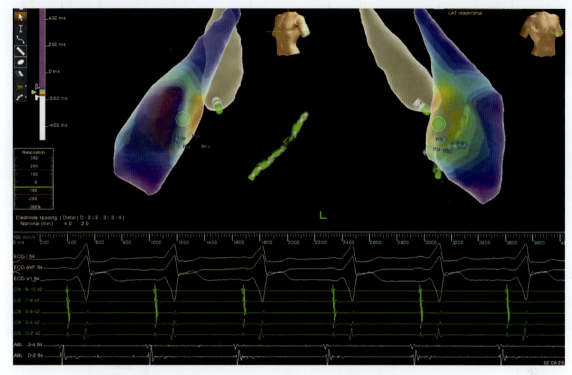

图 2-10-14　尝试到无冠窦去消融。放电无效。注无冠窦的靶点应该是"大A小V"。

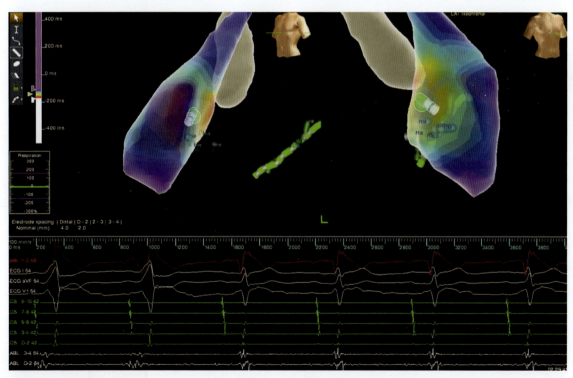

图 2-10-15　再次回到右心系统，尝试于心室返勾的办法，导管返勾到三尖瓣的瓣叶下方，放电旁路被阻断（第3跳）。这种方式消融一般不会损伤希氏束。但这一办法中导管是在瓣叶和心室肌之间，如果用温控模式，可能会因此处不散热导致实际功率很低，要注意调整导管。

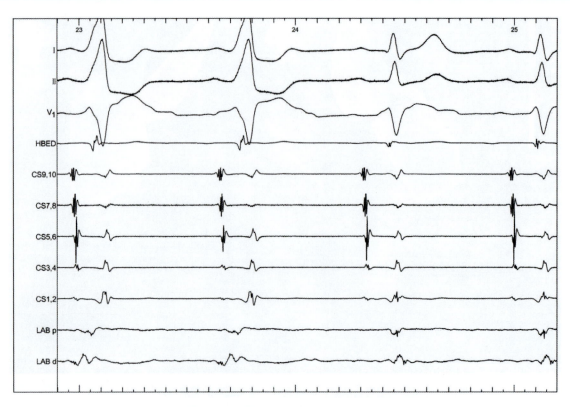

图 2-10-16　靶点电图,可见靶点处 A 波几乎看不到。

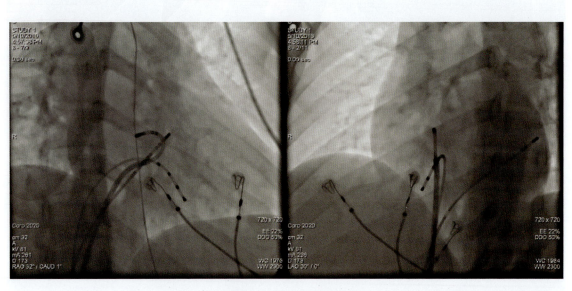

图 2-10-17　X 线影像。

3. 邻希氏束隐匿性旁路（图 2-10-18 至图 2-10-27）

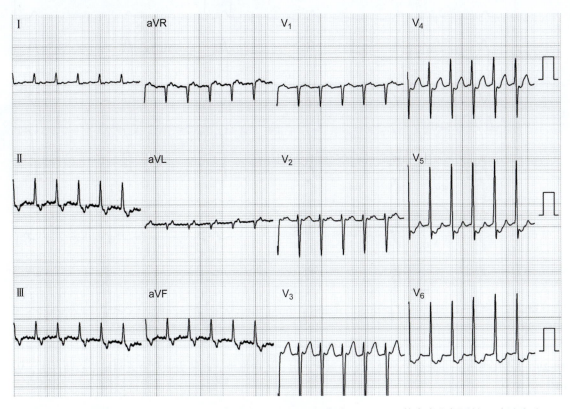

图 2-10-18 心动过速体表心电图。逆行的 P 波很明显，QRS-P 间期大于 60 ms，符合房室折返性心动过速（AVRT）。

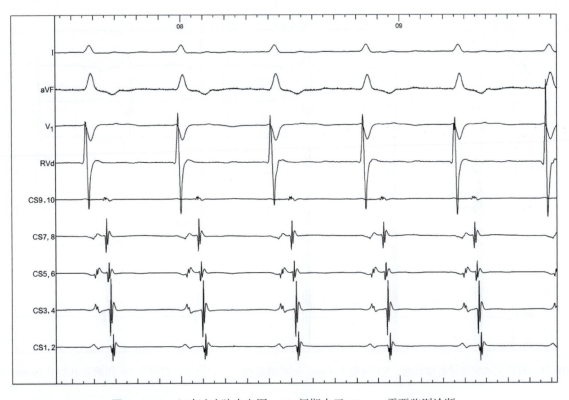

图 2-10-19 心动过速腔内电图。VA 间期大于 60 ms，需要鉴别诊断。

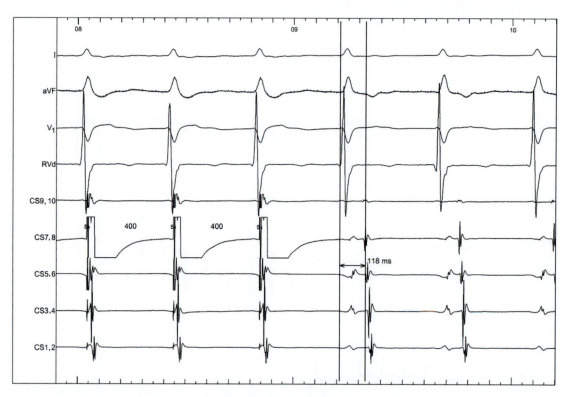

图 2-10-20　鉴别诊断第一步是除外房速。采用冠状窦远、近端拖带。此图为冠状窦近端拖带心动过速，VA 间期 118 ms。

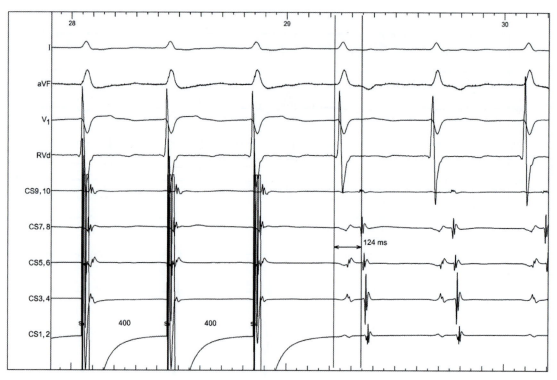

图 2-10-21　冠状窦远端拖带心动过速，VA 间期 124 ms。冠状窦近端、远端拖带后的两个 VA 间期差值小于 10 ms，除外房速。

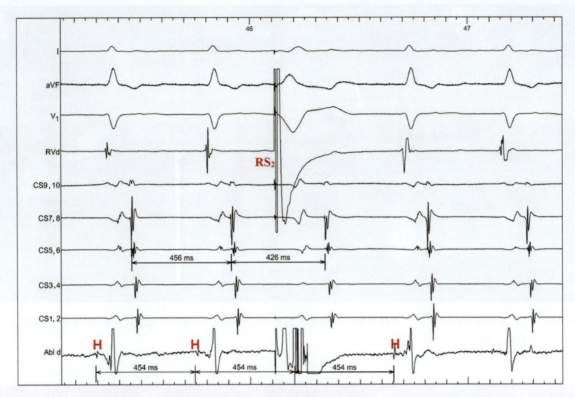

图 2-10-22 采用 RS_2 刺激"把 AVRT 挑出来"。S_2 之后 A 波提前，但此时不确定 QRS 波是不是融合波。用消融导管记录 H 波，如 HH 间期不变，证明在希氏束不应期，但刺激时，H 波被刺激信号覆盖。连续测量 3 个 HH 间期，发现第 4 个 H 波没有被提前，说明 HH 间期没有缩短，证明 S_2 是在希氏束不应期，诊断为 AVRT。

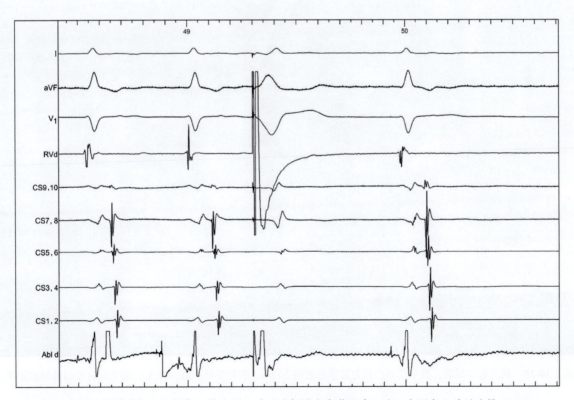

图 2-10-23 继续缩短 RS_2 间期，终止了心动过速但没有夺获心房，这一点证实心动过速是 AVRT。

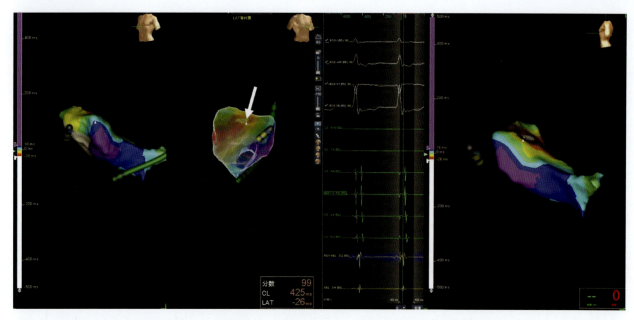

图 2-10-24 心动过速时希氏束后上方 A 波最早（白色箭头所示的白色区域），局部领先冠状窦近端 26 ms。如果在该处消融，风险比较高，因为此区域离快径近。

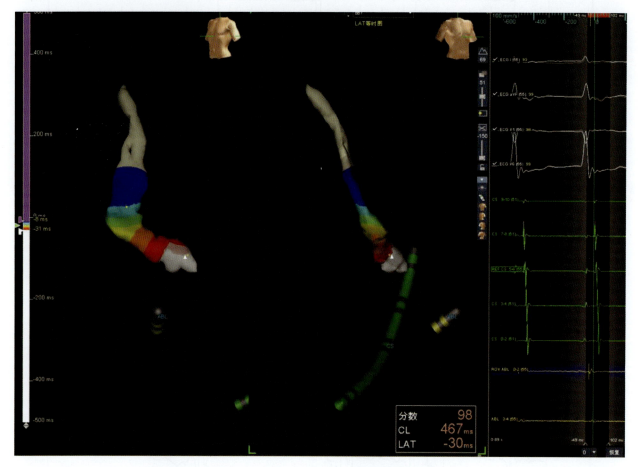

图 2-10-25 到无冠窦标测，最早激动点领先冠状窦近端 30 ms，右侧更早一点，在无冠窦尝试放电后旁路被阻断。

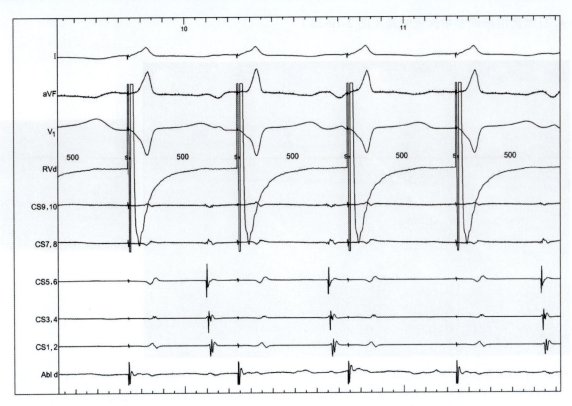

图 2-10-26　旁路被阻断后心室 500 ms 刺激可见室房分离、旁路逆传被阻断。

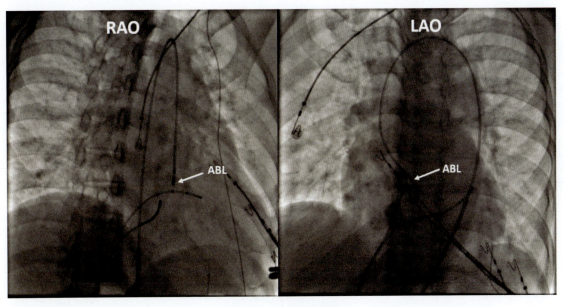

图 2-10-27　X 线影像。

4. 右冠窦消融的邻希氏束旁路（图 2-10-28）

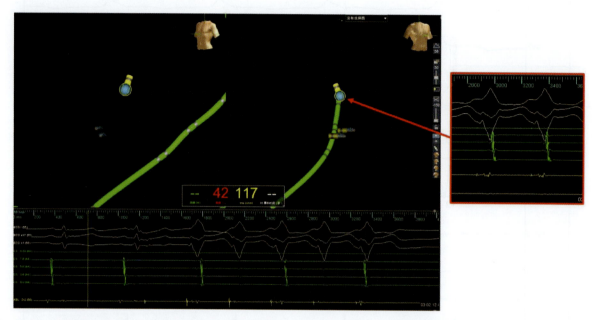

图 2-10-28 右侧图是心动过速时靶点电图，可见在右冠窦的靶点 VA 波融合。该病例在右心系统和无冠窦内反复尝试都无效。后到右冠窦试消融有效。从解剖关系看。右冠窦放电时要靠近无冠窦侧（右冠窦室早消融更多靠近左冠窦侧），但要高度警惕房室传导阻滞的风险，出现交界性心律时立刻停止放电。所有邻希氏束旁路均要在窦性心律时放电，不建议在心动过速时放电，不能在持续心室起搏时放电。

5. 右中间隔旁路（图 2-10-29 至图 2-10-37）

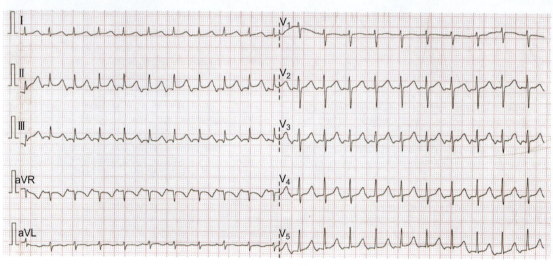

图 2-10-29 心动过速体表心电图（注：此病例窦性心律时未见心室预激）。

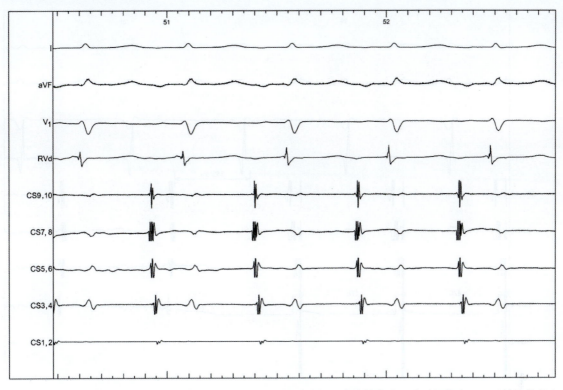

图 2-10-30　心动过速时腔内电图。VA 间期很长，要进行鉴别诊断，先除外房速，采用冠状窦远、近端拖带的办法。

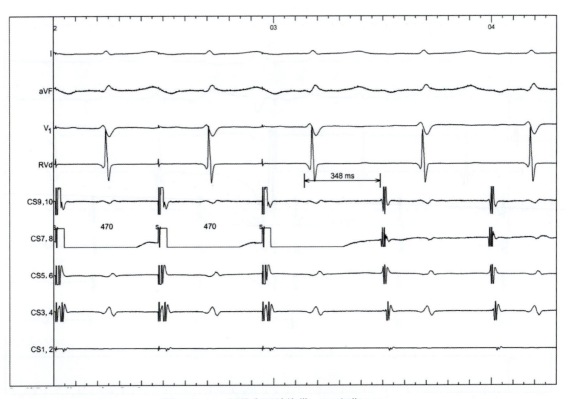

图 2-10-31　冠状窦近端拖带，VA 间期 348 ms。

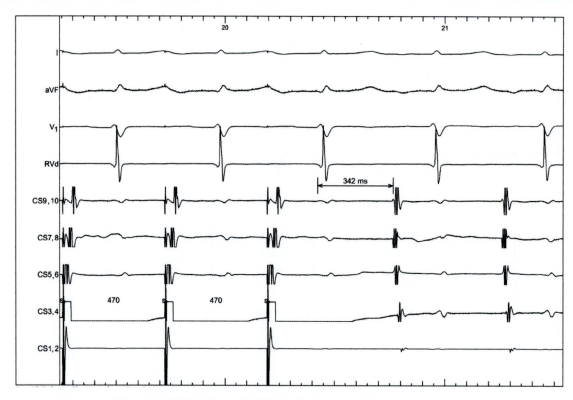

图 2-10-32　冠状窦远端拖带，VA 间期 342 ms。两个 VA 间期差值小于 10 ms，除外房速。

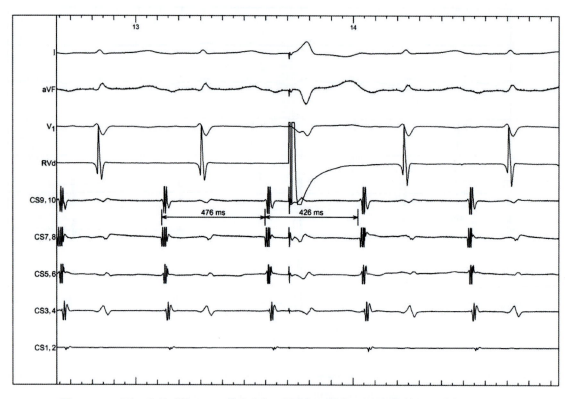

图 2-10-33　下一步是"把 AVRT 挑出来"，采用 RS_2 刺激。AA 间期缩短，诊断 AVRT。

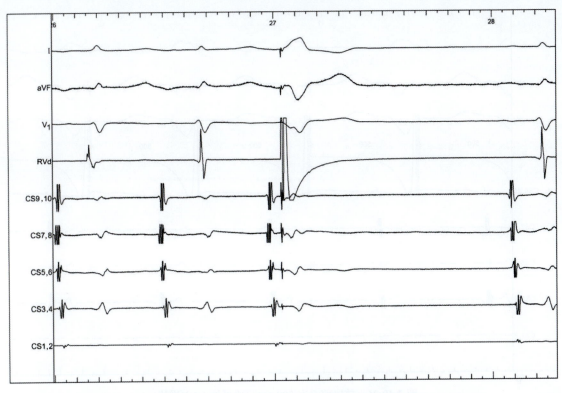

图 2-10-34 RS₂ 间期进一步缩短，S₂ 终止了心动过速但没有夺获心房，支持 AVRT。

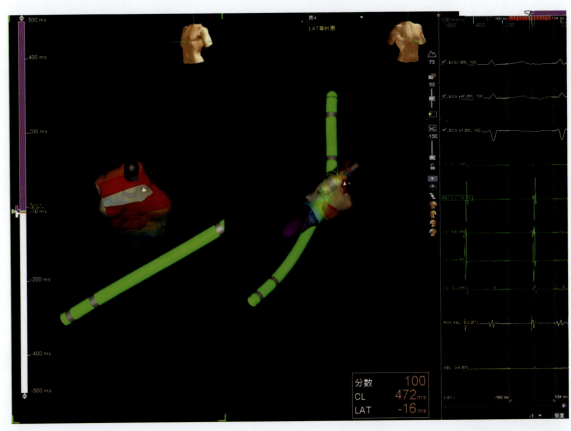

图 2-10-35 三维标测图。心动过速时逆传 A 波最早点在希氏束下方（白色区域），该处放电旁路被阻断。该病例在行心室程序刺激（S₁S₂）时表现为室房递减传导，似乎没有旁路，但按我们的流程进行鉴别诊断是 AVRT。注意，此例为慢传导旁路，靶点（图右侧激动采点下方 ABL D-2 通道）局部 AV 波不融合，局部的 A 波比冠状窦近端早 16 ms。消融邻希氏束旁路时，右中间隔消融发生房室传导阻滞的风险是最高的。

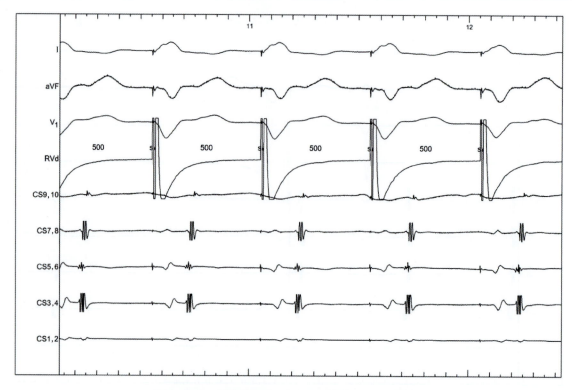

图 2-10-36　放电前心室 500 ms 起搏可见 1∶1 逆传。

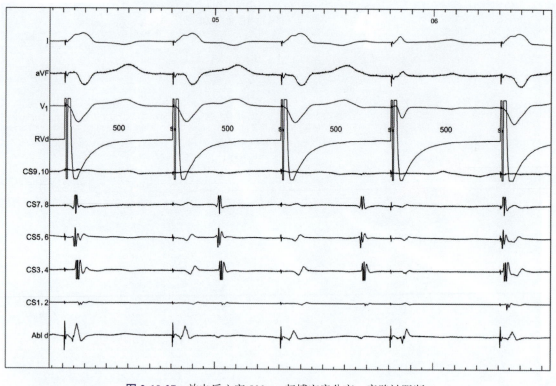

图 2-10-37　放电后心室 500 ms 起搏室房分离，旁路被阻断。

（陈琪　郭金锐）

第十一节 后间隔房室旁路消融

早年穿间隔途径使用较少、后间隔旁路消融具有一定难度。我们推荐穿刺房间隔途径在左后间隔标测和消融，这样导管操作比较容易。

一、相关解剖

图 2-11-1 是二尖瓣和三尖瓣的心房侧观。左后间隔区域空间相对狭小，这会导致放电时散热差，致使实际输出功率偏低、远期复发率高。另外，左后间隔邻近希氏束，此处放电有一定房室传导阻滞风险。右后间隔相对是安全的，但如果导管不稳定向上滑动可能会伤及传导系统。冠状窦是另一特殊结构，既往研究表明冠状窦存在肌袖，这些肌袖参与旁路的形成，有一小部分旁路要在冠状窦内消融。

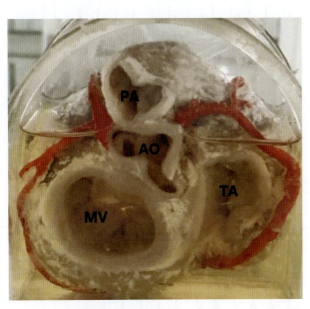

图 2-11-1　后间隔解剖结构

PA，肺动脉；AO，主动脉；MV，二尖瓣；TA，三尖瓣环。

二、标测策略及导管操作

旁路在左后间隔还是在右后间隔常常需要标测之后才能确定，少数要在冠状窦内进行消融。

我们的流程是先穿刺房间隔在左后间隔标测，如果左后间隔标测或试消融无理想的靶点，把导管退回到右后间隔标测。如果右后间隔也无效，导管进到冠状窦标测。标测旁路的办法仍然是采用"由两侧向中间的办法"。

采用穿房间隔途径时，在左后间隔标测时长鞘要退回到右心房，仅保留导管在左心房。逆时针旋转导管向间隔方向贴靠，顺时针旋转导管向远离后间隔的方向移动，回撤导管时导管向心房侧移动，推送导管时向心室侧移动，借此调节 A 波和 V 波大小。

右后间隔的导管操作和双径路类似。顺时针旋转导管贴向间隔，逆时针旋转远离间隔，松弯向上（希氏束方向），打弯向下，回撤导管向心房侧移动。

冠状窦内的标测像放冠状窦电极一样伸到冠状窦内。顺时针旋转导管向心房侧移动，逆时针旋转向心室侧移动，推送导管向冠状窦的远端移动，回撤导管向右心房侧移动。

三、消融策略

在后间隔区域放电出现交界性心律时要立刻停止放电，继续放电可能会造成房室传导阻滞，即使交界性心律不是很快也要停止放电。另外，一定不能在持续心室起搏情况下放电，因为这样不能及时发现房室传导阻滞的危险信号。

右后间隔靶点通常是"小 A 大 V"，而且 AV 波常常是融合的。冠状窦内的靶点特征是 A 波较大，有时 AV 波不融合。AV 波不融合标测策略是在旁路仅有逆传功能时寻找最早逆传 A 波作为靶点，旁路有前传功能时可标测最早 V 波。

冠状窦空间狭小，放电时局部散热差，有时需要盐水灌注导管。但我们的病例中，只有个别的病例才需要用盐水灌注导管。因为冠状窦口区域空间比较大，而且有研究显示旁路附近会有憩室。冠状窦内消融时 20 W 即可有效阻断旁路。

四、病例

1. 左后间隔隐匿性旁路（图 2-11-2 至图 2-11-6）

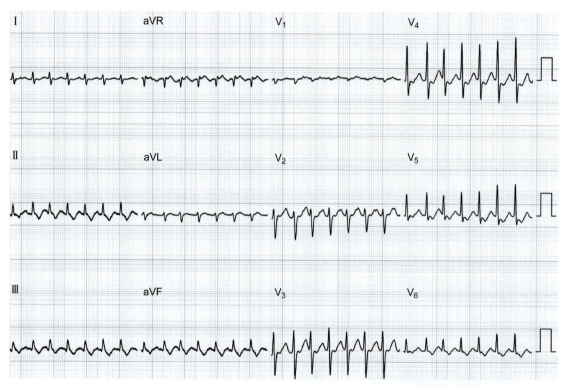

图 2-11-2　心动过速体表心电图，V_1 导联可以看到正向的逆行 P 波，为左侧旁路。

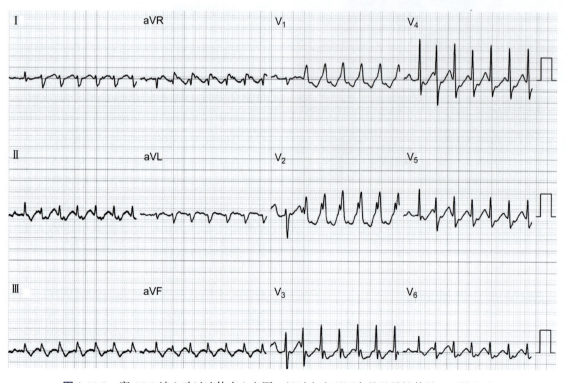

图 2-11-3　宽 QRS 波心动过速体表心电图，经过电生理证实是差异性传导，不是室速。

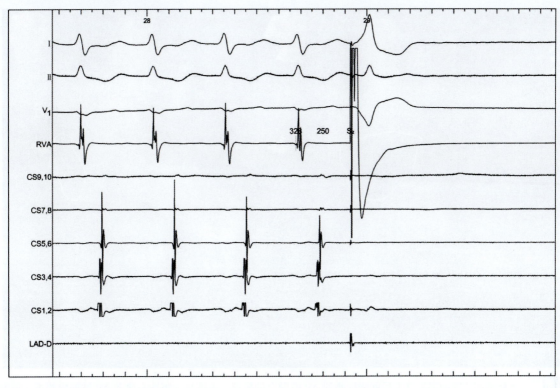

图 2-11-4 希氏束不应期心室早搏刺激（RS₂ 刺激）终止心动过速但没有夺获心房，证明心动过速为 AVRT。注：此病例冠状窦电极不能放置到位，最终放置在右心房内，给诊断带来困难。

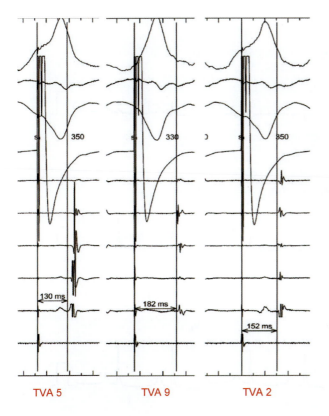

图 2-11-5 心室起搏时在右心房粗略标测逆传 A 波顺序，在三尖瓣环 5 点逆传 A 波最早，但是在这个区域并没有理想的靶点。

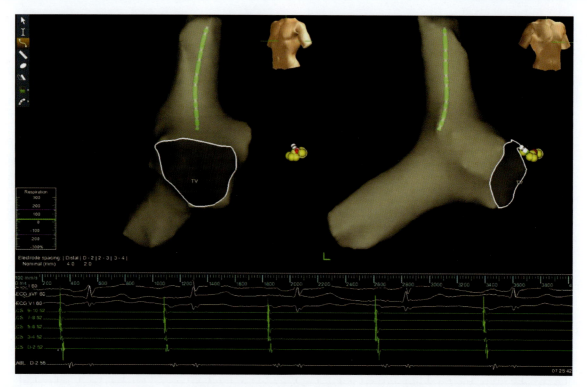

图 2-11-6　三维标测图。穿间隔后在左后间隔标测到 AV 波融合的靶点。本图显示窦性心律下 AV 波振幅相近，消融后旁路阻断。左后间隔隐匿性旁路容易合并差异性传导，恰巧这名患者冠状窦电极难以到位，在诊断上有一定的困难。

2. 后间隔显性旁路（图 2-11-7 至图 2-11-12）

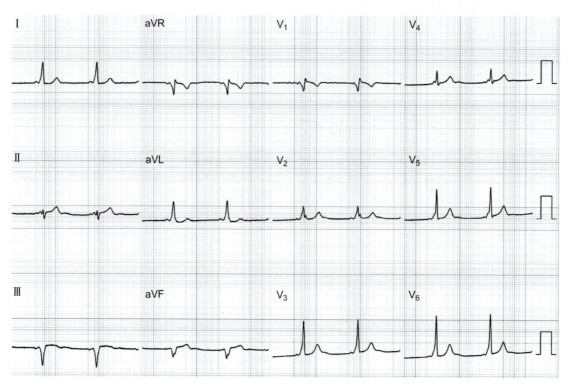

图 2-11-7　窦性心律体表心电图。V_1 导联呈 Qr 型，提示为右侧间隔旁路。下壁导联 QRS 波方向有正有负，提示为中间隔或后间隔旁路。

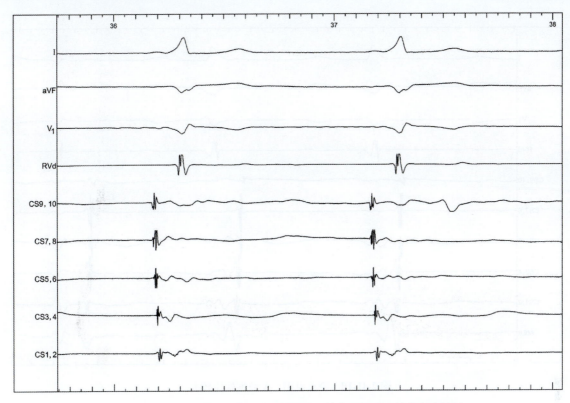

图 2-11-8　腔内电图，CS 5，6 V 波最早，符合后间隔区域的旁路特征。

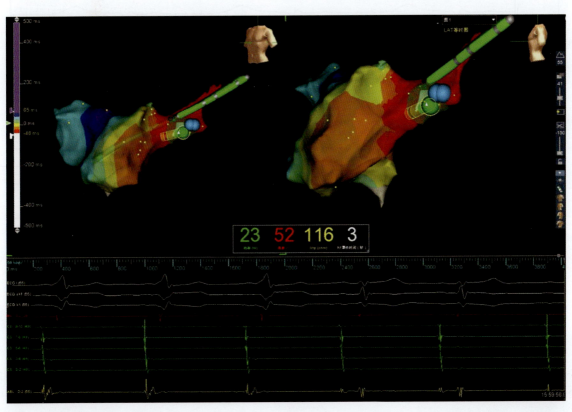

图 2-11-9　三维标测结果。按照我们流程，左后间隔及右后间隔均未见理想靶点。把导管放到冠状窦内，标测最早的 A 波，局部 AV 波融合。靶点是在心中静脉开口区域，放电 3 s 旁路被阻断。

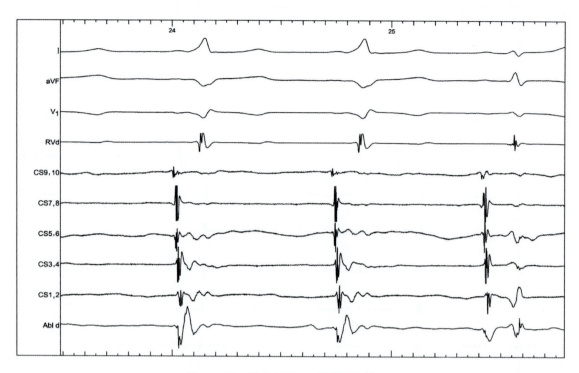

图 2-11-10　靶点电图，A 波振幅比较大。

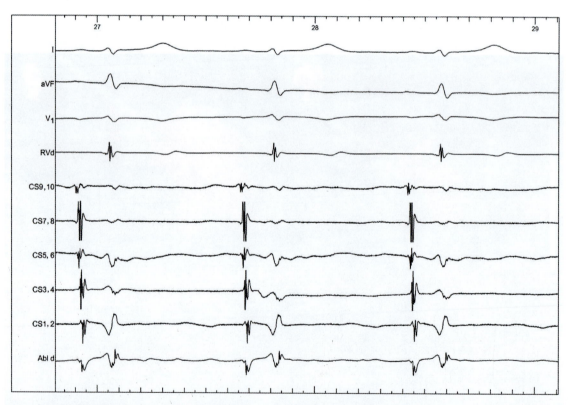

图 2-11-11　阻断旁路后靶点电图，A 和 V 波振幅约 2∶3。多导和三维标测系统的滤波设置不同，所以记录的电图的形态不同。前面提到的在冠状窦内消融往往 A 波大一些。

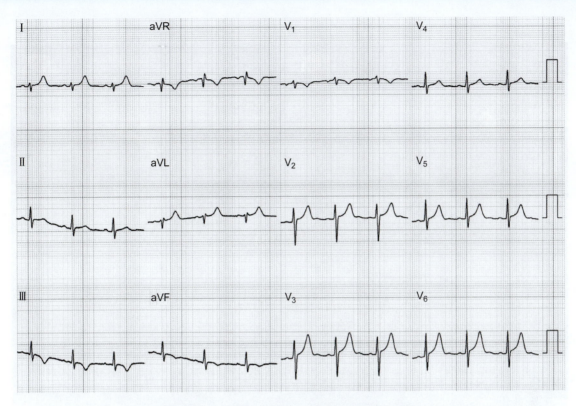

图 2-11-12　术后心电图，δ 波消失，PR 间期正常。

3. 右后间隔慢旁路（图 2-11-13 至图 2-11-15）

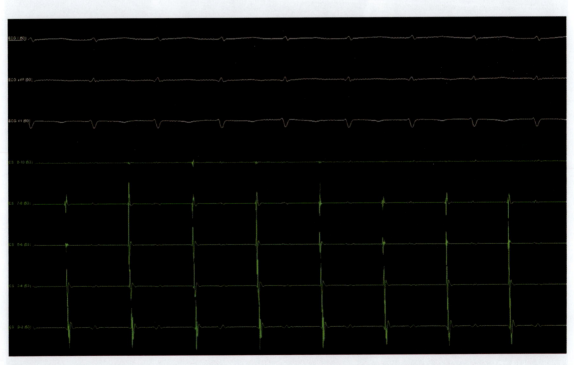

图 2-11-13　心动过速腔内电图，按照我们的流程鉴别诊断为 AVRT。

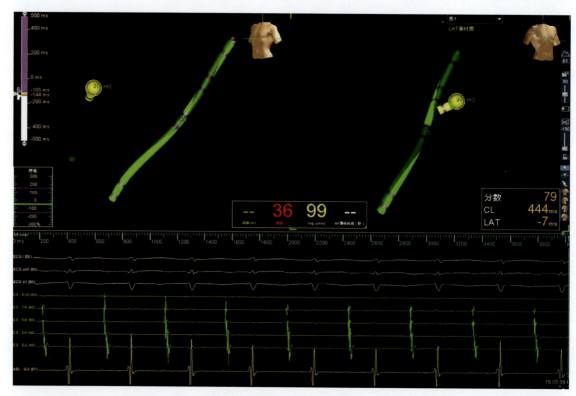

图 2-11-14　标测希氏束位置。CS 近端领先，旁路多在右侧。

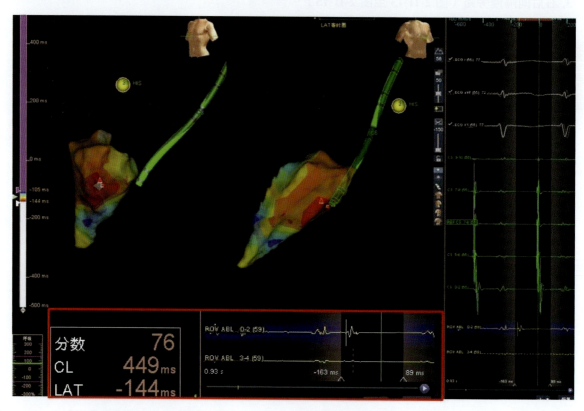

图 2-11-15　心动过速时逆传 A 波激动顺序标测。右后间隔标测到最早逆传 A 波，但 AV 波并不融合，这是慢传导旁路的特征。在右后间隔标测到最早的逆传 A 波领先 CS 近端 144 ms，此处放电后旁路被阻断。

4. 心中静脉开口显性旁路（图 2-11-16 至图 2-11-20）

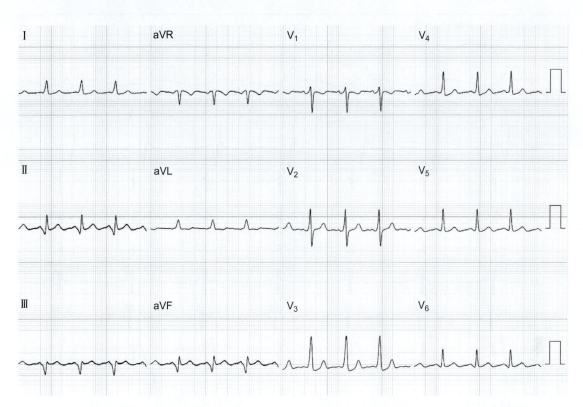

图 2-11-16　体表心电图，可见预激波，V_1 导联呈 rS 型，下壁导联 QRS 波有正有负，符合后间隔旁路特征。

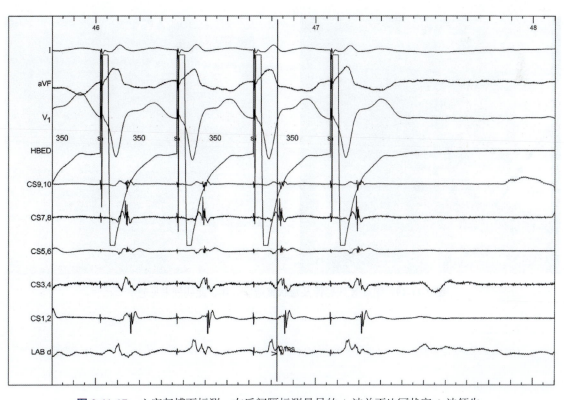

图 2-11-17　心室起搏下标测，右后间隔标测最早的 A 波并不比冠状窦 A 波领先。

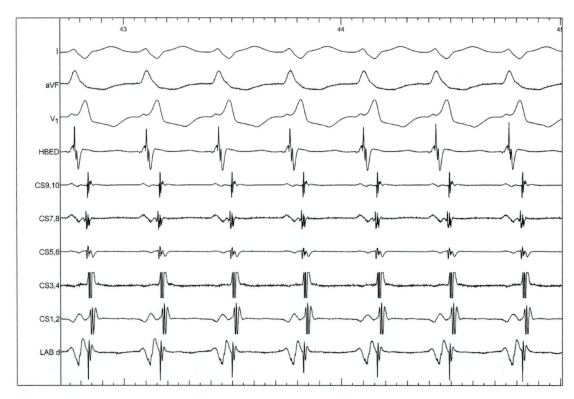

图 2-11-18　心动过速时冠状窦内 A 波略早一点，且 A 波较大。该处放电旁路被阻断。

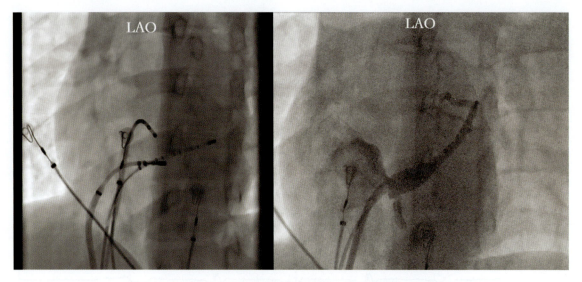

图 2-11-19　靶点 X 线影像及冠状窦造影。注，此病例未见憩室。

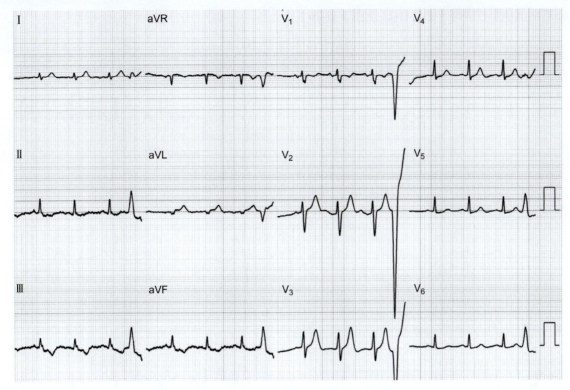

图 2-11-20 术后心电图,PR 间期正常,预激波消失。

5. 心中静脉开口旁路(图 2-11-21)

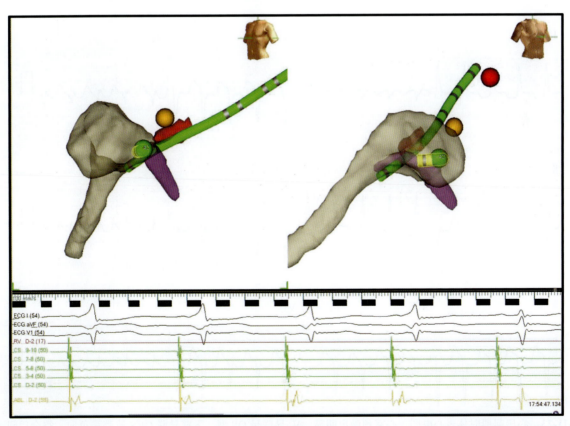

图 2-11-21 为三维标测结果,体表心电图可见心室预激。穿间隔后在二尖瓣环 4 点处标测到旁路,放电后阻断(红点)。但还有另一旁路。分别在左、右后间隔标测并试消融均无效。在心中静脉开口标测到 AV 波融合的靶点,放电后旁路被阻断(最后一跳),靶点处 A 波比 V 波振幅还高。紫色的结构是心中静脉。

6. 右后间隔显性旁路（图 2-11-22 至图 2-11-26）

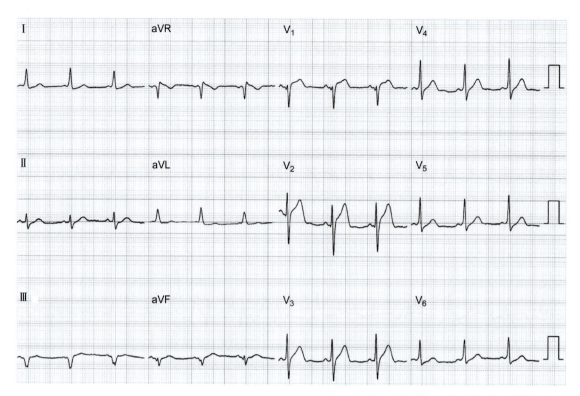

图 2-11-22 窦性心律体表心电图。可见显性预激，V_1 导联为 QS 型，下壁导联 QRS 波有正有负，为后间隔旁路。

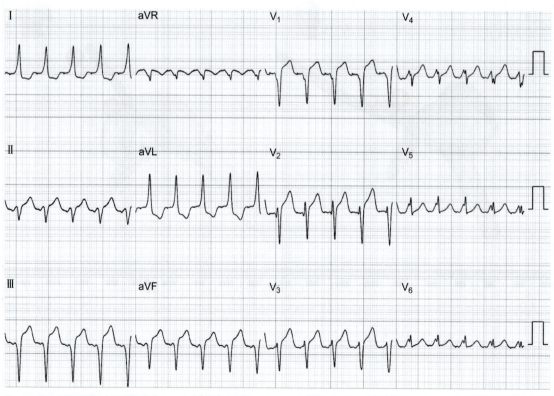

图 2-11-23 心房起搏时体表心电图，心室预激更明显，V_1 导联呈 QS 型，下壁导联 QRS 波都是负向，符合后间隔旁路特征。

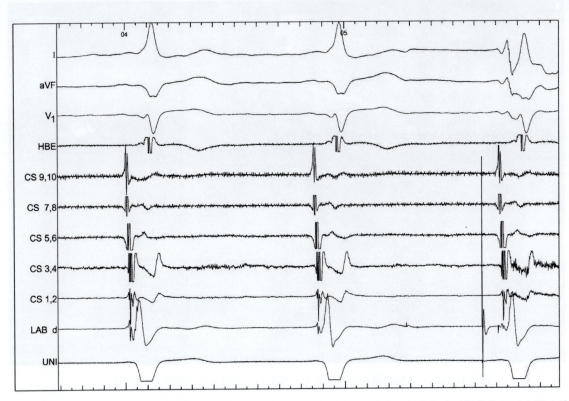

图 2-11-24 靶点电图。在右后间隔标测到 AV 融合的靶点。单极图我们可以参考，但是很多时候价值相对有限（单极图很有价值，但是国内导管室往往干扰信号比较多，所以造成或是单极图滤波设置不合理、图形失真，或是干扰很大、无法正确识别电位成分）。

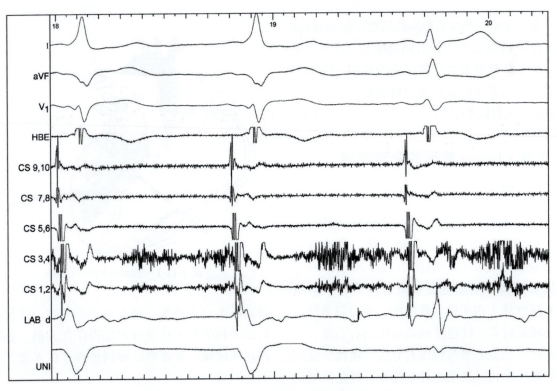

图 2-11-25 放电后旁路被阻断，第 3 跳 AV 波分开。

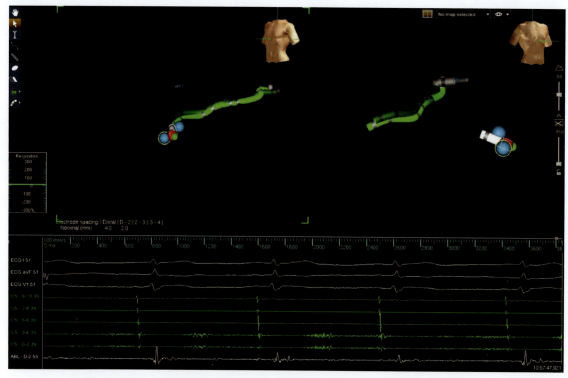

图 2-11-26　三维标测图。红点是放电有效的点，蓝点是在其周围加强消融的点。

第十二节　少见、特殊旁路消融

本部分介绍一些少见旁路的消融，如 Mahaim 旁路或合并 Ebstein 畸形的旁路消融等。这些少见旁路，在十几年前多是比较困难的病例。随着三维电解剖标测系统的应用及对机制的认识，这些旁路消融也变得简单了。

一、合并 Ebstein 畸形的旁路消融

1. 相关解剖

Ebstein 畸形又称三尖瓣下移畸形，是指三尖瓣的后瓣和隔瓣向右心室侧下移，导致部分右心室变成心房结构。如图 2-12-1 所示，形态上三尖瓣隔瓣及后瓣的瓣叶附着点下移，但组织学上房室环（沟）的位置没变，而房室旁路所在的区域是后者。红色区域是房化的右心室，虽是心室肌但功能上参与构成右心房，病理学证实该处存在纤维化。从电生理角度看，红色区域记

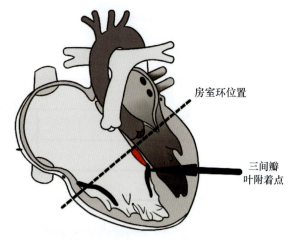

图 2-12-1　Ebstein 畸形示意图。

录到的电位多碎裂，还有延迟的成分。这使得该处记录到的电位很难分辨是否存在 A 波。如果旁路在此区域，常因难以辨别是否存在 A 波，导致消融困难。

2. 心动过速的机制

Ebstein 畸形合并室上速者，房室折返性心动过速占 2/3 以上，而且 Ebstein 畸形合并多条旁路较常见。旁路的位置分布规律是大部分在后间隔、后游离壁。需要特别注意的是，合并左侧旁路很少见。因此，提示在右后间隔的旁路，如消融效果不太好，一般不需要像常规旁路的操作那样穿间隔去左后间隔区域标测。

3. 消融的难点

早年的研究显示有 40% 以上患者需要两次以上的消融，有的是首次消融失败需进行二次消融，有的是首次消融后复发。近年来随着三维标测系统的应用，成功率显著提高。Ebstein 畸形合并旁路消融失败的主要原因是右心室房化，局部电位异常，不易区分电位成分（是否有 A 波）。另外，右心房扩大，导管稳定性差也是消融困难的重要因素。

4. 消融技巧

右心房比较大的患者，可使用可调弯鞘增加支撑、提高导管稳定性，进而提高成功率。重要的是所采取的标测策略是我们提出的从旁路两侧 AV 波不融合的位置，向中间区域寻找旁路。另外，三维标测系统的价值非常大。还有一点需要注意，Ebstein 畸形常常合并多旁路，所以放电后要注意靶点局部电位及体表心电图 QRS 波形态变化，仔细鉴别是该处放电无效，还是存在其他旁路。

5. 病例（图 2-12-2 至图 2-12-11）

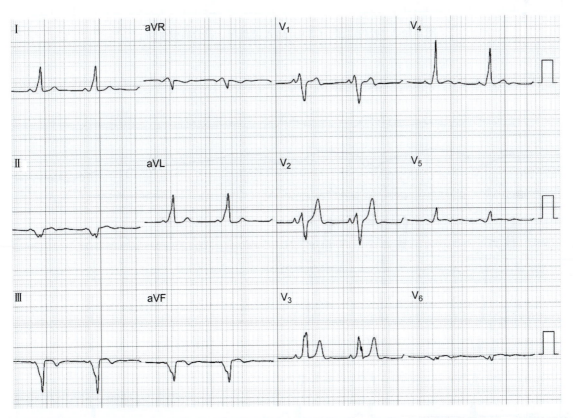

图 2-12-2　合并 Ebstein 畸形体表心电图。可见心室预激，V_1 导联呈 rS 型，符合右侧游离壁旁路特征；下壁导联均是负的，旁路定位在三尖瓣环 6～7 点。

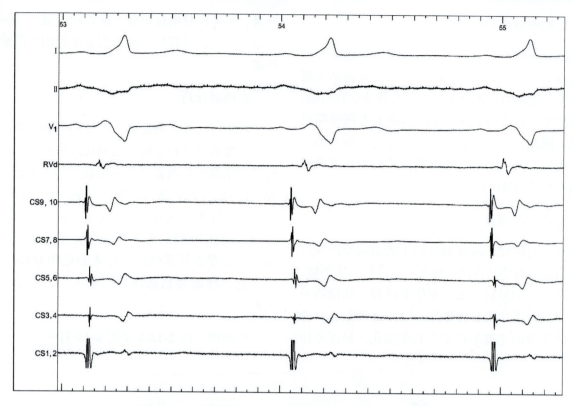

图 2-12-3　腔内电图，CS 9，10 A 波最早，符合右侧旁路。

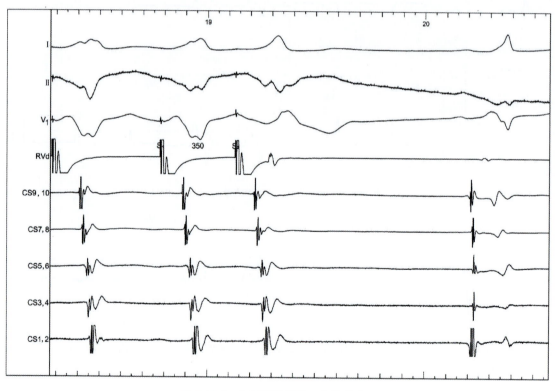

图 2-12-4　心室程序刺激，未见递减。

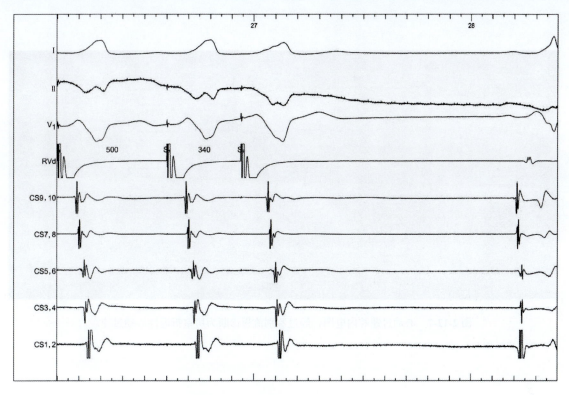

图 2-12-5 心室程序刺激,未见递减。

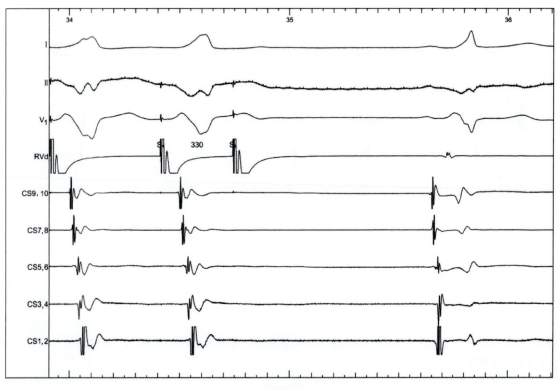

图 2-12-6 心室程序刺激,未见递减。

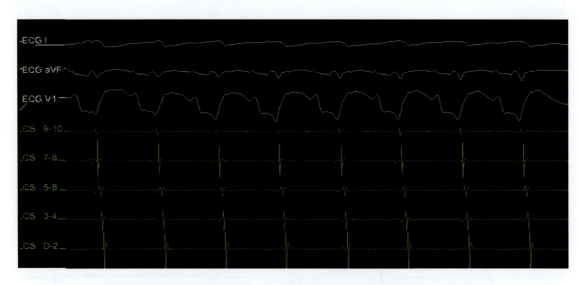

图 2-12-7　心动过速腔内电图，经过鉴别流程诊断为房室折返性心动过速。

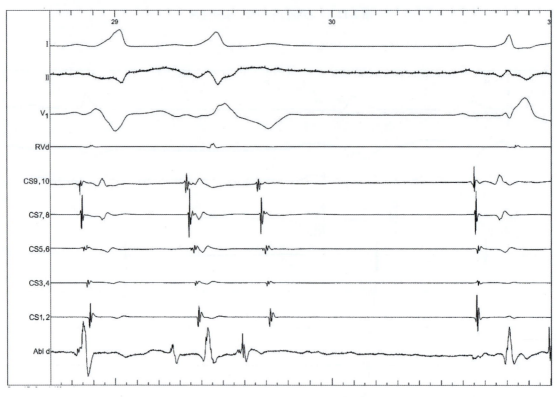

图 2-12-8　靶点电图。在三尖瓣环 7 点标测到 AV 波融合的靶点。放电消融后局部 AV 波分开（最后一跳），旁路被阻断，但 I 导联还有预激。

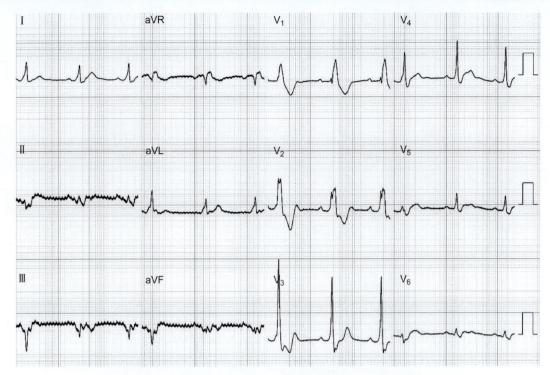

图 2-12-9　首次消融后体表心电图。仍有心室预激，提示存在另一旁路。

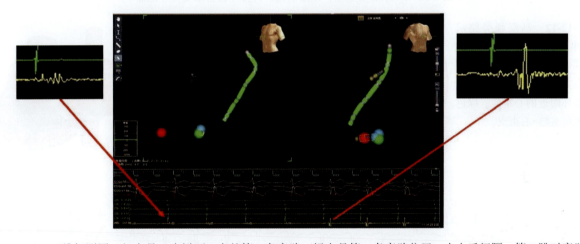

图 2-12-10　三维标测图。红点是三尖瓣环 7 点的第一条旁路。绿点是第二条旁路位置，在右后间隔。第 6 跳时旁路阻断，可见局部 A 波很小。该区域右心室房化，局部电位碎裂，可见靶点处 V 波有多个成分，仅有 V 波处易被认为 A、V 波都有。采用我们"从两边向中间"的标测显性旁路的策略就比较容易了（注：蓝点是第 2 跳旁路加强消融的点）。

二、Mahaim 旁路

1. 概述

Mahaim（马汉姆）旁路或称 Mahaim（马汉姆）纤维，是指具有前传递减的特点、无逆传功能的一类旁路。多在右侧游离壁，其次是间隔，左侧很少见。组织学上与房室结的结构类似，外面有一层纤维组织包绕，可以认为是另一个房室结。分为三种，第一种是马汉姆纤维直接连接到右束支；第二种，连接到远离瓣环的心室肌组织；第三种，连接到瓣环附近的心室肌组织。前两种也称为"长马汉姆旁路"，是更常见的类型（图 2-12-12）。与希氏束类似，在马汉姆旁路区域通常可记录到马汉姆电位（M 电位），这是消融的重要靶点特征。

2. 心电图特征

窦性心律时可以没有 δ 波，PR 间期可略短或正常。类似房室结电生理特点，具有前传递减的特点，正常激动可沿房室结下传，旁路没有显现出来（图 2-12-13）。

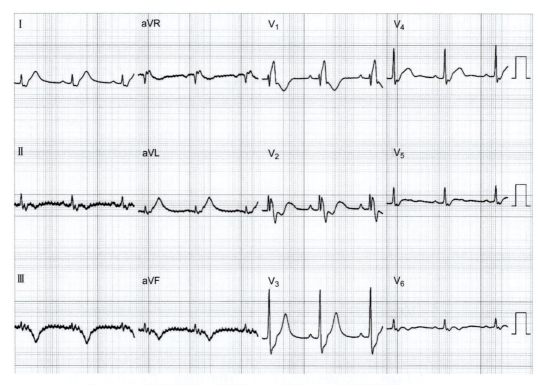

图 2-12-11　术后心电图，预激消失，自身存在右束支传导阻滞。

图 2-12-12　马汉姆旁路示意图。图中三种类型马汉姆纤维（黄色）依次为连接至右束支、远离瓣环的心室肌及瓣环附近的心室肌。绿色代表房室结-右束支。

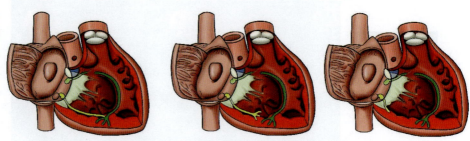

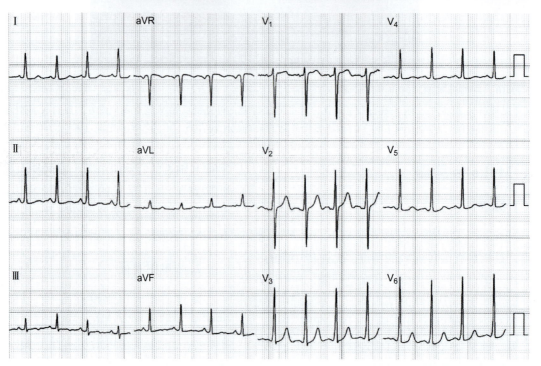

图 2-12-13　马汉姆旁路者窦性心律时 δ 波不明显，PR 间期短于正常。

一部分可显现心室预激（图 2-12-14）。对于有显性预激者，长马汉姆旁路和短马汉姆旁路具有一定差异，主要特点在 $V_2 \sim V_4$ 导联。如 $V_2 \sim V_4$ 导联起始部没有小 r 波，一般为长马汉姆旁路；如果有顿挫、时长较长的 r 波，短马汉姆旁路可能性更大（图 2-12-15）。原因是短马汉姆旁路连接在三尖瓣瓣环附近心室肌，冲动由马汉姆旁路传导至心室后需经过更多的心肌组织扩布，传导相对慢、用时

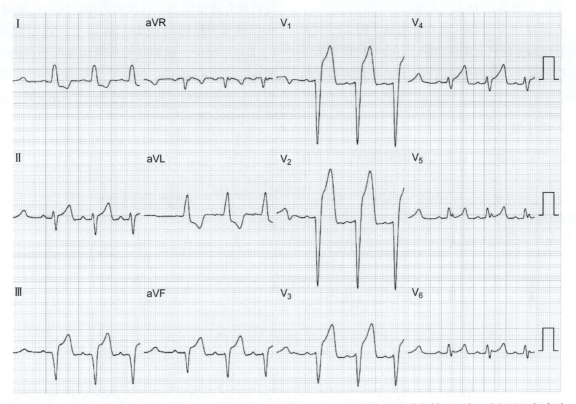

图 2-12-14　马汉姆旁路在窦性心律时显示明显的心室预激。$V_2 \sim V_4$ 导联 QRS 波起始无 r 波，为长马汉姆旁路。

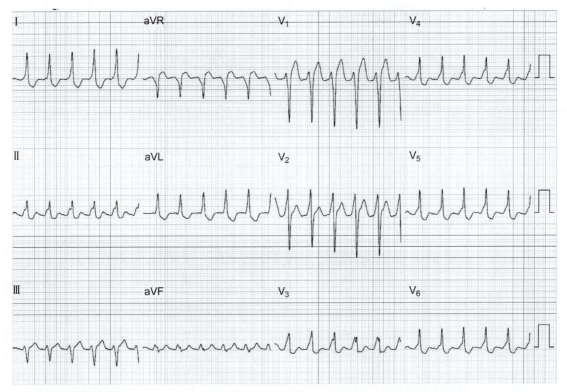

图 2-12-15　马汉姆旁路在心房起搏时显示明显心室预激。$V_2 \sim V_4$ 导联 QRS 波起始 r 波明显，为短马汉姆旁路。

长，从而形成小 r 波。

动态心电图具有一定特点。在不同心率情况下，不同的交感、副交感张力情况下，房室结和马汉姆旁路前传能力会变化，所以表现出 QRS 波形态变化（图 2-12-16）。

心动过速为宽 QRS 波心动过速（图 2-12-17），因为马汉姆旁路只有前传功能，它参与的房室折返性心动过速为马汉姆旁路前传，到心室后经房室结逆传。

3. 电生理检查

（1）心房刺激：随着 S_1S_2 间期的缩短，可见 V_2 导联对应的 QRS 波逐渐增宽，同时 AH 间期逐渐延长，但是 HV 间期可逐渐缩短，常常在此过程中诱发心动过速。因为心房 S_1S_2 刺激间期缩短，房室结前传递减的程度更大，所以马汉姆旁路前传的成分逐渐增加。马汉姆旁路前传也是递减的，所以通常 AH 间期在 200 ms 以上。偶尔会出现 1∶2 心室反应，机制是心房激动先经马汉姆旁路前传后产生 QRS 波，同时经房室结下传，如果脱离了心室不应期，可产生另外一个 QRS 波，这种情况比较少见。

（2）心室刺激：可有室房递减传导，因为经房室结逆传。如果室房无逆传功能，表现为室房分离。

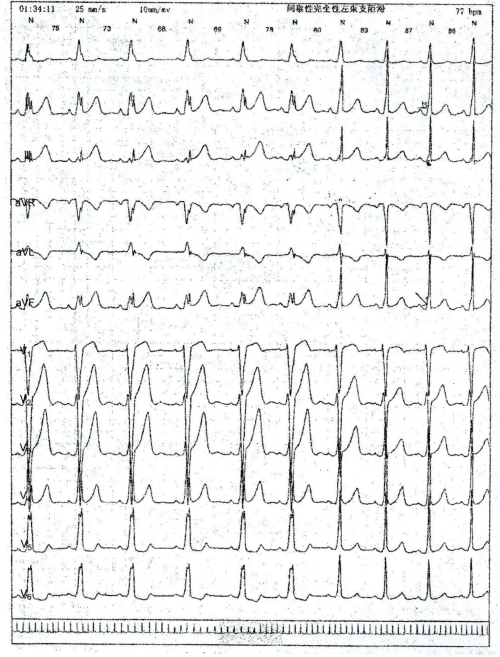

图 2-12-16 马汉姆旁路动态心电图，可见后 6 跳心率变快，心室预激变得更明显。

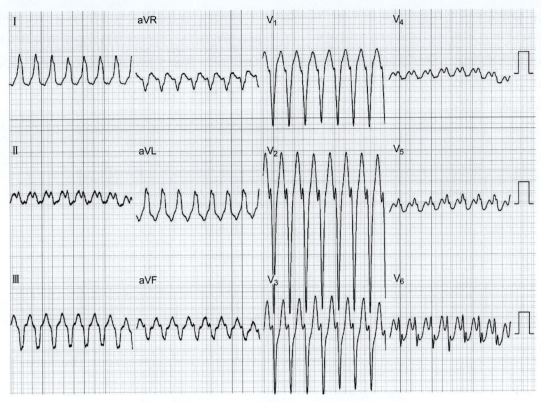

图 2-12-17 马汉姆旁路参与的心动过速。

（3）心动过速：马汉姆旁路无逆传功能，心动过速时通过马汉姆旁路前传，希浦系统逆传心房，所以 HV 间期是负值。进行心室早搏刺激（RS$_2$ 刺激）符合房室折返性心动过速诊断标准。

4. 马汉姆旁路的标测和消融

借助三维标测系统，在窦性心律时标测三尖瓣环位置，即 A、V 波均有的位置，这期间会记录到马汉姆电位，称为 M 电位（图 2-12-18）。M 电位在 A 波和 V 波之间，类似希氏束电位。以此为消

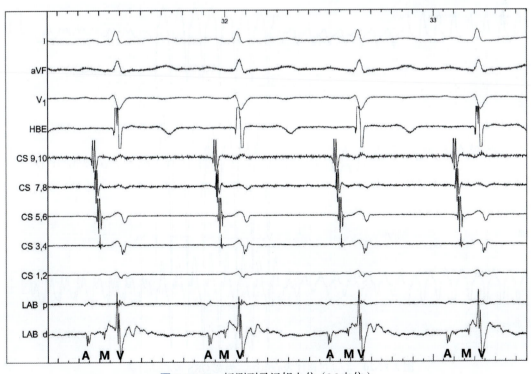

图 2-12-18 标测到马汉姆电位（M 电位）。

融靶点，80% 左右可能在此区域消融成功。有一部分患者的 M 电位不明显，或者曾有过消融史，可能局部电位比较混乱，此时需到心室标测最早的心室激动点，也就是马汉姆旁路心室插入点，以此为消融靶点，大约百分之十几的患者需要这样标测。

导管贴靠方式及放电参数与同位置的快旁路相同。放电时马汉姆旁路因热效应会出现马汉姆自律心动过速，类似于慢径路消融交界反应的现象。

5. 病例（图 2-12-19 至图 2-12-29）

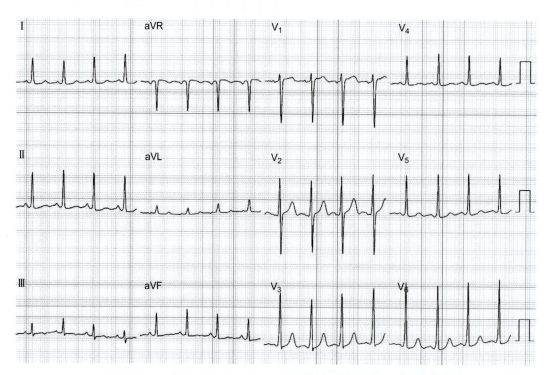

图 2-12-19　窦性心律体表心电图，PR 间期短于正常，δ 波不明显。

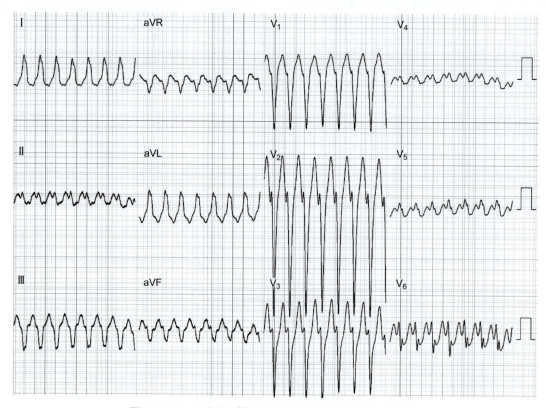

图 2-12-20　心动过速体表心电图，为宽 QRS 波心动过速。

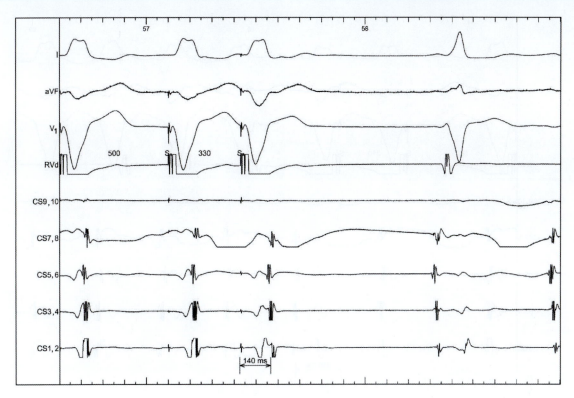

图 2-12-21　心室程序刺激（500/330 ms），S_2-A_2 间期 140 ms。

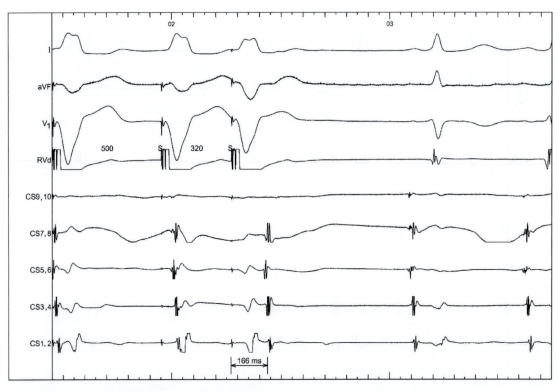

图 2-12-22　心室程序刺激（500/320 ms），S_2-A_2 间期 166 ms。

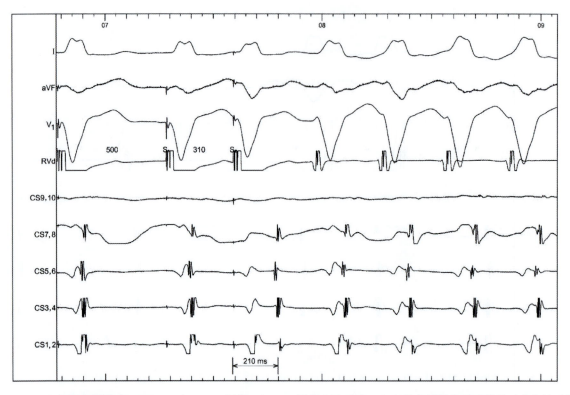

图 2-12-23　心室程序刺激（500/310 ms），S_2-A_2 间期 210 ms，诱发心动过速。心室程序刺激为递减传导（房室结逆传）。

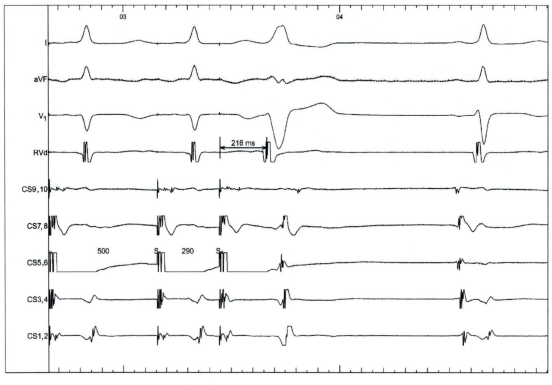

图 2-12-24　心房程序刺激（500/290 ms），S_2 之后的 QRS 波增宽。

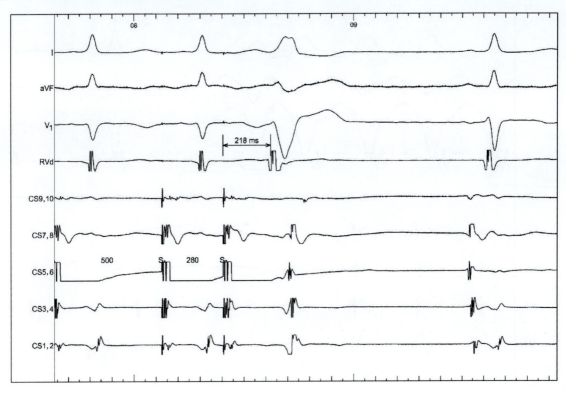

图 2-12-25 心房程序刺激（500/280 ms），S_2 之后的 QRS 波进一步增宽。

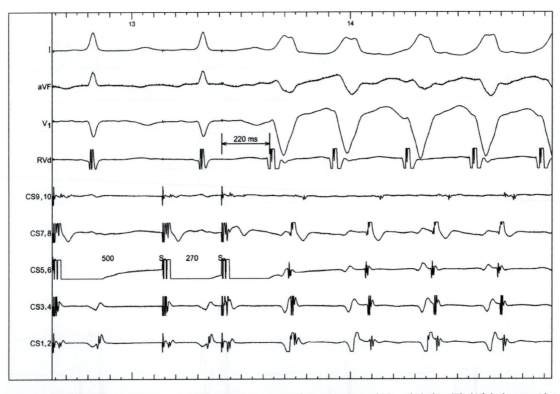

图 2-12-26 心房程序刺激（500/290 ms）诱发心动过速。S_2 下传的心室 QRS 波进一步变宽，同时诱发宽 QRS 波心动过速，一定要高度注意马汉姆心动过速。鉴别不清时，可以做心房程序刺激放置希氏束电极，观察 AH 间期和 HV 间期变化。我们依据心电图特点事先已经预判此例是马汉姆心动过速，而且心房程序刺激都符合，所以没有放置希氏束电极。

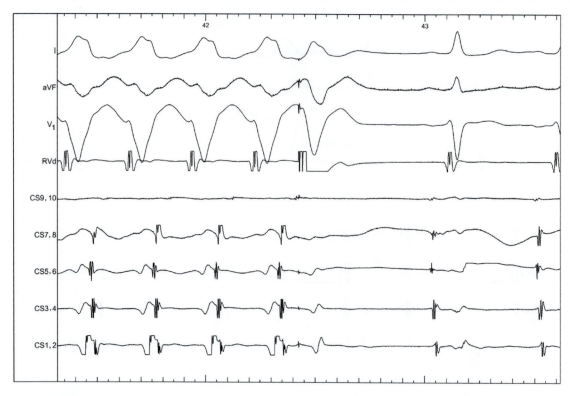

图 2-12-27 希氏束不应期心室早搏刺激。心室早搏终止了心动过速,但是没有夺获心房,除外室速后这可以确定诊断房室折返性心动过速。

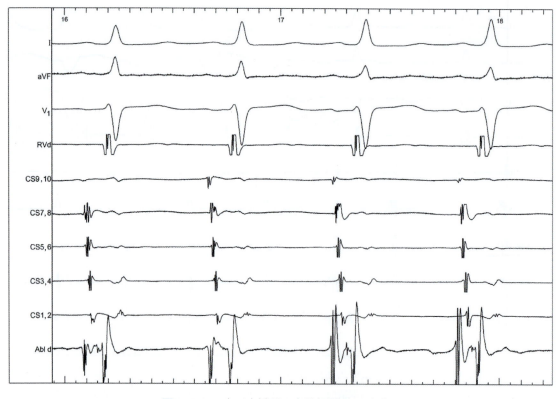

图 2-12-28 在三尖瓣环 6 点处标测到 M 电位。

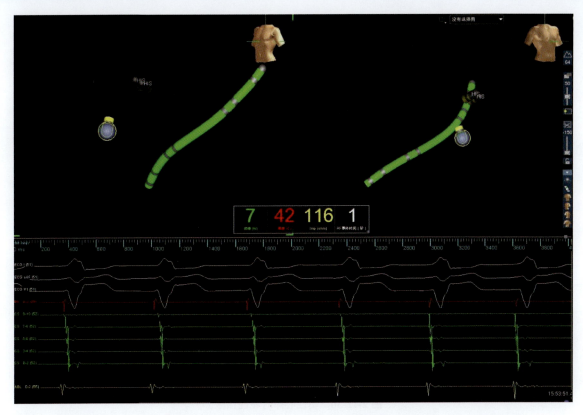

图 2-12-29　靶点处放电即刻出现类似交界性心律的马汉姆自律性心动过速，提示消融有效。

三、多旁路的消融

多旁路的特点是体表心电图定位不准确，消融时其他旁路干扰易误判放电是否有效。解决办法是在放电时要高度注意 QRS 波形态及逆传激动顺序是否有变化。更重要的是局部融合的 AV 波，放电之后是否分开。如果原有局部融合 AV 波，放电后分开，但还是有旁路的征象，一定要在原位置巩固消融，再寻找其他旁路的位置。

图 2-12-30 为显性预激窦性心律心电图，符合右侧旁路特征。图 2-12-31 为心房程序刺激诱发心动过速。注意，心房程序 S_1 刺激 500 ms，aVF 导联 QRS 波为正。但是 S_2 刺激时，aVF 导联 QRS 波变负，之后诱发了心动过速。心动过速时，CS 1，2 远端 A 波领先。从这个图上看至少存在 3 条旁路。首先 S_1 刺激时下壁导联 QRS 波是正，V_1 导联呈 rS 型，为右侧游离壁 10～11 点的旁路。S_2 刺激和心动过速时，aVF 导联 QRS 波变负，旁路在三尖瓣环 6～7 点位置，且这条旁路前传。逆传时冠状窦远端 A 波最早，在二尖瓣环游离壁存在另一旁路，两条旁路形成折返。后来消融证实此病例存在 5 条旁路。

四、心外膜旁路

图 2-12-32 为在冠状窦内消融成功的旁路。此病例符合左侧旁路表现，逆传时 CS 3，4 A 波最早。首先穿间隔标测，在 CS 3，4 位置 AV 波相对融合，但是逆传时 A 波晚于 CS 3，4 A 波。在心内膜标测始终未见逆传时 A 波领先于 CS 3，4 的点，试消融也无效，这提示 CS 内的心外膜旁路。之后到冠状窦标测，为了标测容易，把冠状窦电极放在右心室。在三维标测系统指导下行激动标测，标测到逆传最早激动点，局部放电即刻阻断旁路。由于没有冠状窦电极，冠状窦空间相对大、散热好，所以温控模式阻断了旁路。如果确定是冠状窦内旁路亦可换用盐水灌注导管。注：图 2-12-32 中腔内电图白色 A 标记对应于 CS 通道的小 A 波，倒数第 4 跳开始 VA 波分离，旁路被阻断。红色箭头标测的是靶点的 A 波。

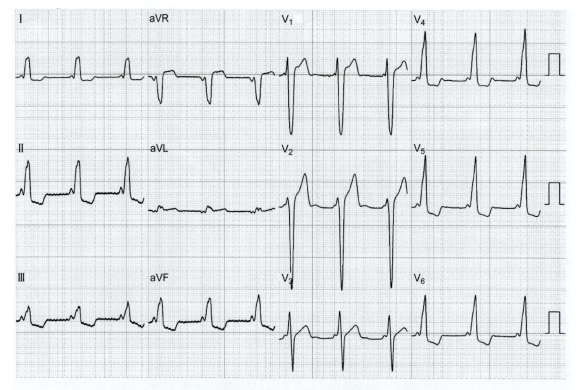

图 2-12-30　窦性心律时显性预激。

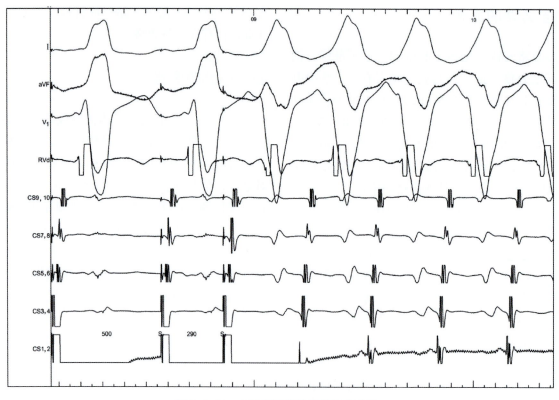

图 2-12-31　心房程序刺激诱发心动过速。

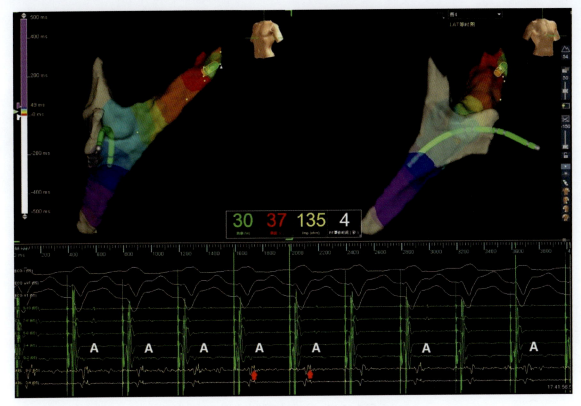

图 2-12-32 冠状窦内消融成功的心外膜旁路。

五、主动脉–二尖瓣结合处（AMC）消融成功的旁路及心房内阻滞（或峡部阻滞）

图 2-12-33 为心动过速腔内电图，可见 CS 远端 A 波领先，为左侧旁路。心室程序刺激也提示左侧旁路（图 2-12-34）。穿刺房间隔后，在二尖瓣环 12 点区域标测到逆传最早激动点，该处放电后旁路被阻断、室房分离，但观察期间旁路恢复传导，反复巩固消融均不能彻底阻断旁路。重复心室刺激，逆传心房激动顺序变为向心性传导（图 2-12-35）。虽然冠状窦的激动顺序改变，但逆传时原消融靶点附近 A 波仍然领先（图 2-12-36）。经股动脉逆行途径，在 AMC 区域（穿房间隔心房侧消融靶点在心室侧的对应部位）标测逆传 A 波激动顺序，A 波最早处可见 AV 波融合，在 AMC 处的靶点放电后旁路即刻被阻断，观察期间未再恢复传导（图 2-12-37）。窦性心律下 AMC 处靶点为"小 A 大 V"（图 2-12-38）。图 2-12-39 为靶点 X 线影像。

如图 2-12-40 左侧所示，旁路很靠前，逆传至心房后分别经绿线和蓝线所示路径传导。右侧图中在双蓝线处多次放电，该处传导阻断（或传导明显延缓），经旁路逆传至心房后仅能经间隔（绿线）传导，并由冠状窦近端传导至远端，但是在心房内阻滞部位（双蓝线）的左侧 A 波仍然是显著领先的。有学者认为在心房侧消融多次后，二尖瓣峡部（左下肺静脉–二尖瓣环之间）发生传导阻滞，逆传 A 波顺序改变。本病例在心房消融的靶点很靠前，已经远离二尖瓣峡部，因此不是阻滞二尖瓣峡部。我们推测旁路逆传至心房后，经左心房游离壁侧传导路径中存在"峡部"，因此称为心房内阻滞更准确。

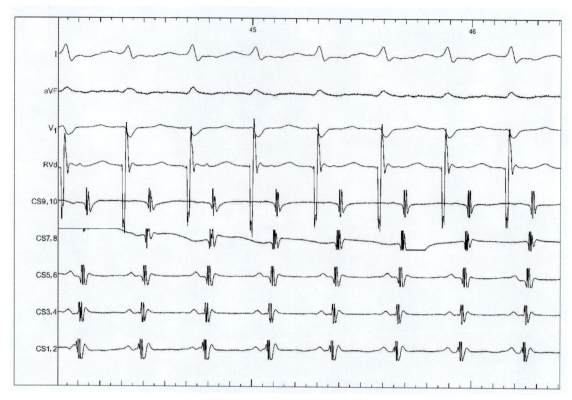

图 2-12-33 心动过速腔内电图。

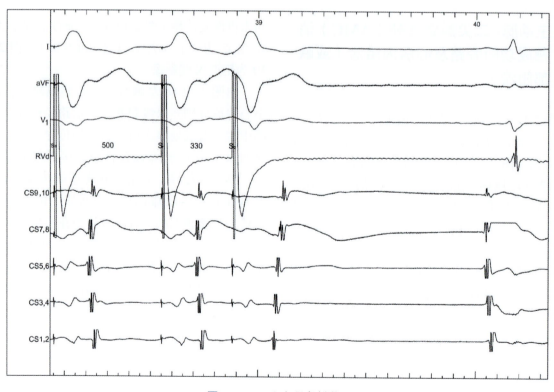

图 2-12-34 心室程序刺激。

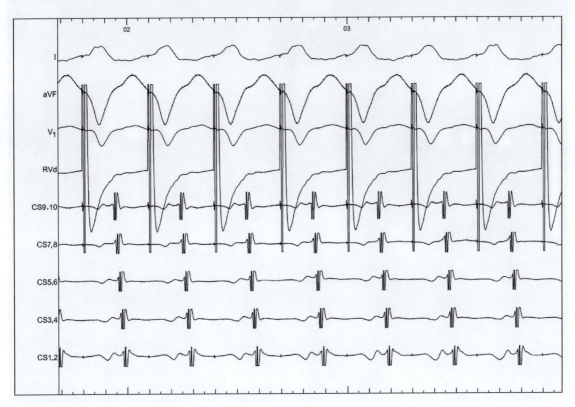

图 2-12-35　多次放电后心室刺激逆传 A 波顺序改变。

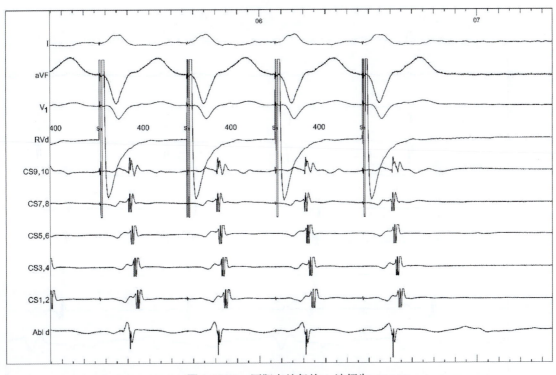

图 2-12-36　原靶点处仍然 A 波领先。

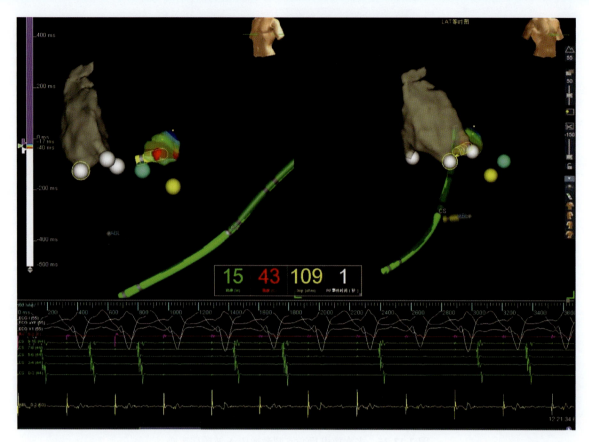

图 2-12-37　三维标测结果。

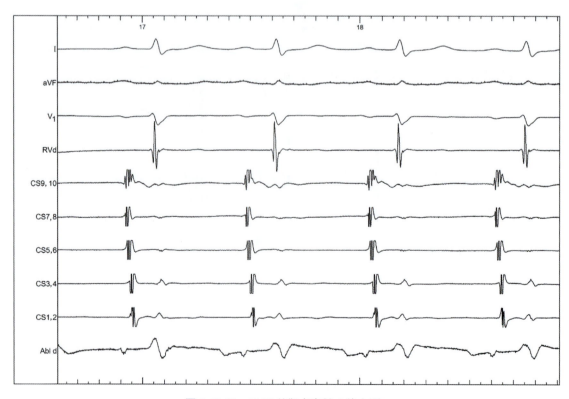

图 2-12-38　AMC 处靶点窦性心律电图。

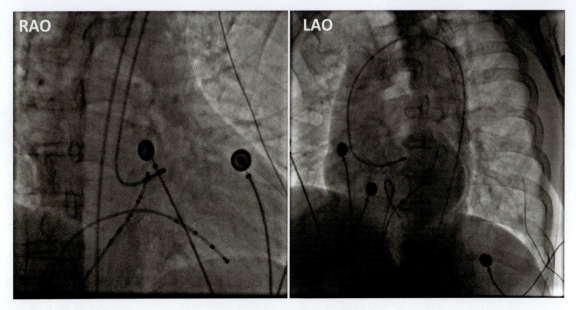

图 2-12-39　靶点 X 线影像。

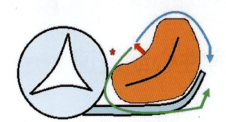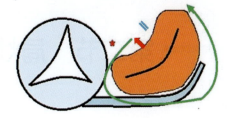

图 2-12-40　逆传心房顺序改变机制示意图。

（郑锐贵　郭金锐）

参考文献

[1] Michaud GF, Tada H, Chough S, et al. Differentiation of atypical atrioventricular node re-entrant tachycardia from orthodromic reciprocating tachycardia using a septal accessory pathway by the response to ventricular pacing. Journal of the American College of Cardiology, 2001, 38: 1163-1167.

[2] Martinez-Alday JD, Almendral J, Arenal A, et al. Identification of concealed posteroseptal kent pathways by comparison of ventriculoatrial intervals from apical and posterobasal right ventricular sites. Circulation, 1994, 89: 1060-1067.

[3] Knight BP, Zivin A, Souza J, et al. A technique for the rapid diagnosis of atrial tachycardia in the electrophysiology laboratory. Journal of the American College of Cardiology, 1999, 33: 775-781.

[4] Sarkozy A, Richter S, Chierchia GB, et al. A novel pacing manoeuvre to diagnose atrial tachycardia. Europace, 2008, 10: 459-466.

第三章 房性心动过速和心房扑动

第一节 房性心动过速概述

根据房性心动过速（房速）的机制可将其分为两类，一是大折返性房速，又叫心房扑动（房扑）。心电图 F 波较明显，这就是大家熟悉的房扑。另一类是局灶性房速，从机制上看，可以分成三种：微折返、触发机制及自律性增高。心电图 P 波的频率在 230～250 次/分以下通常是局灶性房速可能性大些；如心房频率在 250 次/分以上多是大折返机制。

第二节 局灶性房性心动过速

一、概述

局灶性房速的好发部位包括右心耳、界嵴、希氏束区域、无冠窦、冠状窦口、肺静脉、左心耳，此外还有二尖瓣环和三尖瓣环（图 3-2-1）。P 波振幅较低、切迹不明显，因此依据体表心电图 P 波形态虽可推测局灶性房速的起源，但价值相对有限，仅是粗略推断起源部位。简化一下流程，首先观察 V_1 导联 P 波方向，如果正向，房速一般起源于左心房或房间隔区域。如果 V_1 导联 P 波负向，房速起源多在右心房。其次观察下壁导联，如果下壁导联 P 波正向，起源位置较高，如上肺静脉、上腔静脉、心耳。如果下壁导联 P 波负向，起源位置可能在冠状窦口。

二、标测和消融策略

1. 观察冠状窦通道 A 波激动顺序，判断初始标测心腔

放置冠状窦电极后观察冠状窦通道 A 波的激动顺序。如果 A 波是由冠状窦近端到远端的顺序，多为右心房起源的房速。如果冠状窦远端 A 波领先，房速多起源于左心房。还要结合病史，如果有左心房消融史，左心房起源的房速可能性更大些。

2. 标测方法

（1）激动顺序标测：激动顺序标测是主要的标测策略，确定了初始标测的心腔之后进行激动顺序标测。可用多电极导管标测、建模，确定房速大致起源部位后换用消融导管进一步详尽标测。

（2）电压标测：电压标测对于判定大部分局灶性房速的起源价值有限。但对于二尖瓣环或者三尖瓣环附近的房速，往往和瓣环区域存在着低

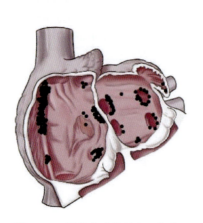

图 3-2-1　局灶房速常见起源部位。

电压区有关系。一般房速起源于低电压区。

（3）起搏标测：有文献提到起搏标测，总体上价值有限，原因是 P 波振幅较小，较难区分微小的 P 波形态差异。

3. 消融策略及参数设定

以激动顺序标测到的最早激动点为靶点进行消融。消融能量 30～40 W，多用盐水灌注导管，每个点放电时间在 10～20 s。对于瓣环起源的房速，往往激动标测的最早点和低电压区很近，如果激动标测最早的点消融无效，要注意在其周围低电压区仔细寻找，可能会有一个特别小的电位，常常是房速的起源点。

三、常见局灶性房速

1. 心耳起源房速

（1）心电图特点：右心耳与 V_1 导联解剖距离很近，所以右心耳起源房速于 V_1 导联 P 波负向明显。右心耳在心房上方，下壁导联 P 波直立。这是右心耳起源房速的心电图特征（图 3-2-2）。

（2）相关解剖：除右心耳外，左心耳也是房速起源部位。右心耳与左心耳都有一特殊解剖特点，就是梳状肌之间比较薄。理论上消融时发生心耳穿孔、导致心脏压塞的风险会略高。但是按照我们的流程，还未见发生严重并发症。

另外一个要考虑的关键点是如房速起源在较厚的梳状肌时，可能短时间放电未必有效、所以多需重复放电。心耳尖端是一个盲端，如图 3-2-3 所示，假定房速起源在心耳的心房侧壁，如果导管向左侧图这样贴靠，虽然可以记录到提前的电位，但实际贴靠到了游离壁侧，消融很可能无效。所以在标测和消融时要注意调整和变换导管贴靠方式。

（3）标测及消融策略：主要依赖激动顺序标测。我们的流程就是先标测全心房，如果心耳区域领先，把标测电极放在心耳内，分辨是心耳内领先还是开口处的基底部领先。之后换用大头导管在心耳里精细标测。心耳房速的靶点电位具有一定特征，常是碎裂、多个波峰的电位。

为避免心耳穿孔导致心脏压塞，多选用压力导管。接触压力控制在 3～8 g。功率 30 W，每次放电时间 5～10 s。心耳房速容易引起心动过速心肌病，所以治疗的必要性较大。消融效果不好的房速，可以外科行心耳切除。如果房速起源于心耳尖端，进行外科切除是一个创伤很小的手术，效果很好。如果房速起源于心耳基底部，外科通常没办法处理。

2. 无冠窦起源房速

如图 3-2-4 所示，右冠窦和无冠窦之间是膜部室间隔，希氏束穿过膜部室间隔到左心室移行为左束支。无冠窦与希氏束邻近。无冠窦房速起源于邻希氏束区，真正起源点不在无冠窦，但常常可在无冠窦消融成功，且在无冠窦放电相对安全。

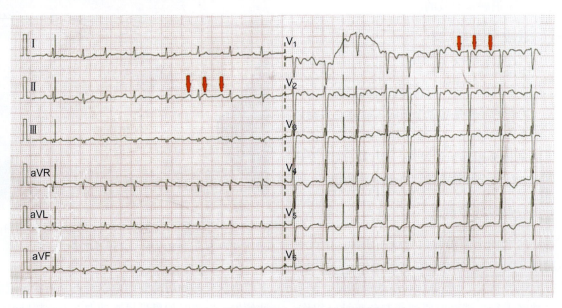

图 3-2-2　右心耳起源房速心电图，红色箭头为 P 波。

无冠窦房速的消融流程：首先借助三维电解剖标测系统标记希氏束位置，在右心房进行激动顺序标测。如果希氏束后上方最领先，接下来在无冠窦标测。无冠窦放电相对安全，所以首先尝试在无冠窦消融。如果无冠窦消融无效，穿刺房间隔到左心房内对应部位标测和消融，如果仍无效，最后再回到右心房，在临近希氏束区域标测和消融。因为右心房邻希氏束区域消融风险最高，所以最后选择这个区域。

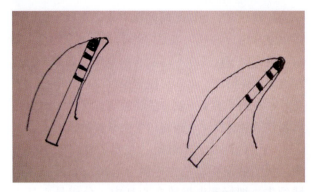

图 3-2-3　导管在心耳内的不同贴靠方式。

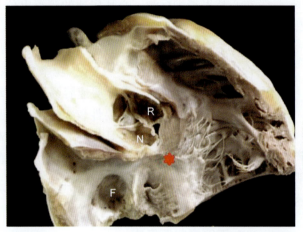

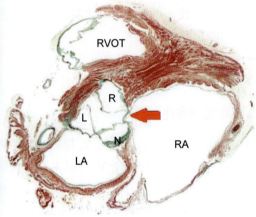

图 3-2-4　无冠窦与希氏束，左图红星及右图红色箭头为希氏束。N：无冠窦；R：右冠窦；L：左冠窦；F：卵圆窝；RA：右心房；LA：左心房；RVOT：右室流出道（图片引自 Biomed Res Int. 2015：547364.）。

无冠窦房速还有一个特点，真正的起源点可能在右心房，或者说不在无冠窦内，所以右心房标测领先的程度可能大于无冠窦领先的程度，但常常在无冠窦消融是有效的。

3. 冠状窦口起源房速

心电图特点是下壁导联 P 波负向明显，因为冠状窦口在心房较低位置。冠状窦口一圈都可以为房速起源。我们的经验是起源于前缘（靠近三尖瓣环方向，图 3-2-5）最多，上缘（希氏束方向）消融时发生房室传导阻滞风险略高，所以消融时要严密注意，一旦有交界性心律要立刻停止放电。

4. 上腔静脉起源房速

右心房有向上腔静脉内延续的肌袖，因此可产生房速。图 3-2-6 可见上腔静脉后方是右侧肺静脉（右上肺静脉）。上腔静脉和右侧肺静脉之间有右侧膈神经走行，消融时要注意避免膈神经损伤。

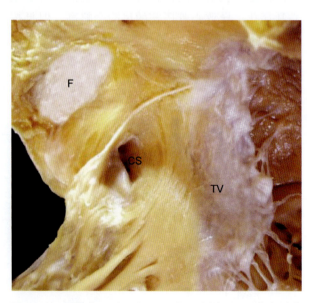

图 3-2-5　冠状窦口（CS），TV 为三尖瓣环，F 为卵圆窝（图片引自 Biomed Res Int. 2015：547364.）。

上腔静脉起源的房速腔内电图特点是冠状窦近端 A 波领先。标测时如果最早激动点在上腔静脉的前壁多为右侧肺静脉起源。如最早激动点仅为低幅电位且只向右心房方向传导，此时多为上腔静脉起源（心房向上腔静脉延续肌袖的远端）。

消融时要注意两点，膈神经损伤和上腔静脉狭窄。如何避免膈神经损伤呢？在放电之前先进行高输出起搏（10 mA 或 5 V），膈神经被夺获后（患者有膈肌跳）确定膈神经的位置，放电时注意避开。上腔静脉电隔离时用 30 W/43℃，盐水灌注速度 17 ml/min，压力 5～10 g，每个点放电 5～10 s。如果确定是上腔静脉肌袖的远端起源房速，也可以考虑在最早激动点局灶性消融。

5. 房室瓣环起源房速

瓣环起源的房速靶点电位为 A 波、V 波均有。另外，最早激动点附近常常会有低电压区域，如果最早激动点处消融无效，可在距其不远的低压区内仔细标测，可能会有一个更早的、非常小的电位，这通常是房速的真正起源点。

五、局灶性房速消融病例

1. 病例一（图 3-2-7 至图 3-2-16）

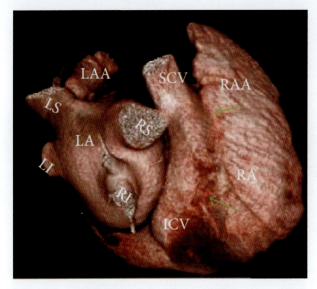

图 3-2-6　上腔静脉（SCV）与右上肺静脉（RS）紧邻。SCV：上腔静脉；ICV：下腔静脉；RAA：右心耳；RA：右心房；RS：右上肺静脉；RI：右下肺静脉；LAA：左心耳；LA：左心房；LS：左上肺静脉；LI：左下肺静脉（引自 Biomed Res Int. 2015；547364.）。

多为上腔静脉内起源；如上腔静脉后壁最领先，要注意是否为其后方的右侧肺静脉起源。若上腔静脉后壁领先时，最早激动点在距上腔静脉开口处不远且向上腔静脉远心端和右心房两个方向传导，这时

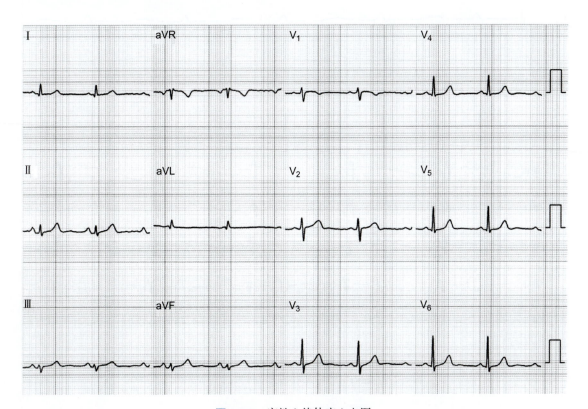

图 3-2-7　窦性心律体表心电图。

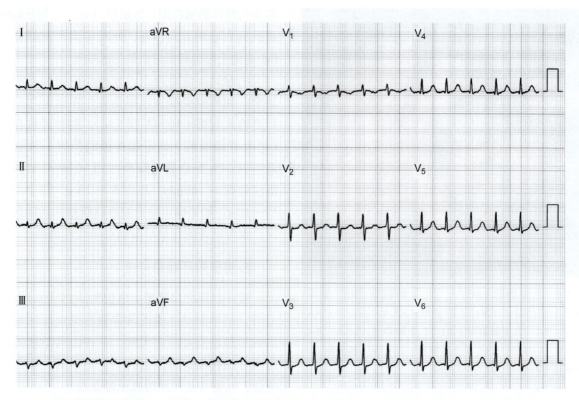

图 3-2-8 心动过速发作心电图，V_1 导联 P 波负向，下壁导联 P 波正负双向、接近等电位线，如果是房速，起源于无冠窦（或邻希氏束区）。

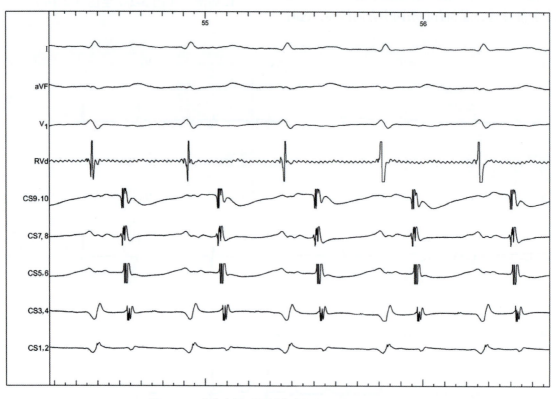

图 3-2-9 腔内电图可见冠状窦电极近端 A 波领先。

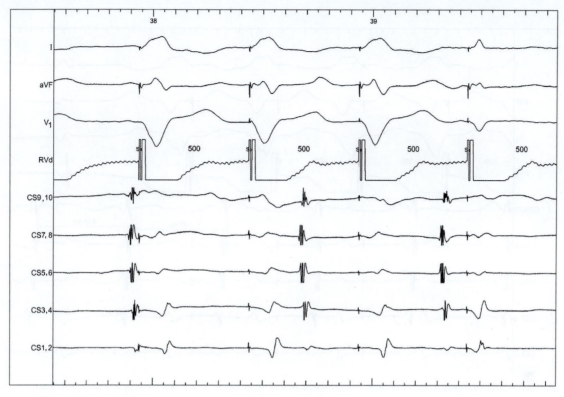

图 3-2-10　窦性心律时心室起搏（$S_1S_1 = 500$ ms）室房分离。此时存在旁路可能性很小。VA 间期大于 60 ms 的心动过速要进行鉴别诊断。

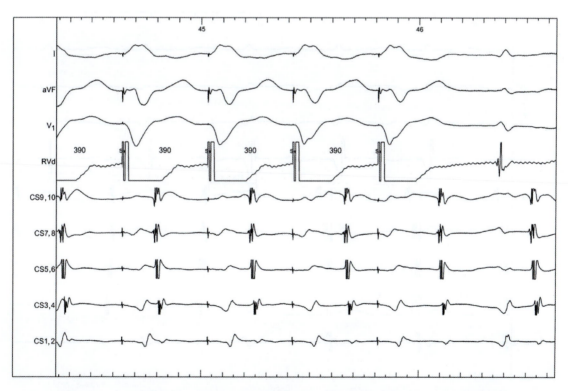

图 3-2-11　心室起搏拖带心动过速，停止起搏是 V-A-V 的顺序，据此是否可以除外房速？

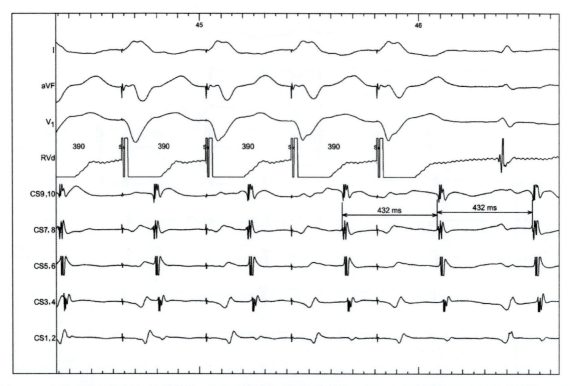

图 3-2-12 仔细观察,自身心动过速周长 432 ms,起搏心室时并未拖带心房,此时说明是房速,V-A-V 顺序是假的。

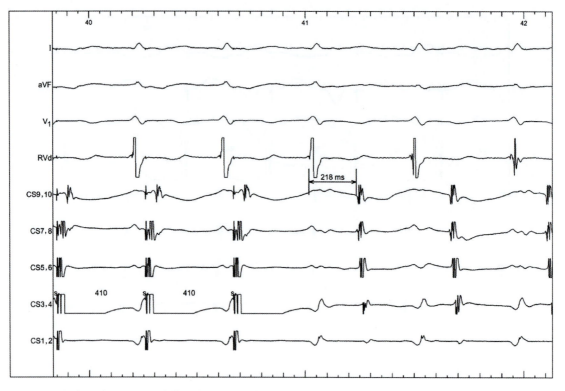

图 3-2-13 冠状窦远端（CS$_{3,4}$）拖带心房,停止起搏之后的第一个 V 波到第一个 A 波的间期（VA 间期）218 ms。

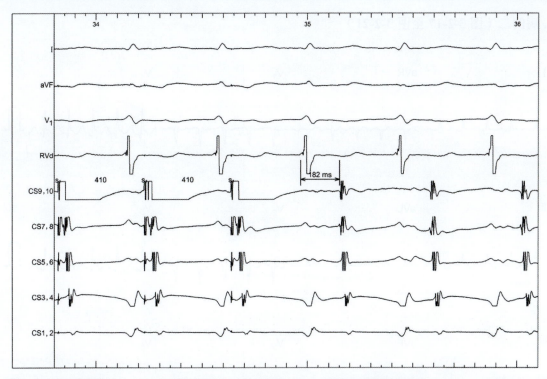

图 3-2-14 冠状窦近端拖带心房,停止起搏后的第一个 VA 间期 182 ms。两个 VA 间期差值是 36 ms,大于 10 ms,诊断房速。

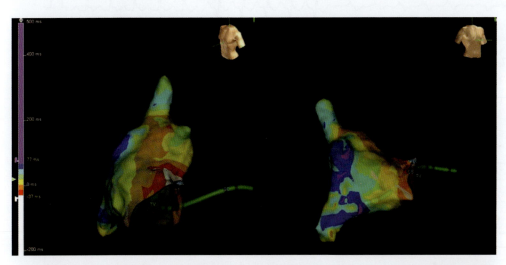

图 3-2-15 右心房进行激动顺序标测显示希氏束后上方激动领先。

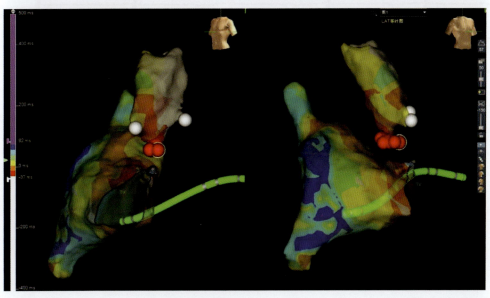

图 3-2-16 按前述流程,在无冠窦标测和试消融。无冠窦标测最早激动点(红色球)与右心房最早激动部位对应,但无冠窦的领先程度并不如右心房侧。在无冠窦内放电终止心动过速。白色球是右冠窦和左冠窦。

2. 病例二（图 3-2-17 至图 3-2-21）

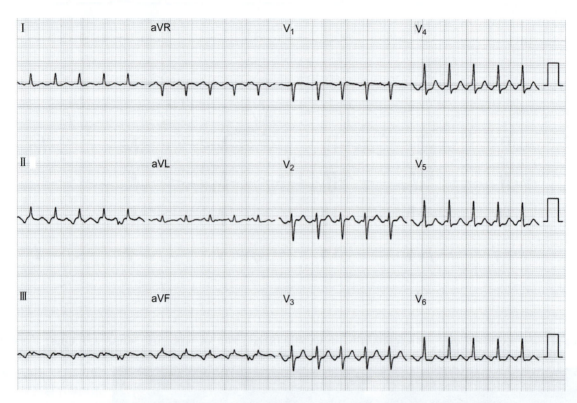

图 3-2-17　心动过速发作的心电图，下壁导联 P 波负向，如是房速符合冠状窦口起源特征。

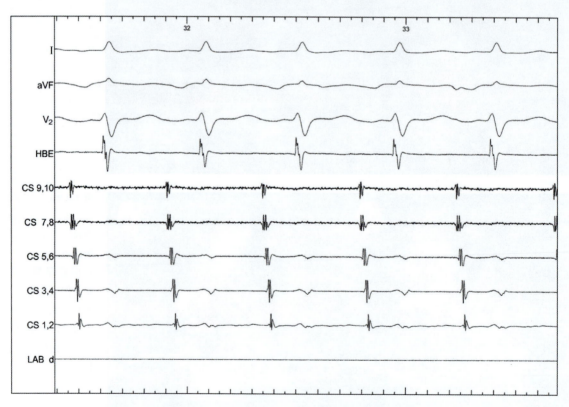

图 3-2-18　腔内电图可见冠状窦近端 A 波领先。

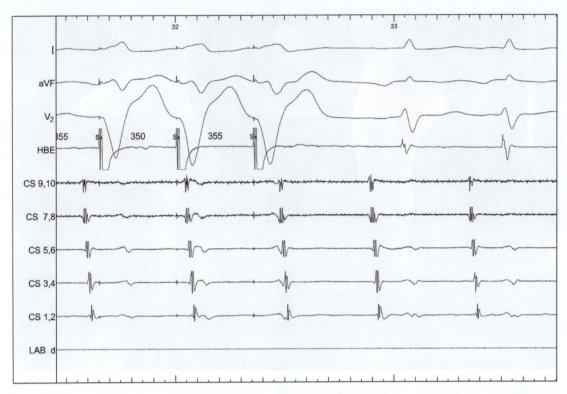

图 3-2-19　心室拖带成功之后,起搏停止的顺序为 V-A-A-V,诊断房速。

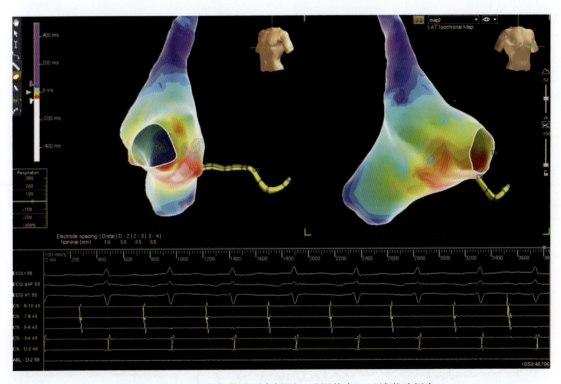

图 3-2-20　右心房内激动顺序标测显示冠状窦口区域激动领先。

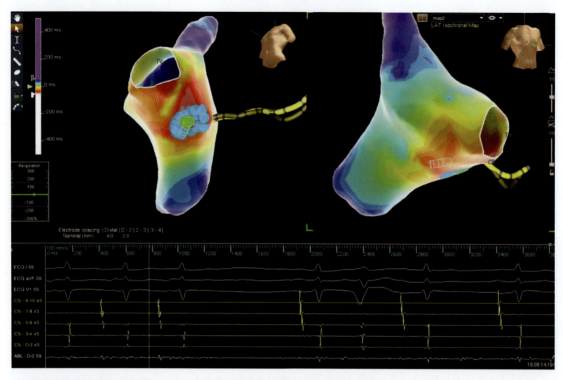

图3-2-21 在最早区域放电消融后,房速终止转复为窦性心律。消融房速和旁路一样,在有效消融点周围加强消融。此处要注意避免房室传导阻滞的发生。

3. 病例三(图3-2-21至图3-2-26)

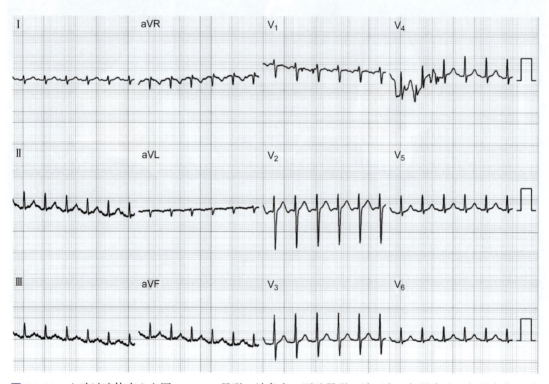

图3-2-21 心动过速体表心电图。V_1、V_2导联P波负向,下壁导联P波正向,如是房速,起源在右心耳。

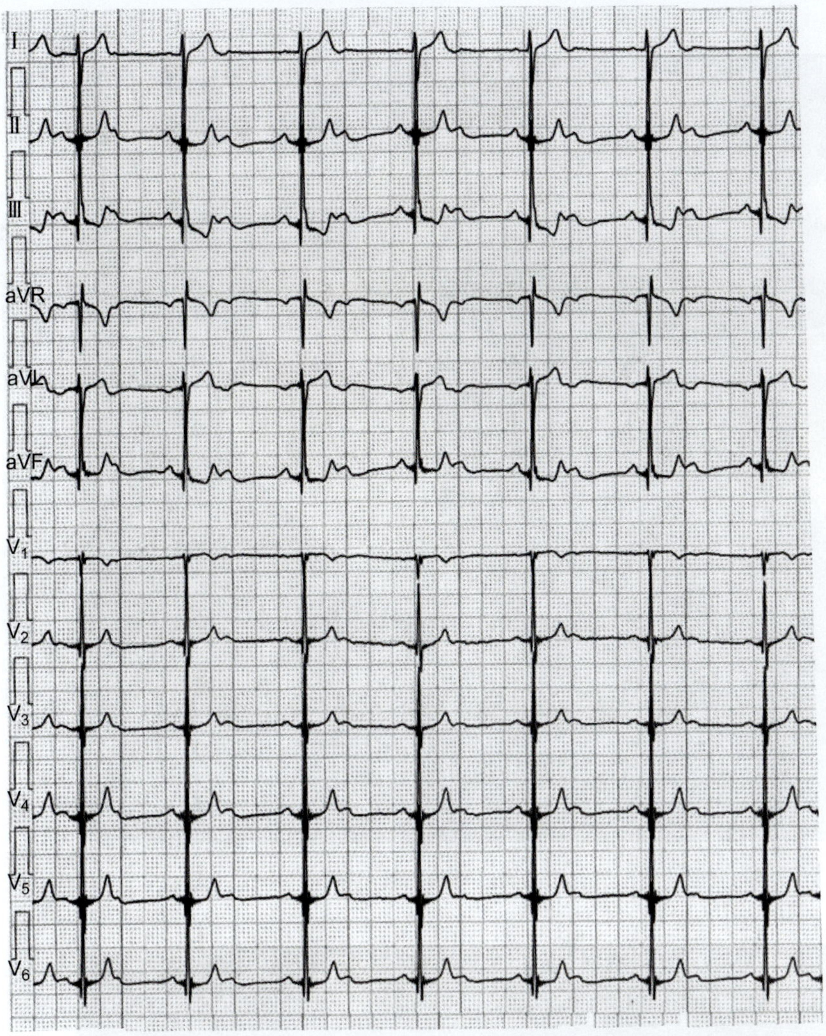

图 3-2-22 动态心电图可见夜间心室率变慢，为 2∶1 房室传导，据此诊断房速。

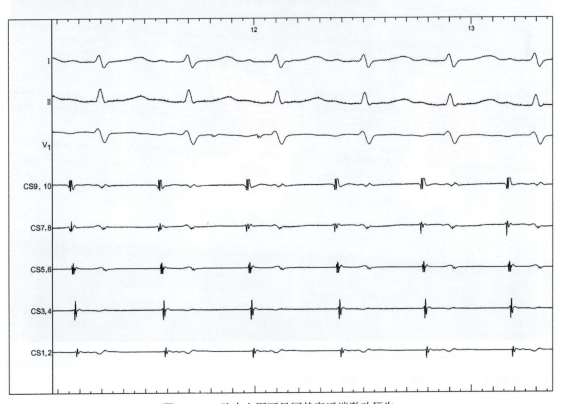

图 3-2-23 腔内电图可见冠状窦近端激动领先。

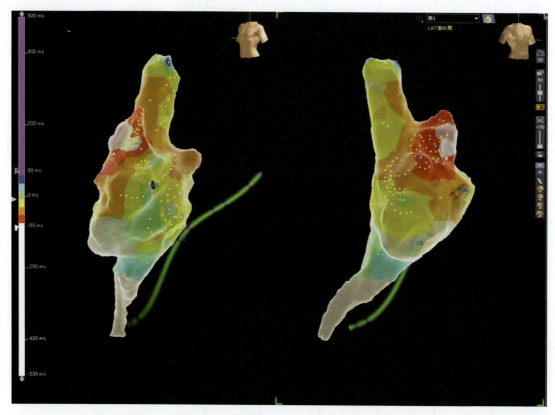

图 3-2-24　右心房内激动顺序标测，可见右心耳内部激动领先。

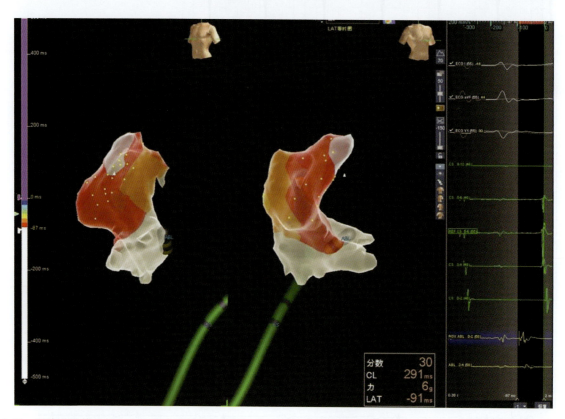

图 3-2-25　用消融导管重新在右心耳内进行精细标测，右心耳的尖端激动领先，局部电位碎裂，领先冠状窦近端 A 波 91 ms。在右心耳内放电，压力控制在 3～5 g，每个点放电 5～10 s，心动过速终止。

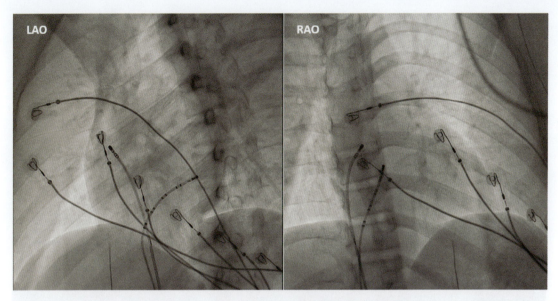

图 3-2-26 靶点影像,可见导管头端在右心耳内。

4. 病例四(图 3-2-27 至图 3-2-29)

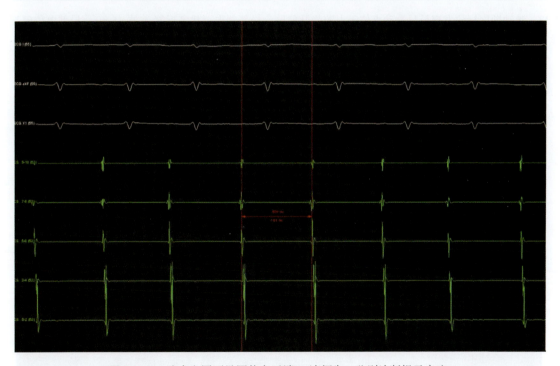

图 3-2-27 腔内电图可见冠状窦近端 A 波领先,鉴别诊断提示房速。

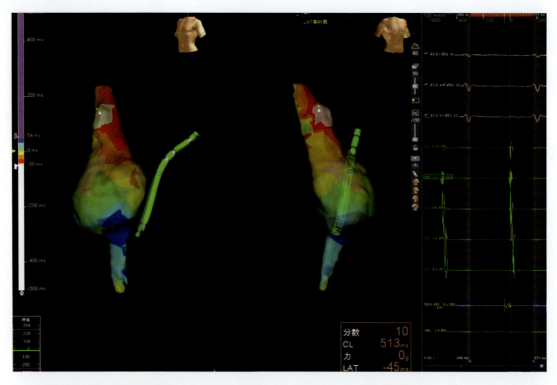

图 3-2-28　激动顺序标测发现最早激动点位于上腔静脉前壁，局部领先冠状窦近端 A 波 45 ms，局部电位碎裂、有多个波峰。

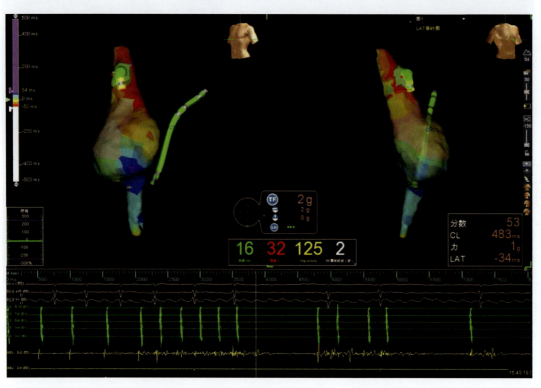

图 3-2-29　靶点放电，房速终止。放电前要注意确定膈神经位置。注：V_1 导联（第 3 个电图通道）是干扰，不是 f 波，其他导联 P 波很清楚。

5. 病例五（图 3-2-30 和图 3-2-31）

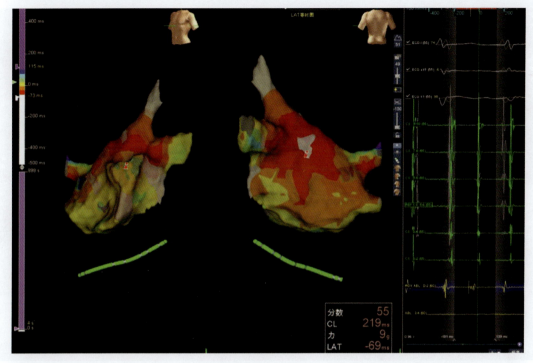

图 3-2-30　激动顺序标测。鉴别诊断为房速，冠状窦远近端 A 波平齐。左心房后壁近左侧肺静脉区域激动最早，领先冠状窦近端 A 波 69 ms，局部电位碎裂。

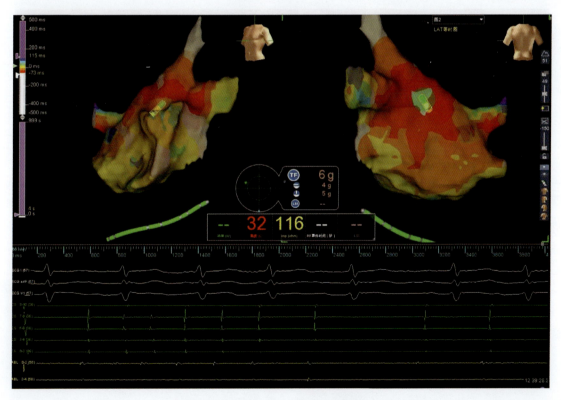

图 3-2-31　此区域房速相对少见。放电消融后房速终止，转复为窦性心律。

6. 病例六（图 3-2-32 和图 3-2-33）

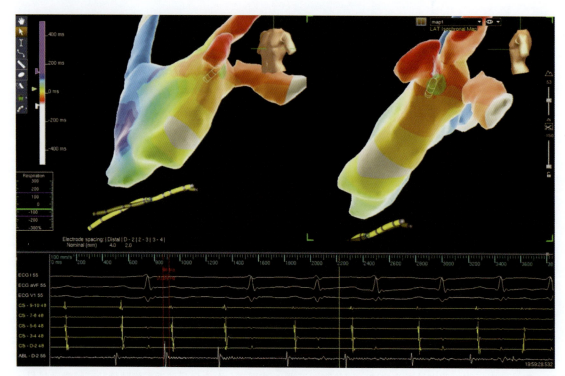

图 3-2-32　左心房房速激动顺序标测可见左心耳基底部激动领先。

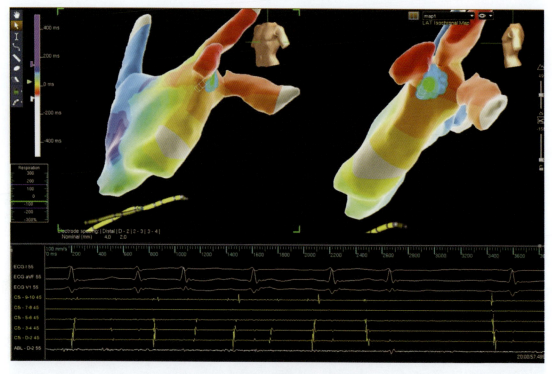

图 3-2-33　此处放电后，房速终止，转复为窦性心律。

7. 病例七（图 3-2-34 至图 3-2-39）

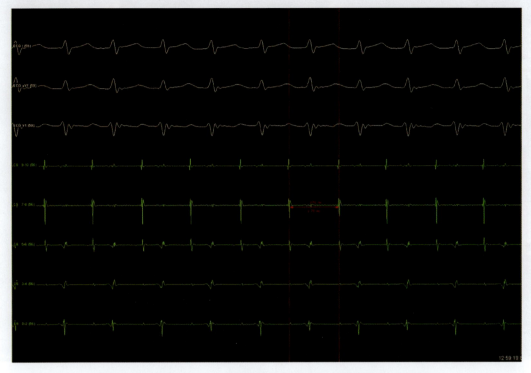

图 3-2-34 腔内电图，心动过速周长 370 ms，冠状窦近端激动领先。

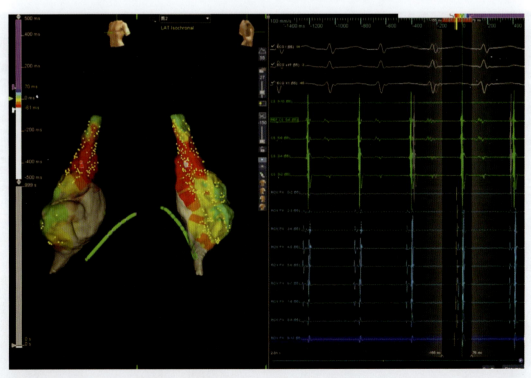

图 3-2-35 激动顺序标测。右心房标测提示上腔静脉后壁激动领先，而且此区域可以记录到双电位，此区域不会存在阻滞线，两个电位一定是一个远场电位和一个近场电位。近场电位一定是振幅更大的，虽然前面是远场电位。以上多种信息提示房速起源于上腔静脉的邻近结构——右侧肺静脉。

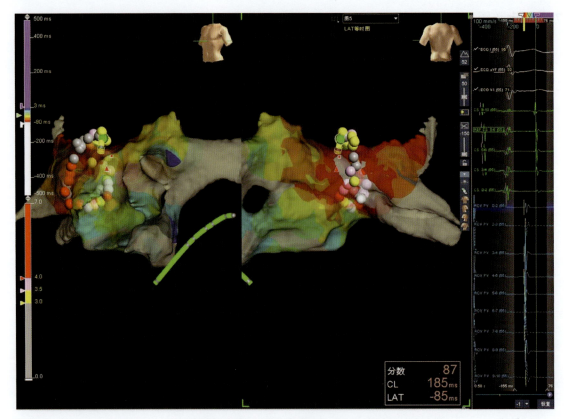

图 3-2-36　左心房激动顺序标测提示右侧两肺静脉之间后壁激动领先。

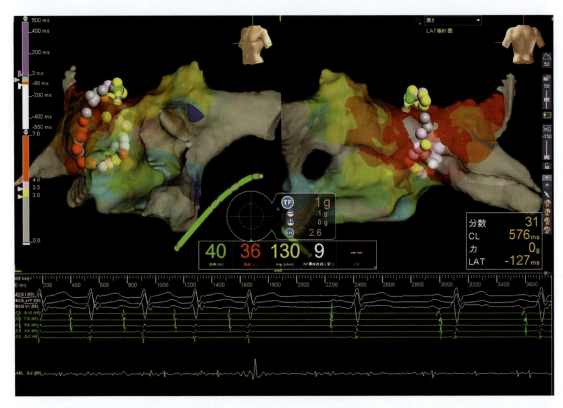

图 3-2-37　消融策略是行右侧肺静脉大环隔离术。在顶部最后一个点完成隔离时，冠状窦 A 波提示心房转复为窦性心律。

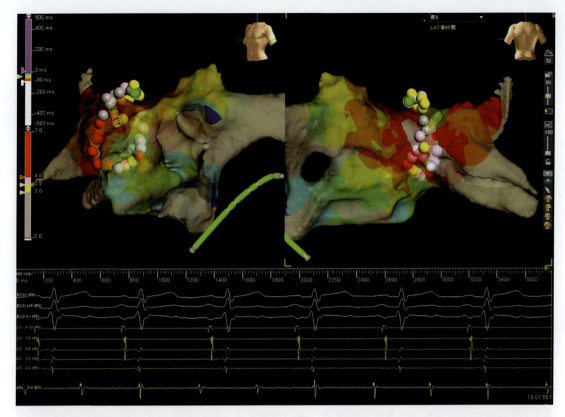

图 3-2-38 把导管放在最早激动点,可见肺静脉内为高频电活动,与之前房速频率相同,也就是说肺静脉内是此前的房速电活动区域,心房内是窦性心律。

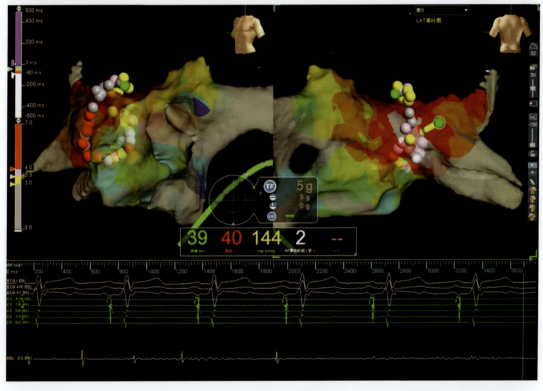

图 3-2-39 为避免复发,在肺静脉内找到最早激动点,局部消融。放电 2 s 肺静脉内高频电活动消失。

8. 病例八（图 3-2-40 至图 3-2-42）

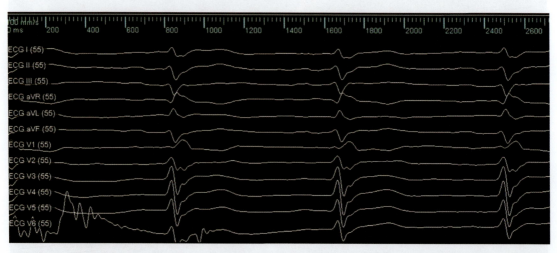

图 3-2-40　心动过速心电图（纸速 100 mm/s），V_1 导联 P 波正负双向接近等电位线，下壁导联也是等电位线。如果是房速，起源点应在心房中间部位。

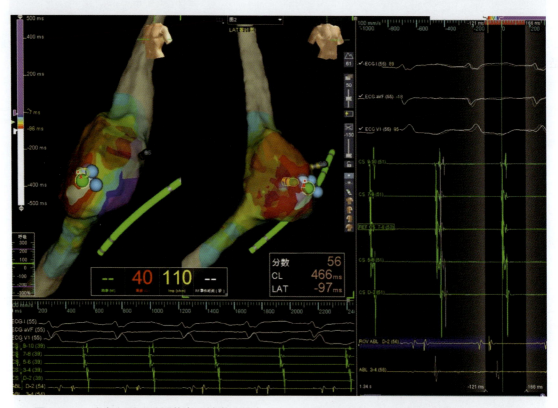

图 3-2-41　腔内电图可见冠状窦近端激动领先。在右心房标测发现三尖瓣环 9 点区域激动最领先。

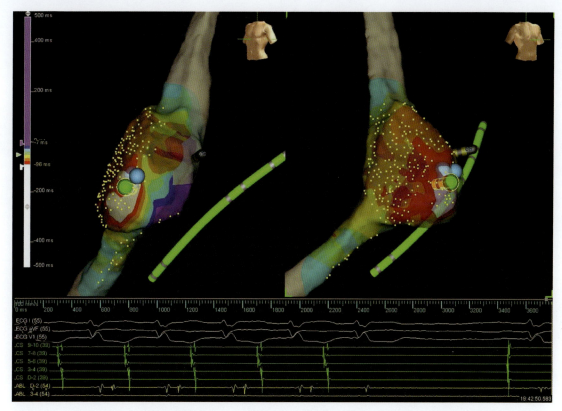

图 3-2-42 此处放电房速终止。靶点局部 A 波、V 波均有,说明在三尖瓣环上。

9. 病例九(图 3-2-43 至图 3-2-46)

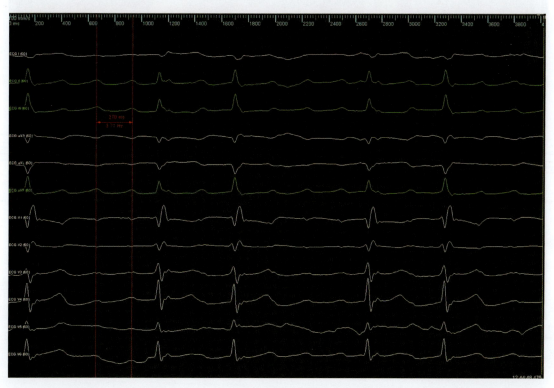

图 3-2-43 心动过速体表心电图(纸速 100 mm/s)。下壁导联 P 波直立且振幅较高,V_1 导联 P 波负向。起源在右心房较高的位置,也就是上腔静脉。

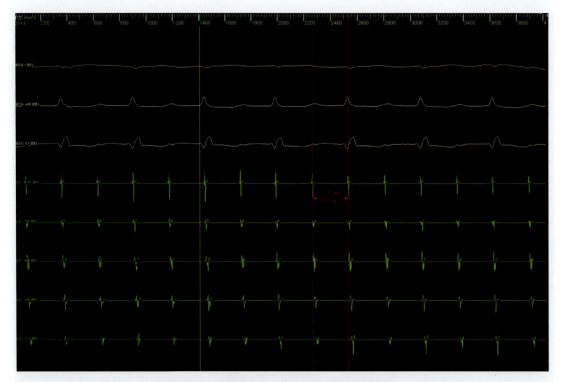

图 3-2-44　腔内电图可见冠状窦近端激动领先。

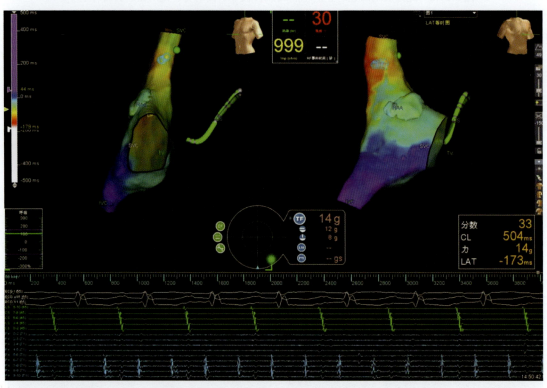

图 3-2-45　右心房激动顺序标测，最早激动点位于上腔静脉。上腔静脉最早激动点处电活动频率更快，与心房是 2∶1 传出关系。

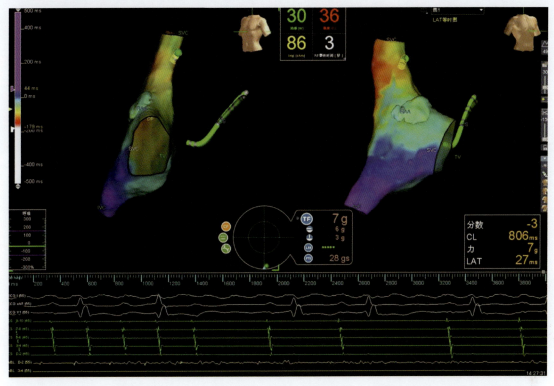

图 3-2-46　在上腔静脉最早激动点处局灶消融，转复为窦性心律。本例也可选择上腔静脉电隔离术。

10. 病例十（图 3-2-47 和图 3-2-48）

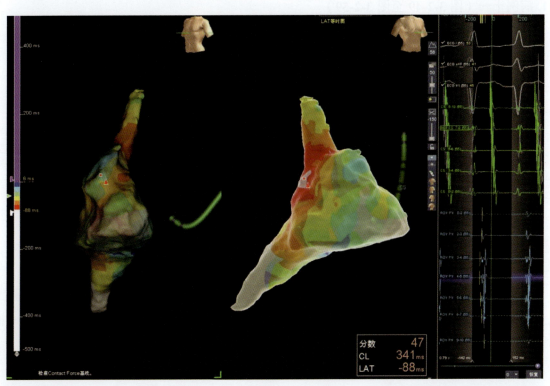

图 3-2-47　激动顺序标测。经鉴别诊断证实为冠状窦近端激动领先的房速。激动顺序标测提示高位界嵴区域激动最早，领先冠状窦近端 88 ms，局部电位为双电位，符合界嵴电位特征。

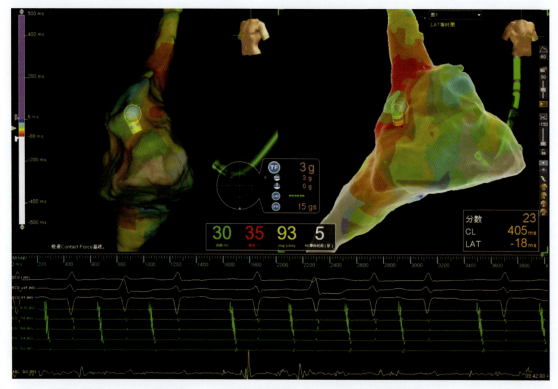

图 3-2-48　放电后心动过速终止，转复为窦性心律。

11. 病例十一（图 3-2-49 至图 3-2-59）

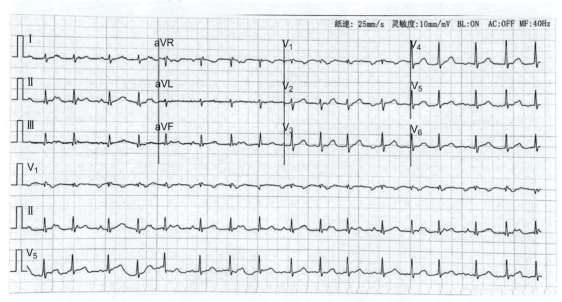

图 3-2-49　心动过速时体表心电图，P 波频率快于 QRS 波，为文氏传导，据此可诊断房速。V_1 导联 P 波负向，下壁导联 P 波正负双向。

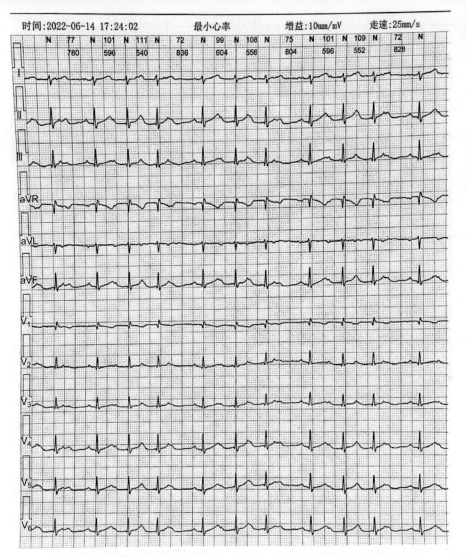

图 3-2-50 动态心电图可见文氏传导。

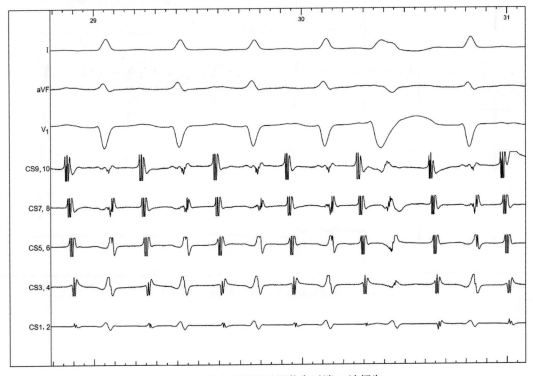

图 3-2-51 腔内电图可见冠状窦近端 A 波领先。

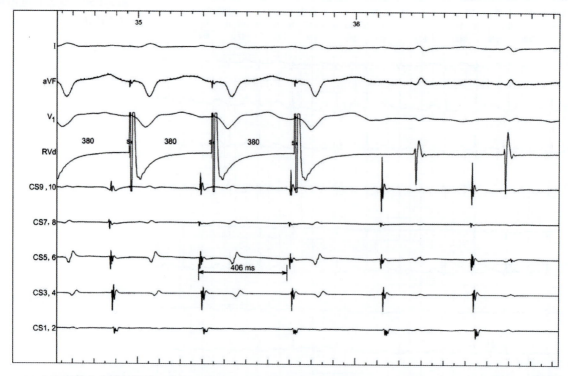

图 3-2-52　心室起搏心房没被拖带，维持心动过速的 406 ms 的周长，虽然是 V-A-V 顺序，心房没被拖带，诊断为房速。

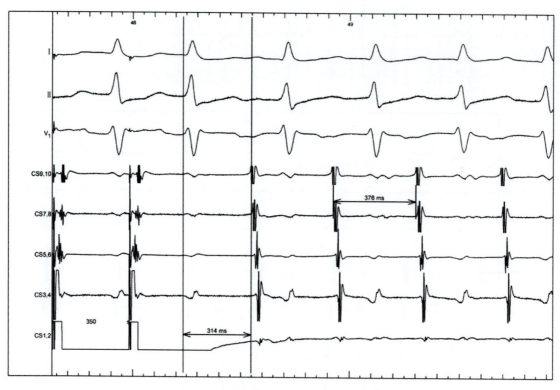

图 3-2-53　冠状窦远端拖带，第一个 VA 间期是 314 ms。

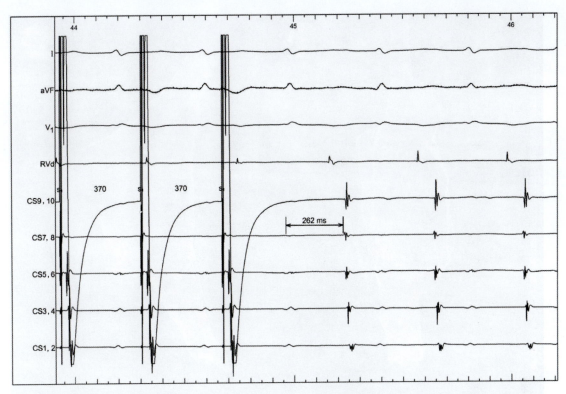

图 3-2-54 冠状窦近端拖带，第一个 VA 间期是 262 ms，两个间期差值是 52 ms，大于 10 ms，诊断为房速。

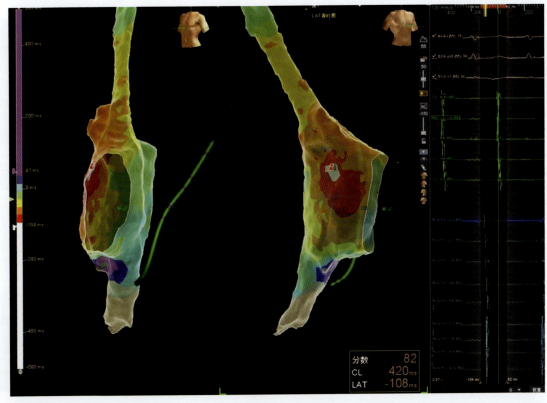

图 3-2-55 右心房激动顺序标测可见右心耳开口下方激动最早，局部领先冠状窦近端 108 ms，最早激动点不是在界嵴，也不是在三尖瓣环，此处非房速多发部位。

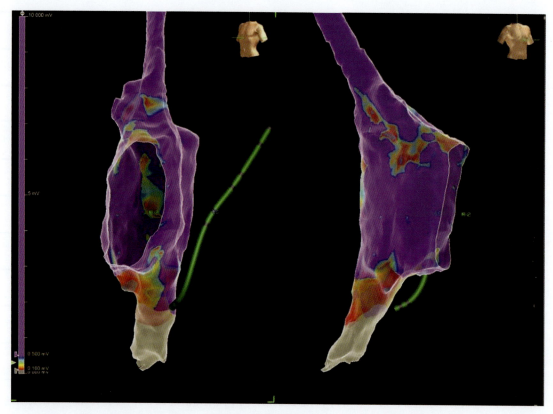

图 3-2-56　电压标测图。最早激动点紧邻低电压区，房速为心房瘢痕相关。

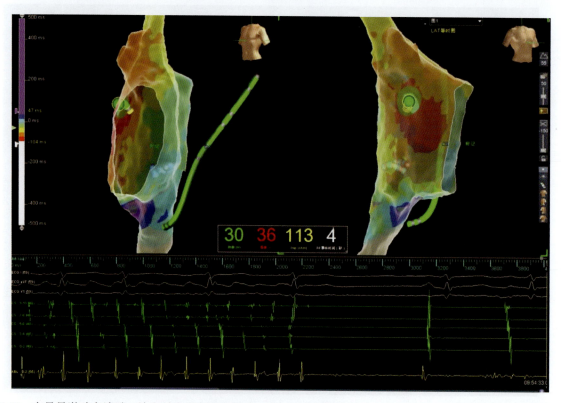

图 3-2-57　在最早激动点消融，放电时出现高频电活动，类似于房颤样电活动。右心耳附近区域刺激易出现房颤样电活动。但数秒后随着热效应扩大，心动过速终止，转复为窦性心律。

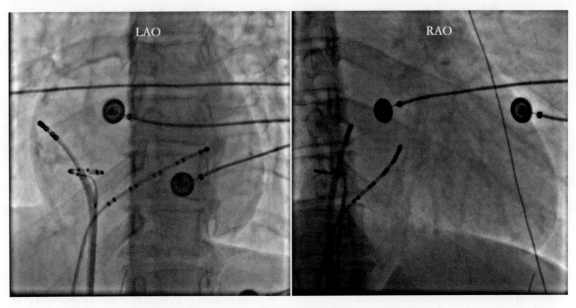

图 3-2-58　靶点影像。影像显示导管头端在右心耳较近的区域。

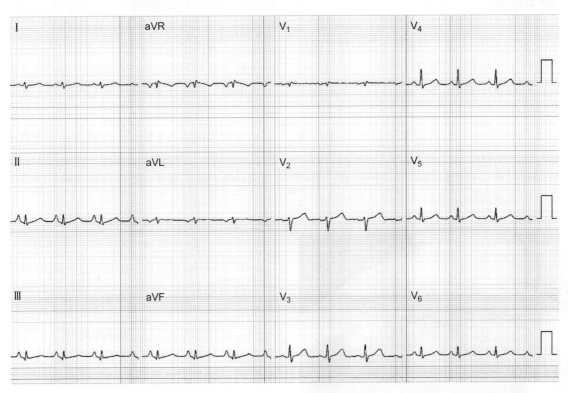

图 3-2-59　术后心电图，V_1 导联 P 波正负双向，下壁导联 P 波直立，符合窦性心律心电图表现（术前，V_1 导联 P 波负向）。

（瓜超君　郭金锐）

第三节 三尖瓣峡部依赖的心房扑动

一、概述

起源于右心房的房扑可以分为两大类，一类是三尖瓣峡部依赖的，另一类是非三尖瓣峡部依赖的，前者又称为典型房扑。如果为逆钟向折返，又称为I型房扑。三尖瓣峡部是指在三尖瓣环和下腔静脉之间的区域。非典型房扑的折返环构成不包括三尖瓣峡部，主要是一些外科术后切口瘢痕相关的折返，最常见的为绕游离壁切口瘢痕的大折返，其他部位的还有房间隔切口瘢痕相关的大折返，少部分为心房肌自身病变的瘢痕相关的大折返。

二、相关解剖

如图3-3-1所示，在三尖瓣和下腔静脉之间的区域称为三尖瓣峡部。三尖瓣峡部的间隔侧为冠状窦口；靠近瓣环侧的房室沟内有右冠状动脉走行；下腔静脉侧为欧氏嵴。

如图3-3-2所示，三尖瓣峡部消融时通常采取导管平行贴靠的方式。如果消融线靠近间隔侧，心房组织相对薄，且消融线较短，阻断成功率相对高。但是靠近间隔发生房室传导阻滞的风险会略高。如果消融线靠近游离壁侧，基本不会发生房室传导阻滞，但消融线较长，而且会有较厚的梳状肌结构，完成消融线阻滞相对不容易。

另一个重要解剖结构就是小的凹槽（Pouch）。存在Pouch时，如果导管平行贴靠有可能不能贴靠到Pouch底部，导致不能阻断；如果采取导管倒U方式，导管的头端接触Pouch底部，该区域较薄，要注意发生穿孔的风险。

欧氏嵴是造成消融困难的另一结构。从右心房外面观察，右心房游离壁侧上腔静脉与右心房交界处为窦房结，其向下有一纵行凹陷结构，称为界沟。界沟后方是腔静脉窦，前方是固有心房。在心腔内面，界沟对应的结构为一隆起，称为界嵴。界嵴纵行向下至下腔静脉处，再向间隔方向移行为欧氏嵴，欧氏嵴在冠状窦口后方移行为Tadaro腱。欧氏嵴也是向心腔内突起的结构，有时向心腔内突起较明显。此时如果导管平行贴靠，由于欧氏嵴的阻挡作用，在欧氏嵴前方（三尖瓣环方向）导管与心肌组织接触压力会较低，导致该处不能形成透壁损伤。当然了，总体上I型房扑消融不难，熟悉解剖结构的特点，单次成功率可在90%以上。

三、典型房扑心电图特征

峡部依赖的房扑心电图具有一定的特征。逆钟向折返最常见，激动通过峡部后沿间隔侧向上传导，经右心房顶部、右心房游离壁向下传导至峡部。顺钟向房扑激动顺序刚好相反。上述为大致折返环的构成，但有些细节尚不清楚，如激动通过前间隔的具体传导路径。无论如何，下腔静脉与三尖瓣之间的峡部区域更重要，因为这个区域参与折返环的构成非常明确。

逆钟向折返房扑体表心电图特点是下壁导联负向的锯齿波，V_1导联正向。V_1导联正向容易判断，而下壁导联方向有时不易判别。但下壁导联F波的特点是下降支延缓，上升支相对快。顺钟向折返房扑体表心电图特点是下壁导联正向的锯齿波，V_1导联负向，但变异较大，常常与左心房房扑鉴别困难。如果没有左心房消融病史，左心

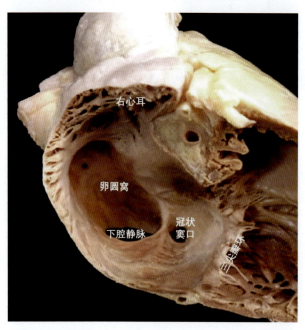

图 3-3-1　三尖瓣峡部（图片引自 Biomed Res Int. 2015: 547364.）。

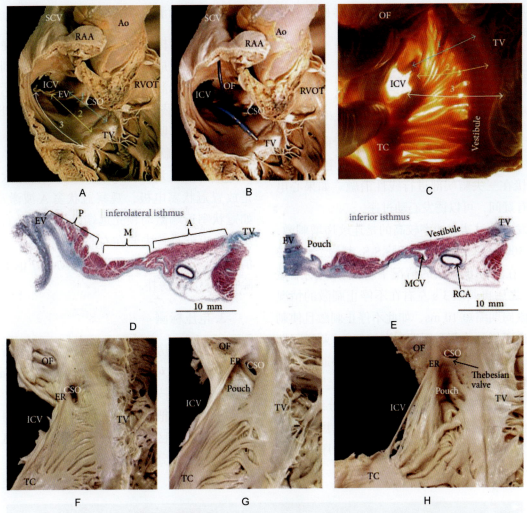

图 3-3-2 三尖瓣峡部消融线及导管贴靠（图片引自 Biomed Res Int. 2015：547364.）

SCV：上腔静脉；Ao：主动脉；RAA：右心耳；ICV：下腔静脉；EV：欧氏嵴；RVOT：右室流出道；CSO：冠状窦口；TV：三尖瓣环；OF：卵圆窝；RCA：右冠状动脉；TC：界嵴；MCV：心小静脉。请注意：**D** 图是下外侧峡部（inferolateral isthmus），**E** 图是下峡部（inferior isthmus，或称中央峡部），在前庭部（Vestibule，即 A 区）较厚且有右冠状动脉和心小静脉走行。在后部（P 区）与欧氏嵴（ER）相邻，P 区与中间部（M 区）可有隐窝（Pouch）。Thebesian valve 为冠状窦口的瓣膜。

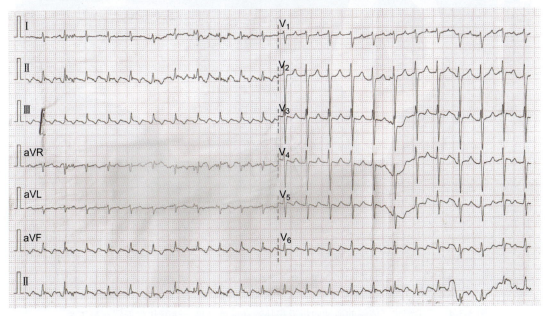

图 3-3-3 三尖瓣峡部依赖逆钟向折返房扑。

房自发房扑概率很低，主要见于左心房前壁有低电压区时出现绕二尖瓣环折返的房扑。

四、标测与消融策略

1. 心动过速的诱发

对于持续性房扑，不需诱发。对于阵发性房扑，手术期间往往是窦性心律。如果心电图典型，可以直接在三尖瓣峡部进行线性消融。如果心电图诊断有疑问，可以诱发心动过速。

诱发心动过速成功率较高的是连续递增刺激，通常从 300 ms 的刺激周长开始 S_1S_1 刺激。经过 3 s 左右，在不停止刺激的情况下将刺激周期缩短 10 ms，之后再刺激 3 s 左右在不停止刺激的情况下将刺激周期缩短 10 ms，如此不停止刺激且使刺激频率逐渐增加（刺激周期逐渐缩短）。刺激间期缩短至 200～220 ms 时停止刺激，房扑通常可被诱发。通常诱发房扑不需要使用异丙肾上腺素。

如刺激仪不能连续递增，可尝试分级递增，两个刺激频率之间的停止间期要尽可能短。分级递增诱发成功率较上述连续递增低。程序刺激诱发房扑通常无效。

2. 激动标测

虽然拖带标测具有重要价值，但是在三维电解剖系统广泛应用时代，借助三维电解剖标测系统进行激动标测更重要，可以很直观展示激动顺序及折返环。图 3-3-4 是一逆钟向折返房扑的激动顺序标测，其明显是经过峡部的大折返，此时拖带标测的价值就很有限。

我们标测无左心房内消融史的房扑大致流程是放置冠状窦电极，观察冠状窦 A 波激动顺序，如冠状窦近端激动领先远端，几乎都是右心房的房扑，也就是首先要在右心房内标测。有左心房消融史，即使是冠状窦近端激动早，也不应完全除外左心房的房扑。

3. 电压标测

对于典型房扑，电压标测帮助定位折返环的价值有限，但对于指导消融线制订有一定价值。电压界值标准按 0.1～0.5 mV 常规设置，峡部通常健康。如果把电压设置界值调高，使得峡部显出相对低电压区域，也就是心肌较薄的区域，此区域消融易达到透壁损伤、峡部线阻断。峡部线可以不是直的，这些低电压区域消融点连成曲线

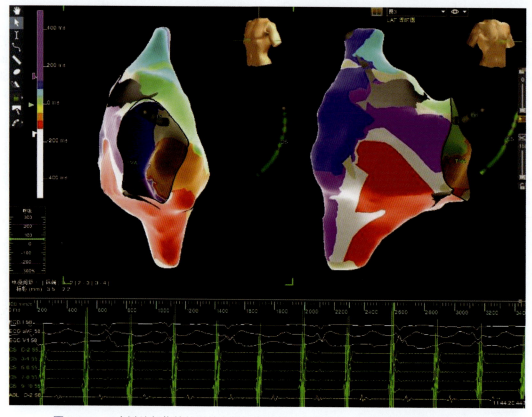

图 3-3-4　三尖瓣峡部依赖的逆钟向折返房扑激动标测结果。注冠状窦近端在最下方。

是完全可以的。对于非典型房扑电压标测有助于折返环的定位。具体见后文。

4. 消融终点

消融终点是峡部线双向阻滞，也就是在冠状窦近端起搏，把消融导管放在峡部线的游离壁侧，测量起搏信号到消融导管记录到的电位之间的间期，如果大于 120 ms 认为阻断。然后在峡部线的游离壁侧用消融导管头端起搏，到冠状窦近端 A 波的时间大于 120 ms 说明相反方向阻滞。120 ms 这一界值并没有确切依据，只是多年来一直采用。我团队并不是采用"120 ms"这种终点。我们发现持续性房扑者，峡部线阻断彻底，在消融线游离壁侧起搏，传至冠状窦近端的时间通常在 130 ms 以上，绝大部分在 150 ms 以上。如图 3-3-5 所示，我们采用的终点是分别在峡部消融线的游离壁侧靠近消融线处（A 点）和游离壁高位远离消融线处（B 点）起搏，如果峡部线阻断，激动是经过游离壁上传，经三尖瓣 12 点后向下，再到间隔，至冠状窦近端。前述 A 点到冠状窦近端的时间会长于 B 点到冠状窦近端的时间。如果峡部线未阻断则会出现 B 点起搏到冠状窦的时间长于 A 点起搏到冠状窦的时间。值得注意的是，阵发性房扑者右心房相对健康、传导速度相对快，因此前述的时间间期会短，但分别在前述 A、B 点起搏的顺序会证实消融线是否完整。

5. 放电参数

采用盐水灌注模式，设定 40 W/43℃，盐水灌注速度一般在 13～17 ml/min，每个点放电时间不超过 15 s。如果局部电位振幅较高，消融时电位振幅减低较慢，说明此处心肌较厚，可放电时间长些。

6. 导管的操作及消融技巧

通常采取导管平行贴靠的方式（图 3-3-6 A），从三尖瓣环侧（仅有 V 波处）开始放电，逐渐回撤导管至下腔静脉侧（A 波消失处）。我们不建议导管打着弯、与峡部心肌接触时向前推送，因为有可能使导管进入 Pouch 中，造成心脏压塞，相反回撤导管是很安全的。

对于峡部线阻断困难的情况有以下几个策略。第一，进行激动标测。在房扑中止后窦性心律的情况下采用这个办法。起搏冠状窦近端，在消融线的游离壁侧进行激动标测，激动最早区域常是裂隙（gap）所在区域。第二，进行电压标测。电压相对低区域容易透壁损伤，避开电压高的区域进行加强消融。第三，使用长鞘或可调弯鞘，增加支撑力和导管稳定性。第四，采用倒 U 的导管塑形（图 3-3-6 B）。有 Pouch 的地方平行贴靠可能压不到 Pouch 的底部，采用倒 U 的方式贴靠，但是采取倒 U 方式时一定注意不要放电时间太长。如果欧氏嵴较高，可阻挡导管与心肌接触，此时采用倒 U 塑形导管头端可与心肌良好接触。第五，在下腔静脉这一侧，导管回撤至欧氏嵴处时，患者呼吸可能导致导管滑落至下腔静脉，导管不稳

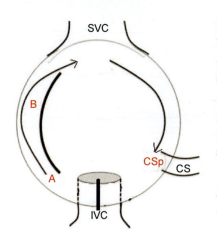

图 3-3-5　峡部线阻滞的验证示意图，分别在 A、B 点起搏，A-CSp 间期大于 B-CSp 间期提示消融线逆钟向传导阻断；在 CSp 处起搏，CSp-A 间期大于 CSp-B 间期，提示消融线顺钟向传导阻滞。

图 3-3-6　不同的导管贴靠方式。

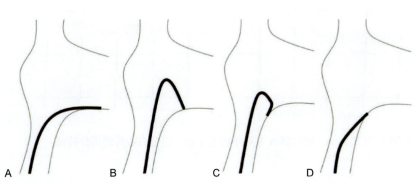

定(图 3-3-6 D),对策是把导管打成倒 U 的塑形,进入下腔静脉,然后导管松弯弹过来(图 3-3-6 C),这样的接触方式就不会出现突然导管滑落。

五、病例

1. 病例一(图 3-3-7 至图 3-3-10)

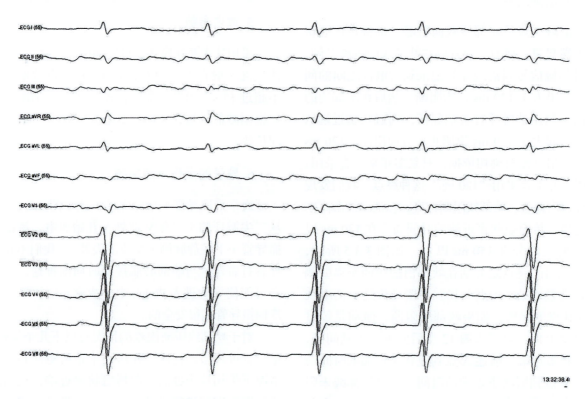

图 3-3-7 体表心电图,可见下壁导联 F 波下降支延缓,上升支相对快;V_1 导联 F 波正向,符合典型房扑特点。

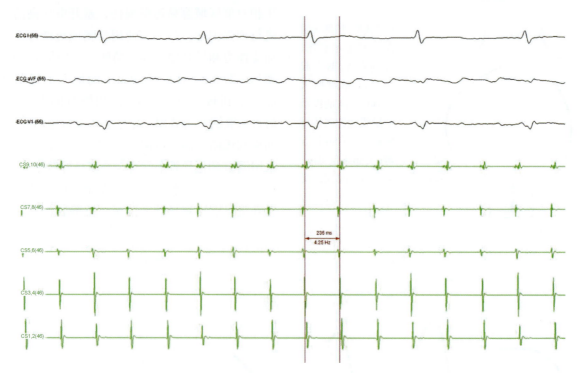

图 3-3-8 放置冠状窦电极后可见 TCL 为 235 ms,冠状窦 A 波顺序由近至远,符合右心房的房扑特征。

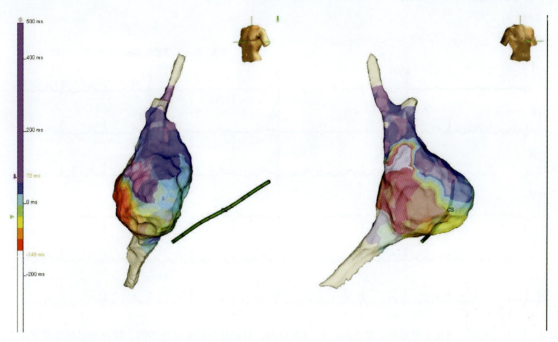

图 3-3-9　激动标测结果,可见颜色分布为白-红-橙-黄-绿-青-蓝-紫,右心房可以标测到心动过速全周长,激动顺序为绕三尖瓣环逆钟向折返。

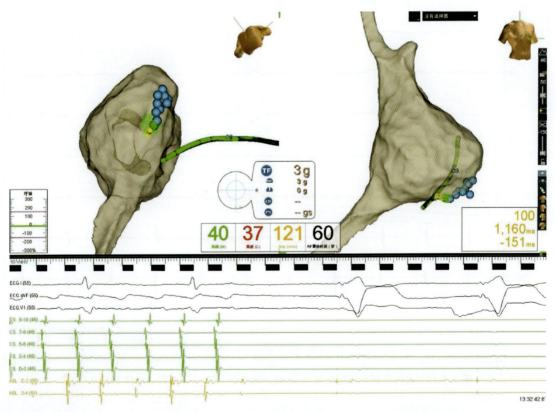

图 3-3-10　消融过程中房扑终止、转复为窦性心律。之后两跳 QRS 波为心室起搏,未见窦性心律(无 A 波)。加强消融后达到前述的消融终点。

2. 病例二（图 3-3-11 至图 3-3-16）

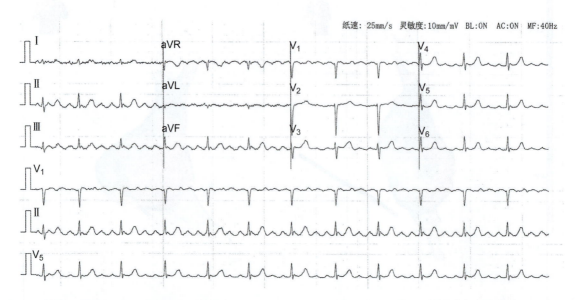

图 3-3-11　体表心电图，可见下壁导联 F 波正向，V_1 导联负向，与常见的典型房扑不同，没有明显延缓的下降支，符合三尖瓣峡部依赖的顺钟向折返房扑特征。

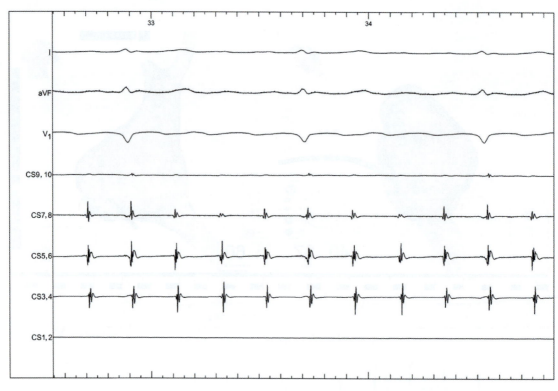

图 3-3-12　腔内电图可见冠状窦 A 波顺序为由近至远，符合右心房房扑特点。

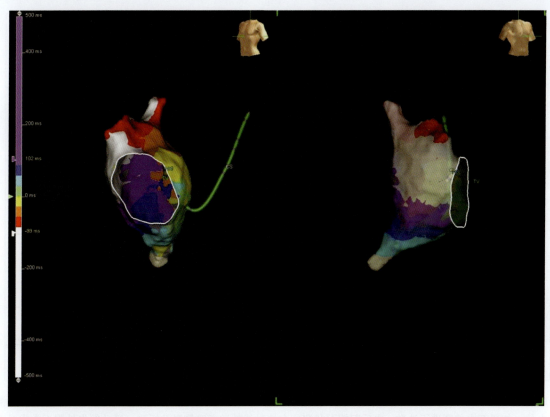

图 3-3-13 右心房激动顺序标测结果,可见颜色分布为白-红-橙-黄-绿-青-蓝-紫,右心房可以标测到心动过速全周长,激动顺序为绕三尖瓣环顺钟向折返。

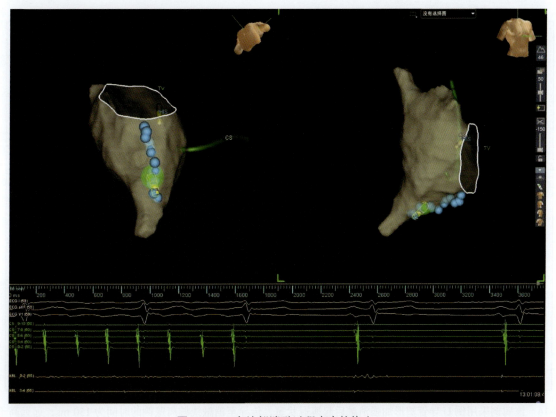

图 3-3-14 在峡部消融过程中房扑终止。

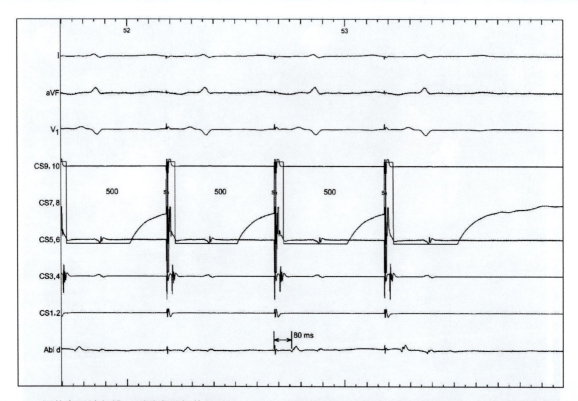

图 3-3-15　冠状窦近端起搏，到游离壁侧传导时间 80 ms，说明消融线不完整。采取的策略如下，首先在线上再标测观察哪里有电位，如果有电位则进行消融；之后起搏冠状窦，在消融线的游离壁侧激动标测，激动领先处附近常常是消融线的裂隙（gap）所在。如果平行贴靠几次消融线上都没有电位，可能是欧氏嵴或 Pouch 特殊结构导致导管头端与心肌组织接触差，此时需采用倒 U 导管塑形寻找 gap。

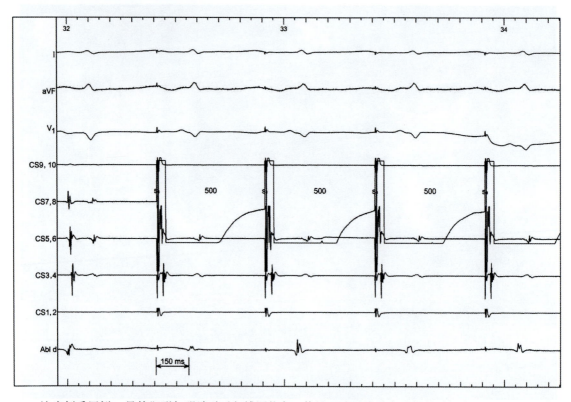

图 3-3-16　该病例采用倒 U 导管塑形加强消融后起搏冠状窦，传导至消融线游离壁侧的时间为 150 ms，远远高于传统的 120 ms 标准。我们认为如果前述起搏后的传导时间大于 150 ms，消融线是完整的；如果传导时间在 120～149 ms 时，要在右心房游离壁两个点进行测定传导时间验证（前文消融终点部分提到的 CSp-A 和 CSp-B）。

3. 病例三（图 3-3-17 至图 3-3-19）

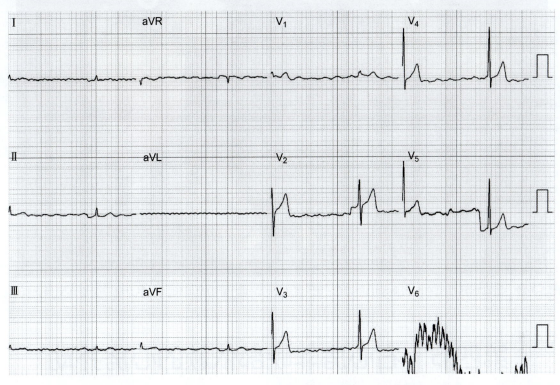

图 3-3-17　房扑发作时体表心电图，F 波振幅较小，不太符合 I 型房扑特点，但此病例无心外科手术史及左心房消融史。

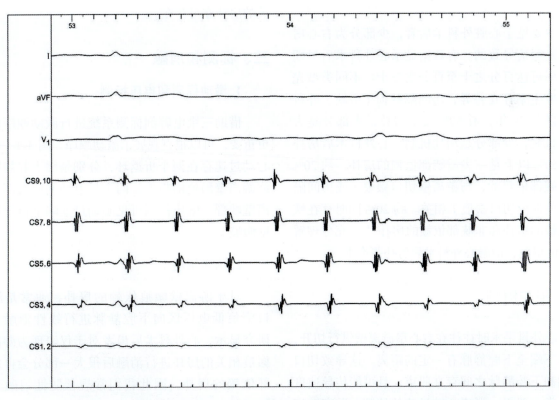

图 3-3-18　腔内电图可见冠状窦 A 波顺序为由近端至远端，符合右心房的房扑特点。

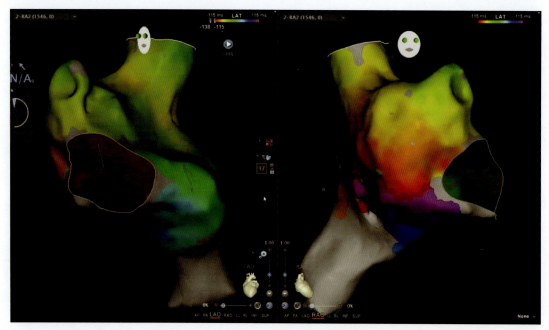

图 3-3-19　激动标测可见右心房激动时覆盖红-橙-黄-绿-青-蓝-紫的全周长，顺序为绕三尖瓣环顺钟向折返。

第四节　右心房非峡部依赖的心房扑动

一、概述

主要见于心脏外科术后者，少部分为右心房内原发瘢痕导致的。有数据显示心外科术后早期发生率可达百分之十至百分之三十。不同类型先心病发生率存在差异，房间隔缺损（房缺）外科术后随访 20 年，有 50% 发生房扑，大部分是大折返机制，少部分是局灶机制。心外科术后房扑中，50% 以上是三尖瓣峡部依赖的房扑，约 20% 是非峡部依赖的，与游离壁切口瘢痕（或房间隔或其他部位切口瘢痕）相关。约 20% 同时存在峡部依赖的房扑和非峡部依赖的房扑[1]。充分理解房扑的机制，消融心外科术后房扑并不难。

二、相关解剖

心外科手术时往往在右心房游离壁纵行切开，切口下端至下腔静脉有一定的距离。这导致切口下端和下腔静脉之间存在肌束，且可能传导速度较正常心肌慢，形成心动过速的峡部。游离壁切口瘢痕相关房扑是最常见的，此外房间隔切口相关的房扑亦可存在。

三、标测和消融

1. 激动标测和电压标测

借助三维电解剖标测系统进行激动顺序标测更重要，可以很直观展示激动顺序。图 3-4-1 可见心动过速存在两个折返环，分别是绕下腔静脉和绕游离壁瘢痕的折返。两个折返环共同峡部是游离壁峡部。电压标测可见心动过速峡部位于游离壁瘢痕下方。

2. 消融策略

对于游离壁瘢痕依赖的房扑，通常是沿切口瘢痕低电压区向下腔静脉进行线性消融。有研究显示，心外科术后患者对于仅表现为游离壁瘢痕相关的房扑进行消融后很大一部分会再发峡部依赖的房扑，因此我们常规预防性消融三尖瓣峡部。

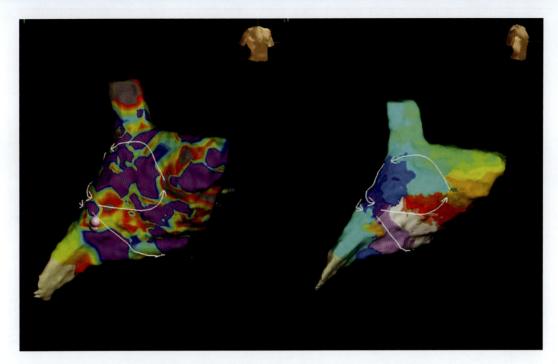

图 3-4-1　心外科术后房扑电压标测（左侧）及激动标测。

四、病例

1. 病例一（图 3-4-2 至图 3-4-7）

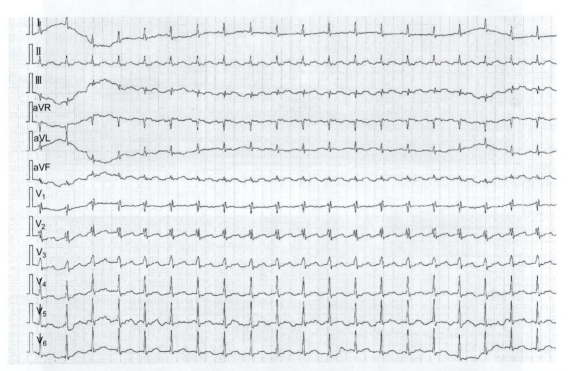

图 3-4-2　房缺外科术后发生的心动过速。体表心电图可见房扑 2：1 下传，但扑动波并不符合典型三尖瓣峡部依赖的房扑。

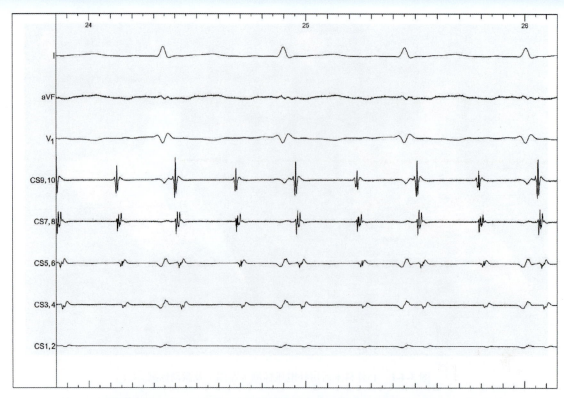

图 3-4-3　行电生理检查，记录冠状窦电图可见近端 A 波领先，提示右心房房扑可能性大。

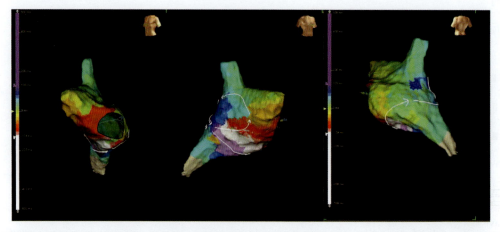

图 3-4-4　激动顺序标测可见双环折返，分别是游离壁瘢痕折返及绕下腔静脉折返，两个折返环共同的通路在游离壁下部。

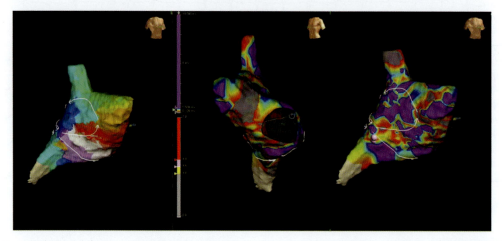

图 3-4-5　电压标测（右侧图）可见游离壁存在低电压区，低电压区域向下腔静脉方向是两个折返环的共同通路。

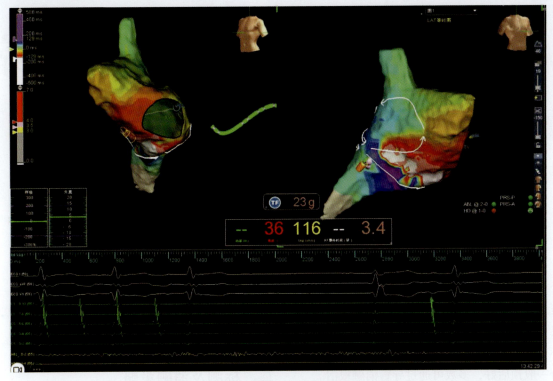

图 3-4-6　在两个折返环共同通路消融房扑终止。

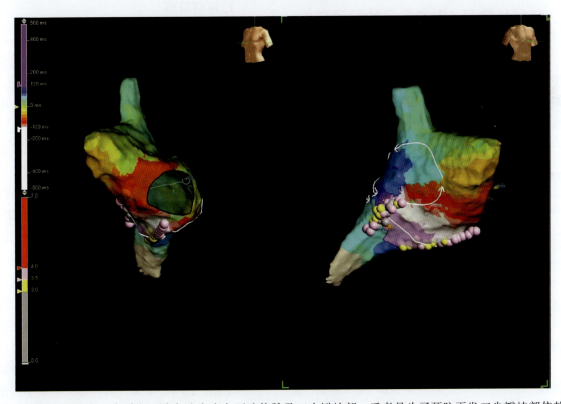

图 3-4-7　最终的消融线。分别位于游离壁瘢痕向下腔静脉及三尖瓣峡部；后者是为了预防再发三尖瓣峡部依赖的房扑。

参考文献

[1] Roca-Luque I, Rivas Gandara N, Dos Subira L, et al. Intra-atrial re-entrant tachycardia in congenital heart disease: types and relation of isthmus to atrial voltage. Europace, 2018, 20: 353-361.

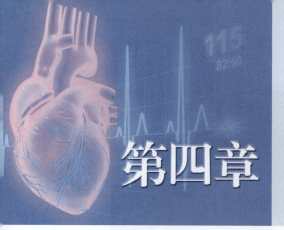

第四章 特发性室性期前收缩/室性心动过速

第一节 特发性室性期前收缩/室性心动过速导管消融概述及起源定位

室性期前收缩（室早）是临床上最常见的心律失常之一，可见于各种心脏病患者，无器质性心脏病者亦很常见。与器质性心脏病无关室早为特发性室早，一般预后好，多数可通过导管消融根治。

一、特发性室早/室速常见的起源部位

起源部位不是随机分布的，而是具有一定的集中趋势。常见的起源部位是心肌组织与非心肌组织移行区域，也就是瓣环区域。另外，浦肯野纤维分布的特定区域也会产生室早、室速。

表 4-1-1 特发性室性心律失常的常见起源部位

	右心室系统	左心室系统
流出道	间隔/游离壁 肺动脉窦（左、右、前）	左、右冠窦 主动脉-二尖瓣连接处 左右冠窦之间
瓣环	三尖瓣环 （邻希氏束）	二尖瓣环
乳头肌	乳头肌 节制束	后组、前组乳头肌
传导系统		左后分支、左前分支、上间隔支
心外膜		左室顶部（心大静脉、前室间静脉） 房室交叉区

导管消融成功率与起源部位相关。右室流出道起源室早的发病率最高，占总体的60%左右，其成功率可达97%以上；左室流出道起源室早的发病率占10%左右，成功率在90%。总体上，流出道起源室早平均成功率在95%左右。

二、标测及消融策略

1. 标测策略

首先根据体表心电图进行粗略定位，之后在该区域进行精细标测。特发性室性心律失常有两种标测方法，即激动顺序标测和起搏标测。

（1）激动顺序标测：首先通过体表心电图初步定位起源。标测过程是把消融导管送至初步定位区域，于室早时记录局部电位，同时以室早时体表心电图QRS波起始处作为参考，比较消融导管记录的局部电位起始（斜率最大处）与体表心电图QRS波起始相差的数值（领先的数值）。之后移动导管，在这个点的上下左右再分别取点测量室早时局部电位与体表心电图差值。在上下左右这四个点中领先数值最大的点周围再取点测量领先数值，如此往复，最终找到"最早的激动点"，也就是靶点。三维标测系统会把采集到的点的空间位置在立体模型上显示，每个点对应的领先的数值用不同的颜色呈现，这样最早激动点就一目了然。图4-1-1为一例邻希氏束室早的激动顺序标测。

（2）起搏标测：在室早的可能起源部位进行起搏，然后将起搏的QRS波形态与自身室早QRS波形态进行比对（图4-1-2）。原则上在体表12导联中至少有11个导联的QRS波形态一致时，可

第四章 特发性室性期前收缩/室性心动过速

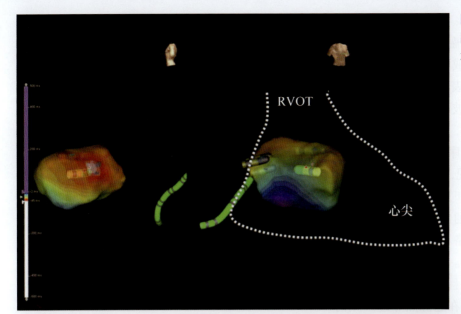

图 4-1-1 室早的激动标测，左侧图白色代表最早激动点。RVOT：右室流出道。

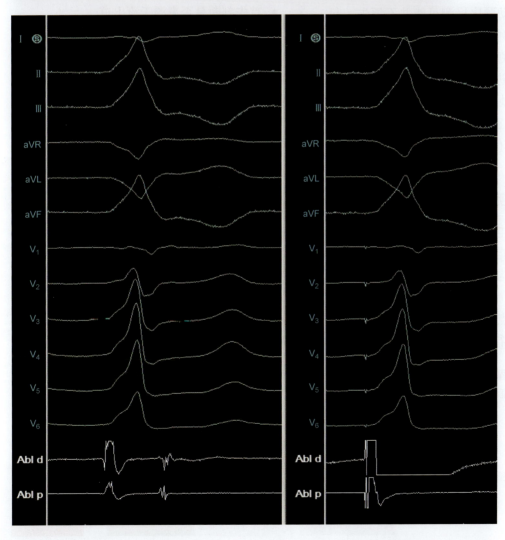

图 4-1-2 左侧为自身室早 QRS 波形态（符合心大静脉起源特点，具体见后文）。右侧是在心大静脉远端起搏的 QRS 波形态。两者完全相同。

认为该区域是早搏起源点。关于起搏参数设置通常遵循如下原则：间期为室早联律间期；输出能量为舒张期阈值的 2 倍。

2. 消融策略

（1）根据激动顺序标测确定的靶点进行消融：也就是以激动顺序标测确定的最早激动点为靶点

进行消融。

（2）起搏标测指导的消融：在不能进行激动标测时（如手术时早搏很少或不出现），可以考虑起搏标测指导消融。即在体表心电图 12 导联中至少有 11 个导联起搏的 QRS 波与自身室早 QRS 波形态一致处为靶点。

对比两种策略，激动顺序标测更准确，而且有些区域起搏标测无法实现，如在主动脉根部，在该部位心肌组织少，起搏时无法夺获心肌。所以激动顺序标测确定的靶点通常更可靠。

（3）解剖消融：此策略不常用，在以上两种策略效果不佳时考虑使用。就是根据心电图特点可确定早搏起源区域，并且早搏起源在心肌深层或心外膜，根据解剖关系在起源点邻近区域消融，而这个区域激动顺序标测可能并不领先，起搏标测也不满意。例如左心室顶部心外膜起源的室早，激动顺序标测和起搏标测指导的消融均无效时可在邻近部位进行消融，包括左冠窦底部、主动脉二尖瓣结合处（AMC）区域、心大静脉远端等，虽然没在真正的起源点放电，但是可以通过消融解剖邻近位置进行能量渗透，达到消融目的。

3. 特殊注意事项

第一，体表心电图定位的准确率不足 90%，所以体表心电图只能用于初步定位。要熟悉兴趣区域的临近解剖结构。例如心电图提示室早起源于右室流出道间隔，但是在右室流出道区域激动顺序标测无理想靶点，此时要考虑到其邻近结构（如左室流出道）进行标测。

图 4-1-3 室早定位流程。RVOT：右室流出道；LVOT：左室流出道。

第二，注意区分近场和远场电位。近场电位振幅比较高且锐利，而远场电位振幅相对低且顿。远场电位提示邻近区域起源，并非真正靶点。

第三，每个区域都有常用的导管贴靠方式。如右室流出道可采用"倒 U"形的方式，这种特殊的贴靠方式导管稳定且贴靠良好。

第四，体表心电图位置要准确。体表心电图的电极片常常是由助手或者跟台技师粘贴，要注意位置标准化。如位置不准确，记录到的室早形态会变化，可导致误判、手术失败。

三、体表心电图的定位流程

如图 4-1-3 所示，我团队采用的大致流程为：

- 首先判断是否来源于流出道

首先观察下壁导联室早的 QRS 波，如均为正向，则起源于流出道区域。少数病例即使下壁导联 R 波直立，但是起源位于流出道和非流出道移行区域。

○ 如何进一步区分起源于左室流出道还是右室流出道

首先介绍移行导联的概念。胸前导联中呈现 R/S 振幅相等的导联称为移行导联。常用的方法有两种。方法一：如移行在 V_4 导联以后则基本为右室流出道，但是移行在 V_2/V_3 导联则不一定在左室流出道。方法一不是非常准。第二种方法：移行指数，移行指数 > 0 考虑右室流出道，移行指数 < 0 则考虑左室流出道。敏感性 88%，特异性 82%[1]。实际工作中不用特意去记移行指数，还有个更简单的方法。**我团队常用的方法**是对比

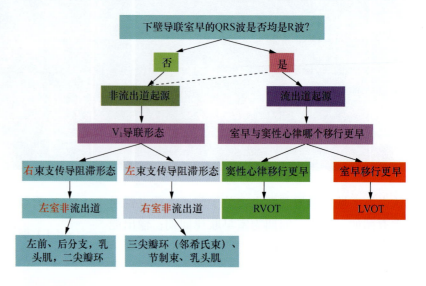

窦性心律和室早看哪个移行更早？如室早移行较早说明在左室流出道，如窦性心律移行较早则考虑右室流出道（图4-1-4）。

● 非流出道起源之左右

对于来源于非流出道左、右心室较好区分，主要看 V_1 导联。如 V_1 导联QRS波呈QS型，呈左束支传导阻滞，则起源于右心室；如 V_1 导联QRS波正向，R波为主，呈右束支传导阻滞图形，则为左心室起源。

右室非流出道常见位置是三尖瓣环（包括邻希氏束区）、节制束及乳头肌，左室非流出道常见位置是左前、左后分支，前乳头肌，后乳头肌及二尖瓣环。我们将在后文详细讲解如何进一步区分右室及左室流出道具体位置。

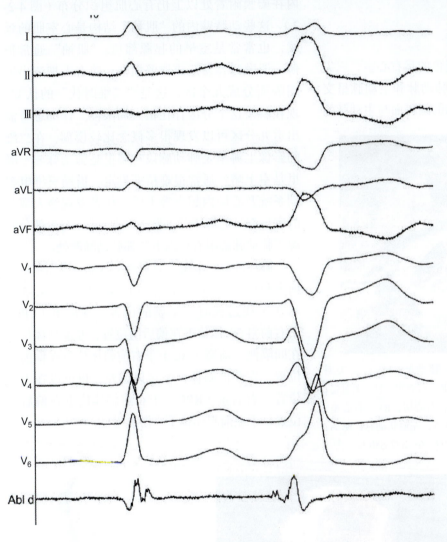

图4-1-4 似乎室早时胸导联移行在 V_4 导联，但是窦性心律时 V_4 导联 R/S 相等，室早时 V_4 导联 R 波比 S 波略大，室早有移行更早的趋势，提示左室流出道可能性大，最终消融靶点在右冠窦。

第二节 右室流出道起源的室性期前收缩/室性心动过速

右室流出道起源的室性期前收缩（室早）、室速是非结构性心脏病患者较常见的心律失常，也是室早射频消融的主要对象。具有成功率高、导管操作相对简单等特点。

一、概述

右室流出道起源的室早可同时合并室速，或以室速为主。室速发作可有黑矇，但晕厥很罕见，因室速一般仅持续几秒至十几秒就自行终止。导管消融成功率可达95%～98%，导管操作相对容易。

根据体表心电图特征可对起源进行粗略定位，但需要注意心电图的定位仅是粗略估测，要以标测结果为主，而且一定要考虑除初始估测部位外还有哪些可能的位置？也就是之前讲过的毗邻部位，或者说周边的解剖结构，术者心中要有一个备选答案。

二、相关解剖及影像

图4-2-1是心室铸型，蓝色的是右心室，三尖瓣环上方的区域是流出道。肺动脉和主动脉呈交叉关系，右室流出道-肺动脉的间隔面与主动脉的左冠窦和右冠窦的关系非常密切。肺动脉瓣要比主动脉瓣略高，这一点非常重要。激动顺序标测时，如果标测右室流出道激动最早点不是在高处向下扩布，而是在偏下一点且向上下两个方向扩布，最早点的局部电位振幅较大，这时要考虑是不是起源于主动脉侧。

纵行切开肺动脉及主动脉，可以见肺动脉壁内在瓣膜附着处以上仍有心肌组织分布（图4-2-2）。这些动脉壁内的"肌袖"结构是心室肌的延续，也常常是室早的起源部位。"肌袖"通常很薄，消融时容易造成透壁损伤。曾有人把流出道间隔面分成九个区，这是"二维时代"的认知，现在看来这个分区存在很大局限性。仔细思考流出道九分区可以发现很多概念比较模糊，在二维的影像上哪里是肺动脉段？哪里是肺动脉瓣？哪里是室上嵴？通常很难精准界定。借助三维电解剖系统及心腔内超声等手段，作者发现绝大部分的室早都是起源于肺动脉的"肌袖"，有少部分起源于肺动脉瓣附着处以下紧邻肺动脉瓣处。

肺动脉有三个窦，分别是左后窦（或称左窦）、前窦和右后窦（或称右窦）（图4-2-2）。图4-2-3展示在X线透视时三个窦的位置。左后窦（LPC）于右前斜30°体位下在偏后的位置，左前斜体位下在间隔侧。前窦（AC）于右前斜体位下在偏前的位置，在左前斜体位下可以偏左，也可以在中间位置。右后窦（RPC）于右前斜体位下在偏后的位置，于左前斜体位下在游离壁侧。

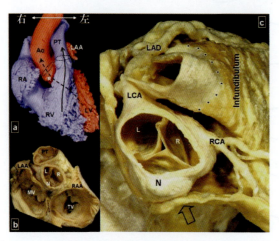

图4-2-1 右室流出道解剖。PT：肺动脉；MV：二尖瓣环；TV：三尖瓣环；L：左冠窦；R：右冠窦；N：无冠窦；LAA：左心耳；Ao：主动脉；RA：右心房；RV：右心室；LV：左心室；LAD：左前降支；LCA：左冠状动脉；RCA：右冠状动脉（引自Heart Rhythm 2009；6：S77-S80）。

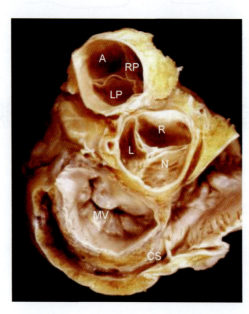
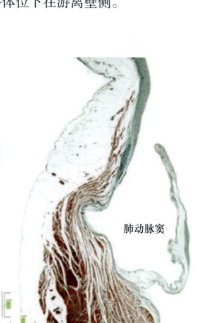

图4-2-2 左侧为肺动脉三个窦。右图为组织切片，可见心肌组织延伸至肺动脉瓣以上。A：肺动脉前窦；LP：肺动脉左后窦；RP：肺动脉右后窦；L：左冠窦；R：右冠窦；N：无冠窦；MV：二尖瓣；CS：冠状窦（图片引自Biomed Res Int. 2015：547364.）。

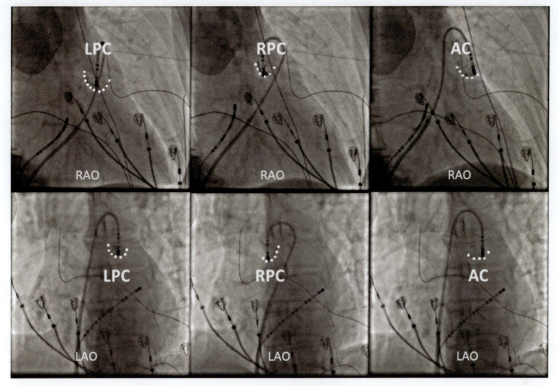

图 4-2-3 肺动脉窦影像。

三、右室流出道室早/室速体表心电图定位

根据本章第一节的定位流程，可以先粗略定位在右室流出道。起源在肺动脉右后窦或者右室流出道游离壁的室早 QRS 波略宽，但是没有明确的界值。其次，下壁导联 QRS 波切迹比较明显，更重要的是 I 导联室早 QRS 波呈正向且振幅较高。

起源于肺动脉左后窦或者前窦的室早，下壁导联切迹不太明显，I 导联 QRS 波呈正负双向或者负向，负向振幅一般不会太大。至于区分前窦和左后窦，目前未见明确的心电图标准。从实际操作角度看，可能区分的价值也不太大，因为它们离得很近，导管很容易在两个窦内移动。

还有一种比较特殊的室早，符合右室流出道起源特征，I 导联 QRS 波为负向，呈 QS 型，从影像上看可能是起源于左后窦和前窦之间。对于起源于左后窦的室早可以通过倒 U 形方式在肺动脉瓣上消融。对于这种 I 导联 QRS 波呈 QS 型的室早，在瓣上消融通常没有效果，需要在瓣下消融，导管的尖端朝向肺动脉远端平行贴靠。而且还有重要的一点，这个区域处在两个肺动脉窦之间，散热差，阻抗、功率都有一些特殊的特点，具体见后文。

四、标测和消融策略

1. 导管选择

瓣上消融时用倒 U 形的方式，此时需选择中弯或者红把的导管。如果弯太大不利于倒 U 塑形。此外，这个区域相对薄弱，推荐用柔软导管。如果用倒 U 形的方式通常要使用长鞘支撑。我们团队目前消融右室流出道室早，常规使用长鞘和中弯的导管，用倒 U 形的方式去消融。瓣下消融时采取导管平行贴靠的方法，要用大弯的导管。对于游离壁侧的靶点，我们一般采用导管平贴的办法。

2. 标测策略

标测策略主要以激动顺序标测为主，先瓣下平行贴靠粗略标测，对于间隔面起源的室早多采用瓣上倒 U 塑形精细标测和消融。如果是起源于间隔面-左后窦或前窦的室早，我们的流程是先导管平行贴靠粗略标测，确认在此区域；然后导管进行倒 U 塑形，仔细标测和消融。瓣上区域的空间非常小，采用瓣上倒 U 塑形标测时，导管非常稳定，而且导管轻轻旋转基本就可完成整个区域的标测。

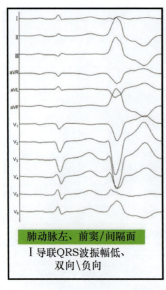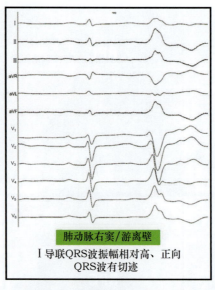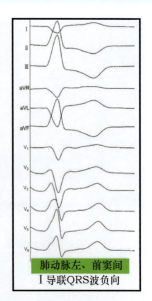

图 4-2-4　右室流出道不同部位起源室早心电图特点。

起搏标测有一定价值。对于早搏较少的，可以结合起搏标测。应用起搏标测有一个重要的前提，就是标测区域要有足够的心肌，这样才能夺获。在肺动脉窦或主动脉窦里心肌组织相对少，起搏标测的价值就会受到限制。

3. 消融参数

瓣上用温控模式，30 W/55℃。窦里血流缓慢、散热差，可能实际功率不高。有时候贴靠太紧，实际功率仅有 10～15 W，此时早搏可能消失，但会复发，长期有效率低。我们发现实际功率在 18 W 以上可以保证远期成功。肺动脉窦内心肌组织少，且是室早的起源，所以实际功率在 18 W 以上可以保证成功。瓣下 30～40 W/55℃，采用平行贴靠的办法，温度至少要在 49℃以上，如果实际温度低提示贴靠不良，损伤深度有限，可能远期的成功率会低。

4. 靶点电位的特征

如图 4-2-5 所示，左侧图是采取倒 U 形方式标测，靶点处记录的电位碎裂、振幅低（因局部心肌少），而且领先程度明显。如果采用在瓣下平行贴靠的办法可能局部的电位相对大一些（图 4-2-5 右侧）。

5. 导管操作技巧

图 4-2-6 展示如何做倒 U 的塑形。首先把导管送到流出道，在右前斜 30°体位下导管的尖端向

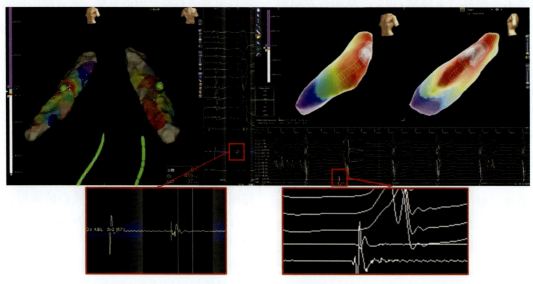

图 4-2-5　靶点电位特征。

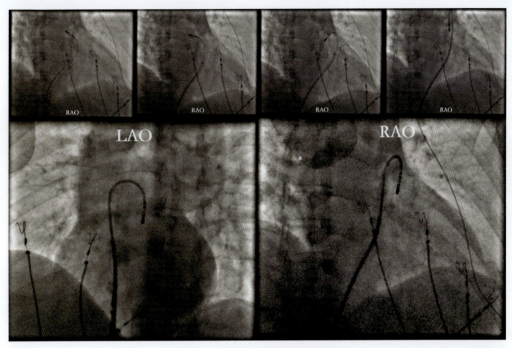

图 4-2-6 倒 U 塑形操作步骤。

后；然后推送长鞘，边送边旋转，旋转到长鞘头端弯指向上方（肺动脉方向）；当鞘管头端朝向上方时（图 4-2-6 上方 2、3 图），边送导管边打弯形成倒 U 形态。之后是固定鞘管，逆时针旋转导管。随着旋转，导管头端指向右室流出道后部，向间隔侧移动。而后导管轻轻松弯的同时向下拉导管和鞘管，导管头端就会进入肺动脉左后窦了。此时，继续回撤导管会发现头端不移动，提示进入肺动脉窦内；如果射频仪有实时阻抗监测，可见阻抗在 130 Ω 以上。如果实时阻抗在 130 Ω 以下，导管头端随导管回撤继续向下移动，提示导管尖端可能不在窦内，而是在肺动脉瓣的心室侧。如果要到肺动脉前窦，就再向前（逆时针）转一点导管，再向下撤导管就进入前窦了。

如果导管头端已经在左后窦，欲进入前窦，该如何操作？打个比方，如果你把手放在衣服的兜里，平移是不行的，因为兜的两边限制。窦的结构也是一样的（图 4-2-7），从左窦往前窦移动时不能直接旋转导管，要先推送导管，使其头端离开左后窦，然后再转到前窦的上方并下拉，这样才能进入前窦。

如何调整导管的贴靠？图 4-2-8 是导管倒 U 塑形在肺动脉左后窦内。肺动脉窦内血流缓慢、散热不佳，一般温度会较高。如果温度较低，往

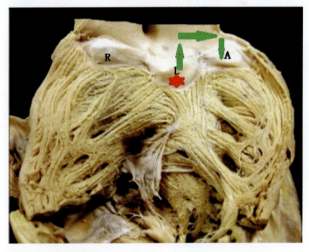

图 4-2-7 肺动脉窦。R：右窦；L：左窦；A：前窦（图片引自 Biomed Res Int. 2015：547364.）。

往提示导管头端不在窦里而是在肺动脉瓣的心室侧，需要再次前送旋转导管，松弯紧贴肺动脉壁，下拉导管入窦。如果放电时温度比较高，阻抗在 120～130 Ω 以上基本进入窦里。如果温度过高，达到 55 ℃ 的限制，可能实际功率小于 18 W，此时远期有效率低。处理办法是导管略打弯，离开肺动脉壁，贴靠的不太紧实际功率就可以升起来。另外，不要把导管拉到窦底，第一此处心肌相对厚，第二不散热，成功率会低。我们的经验是拉到窦底之后，阻抗比较高，再略略推送导管，使

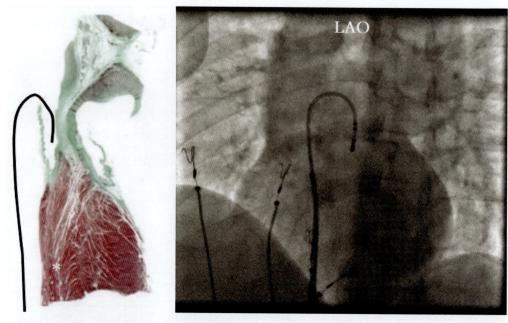

图 4-2-8　导管倒 U 塑形在肺动脉左后窦内示意图及影像（左侧图引自 Biomed Res Int. 2015：547364.）。

其尖端接触在瓣膜附着区上方一点，一个是局部散热相对好，实际功率可以在 18 W 以上；另外，此区域心肌组织少，容易彻底消融。

导管操作与头端移动的关系如下：向体内推送导管，导管尖端向上，到肺动脉远端方向；回撤导管，向心室侧移动。从患者足的方向观察，如果在右前斜体位下导管的尖端朝向后方，逆时针旋转会贴向间隔，如果再旋转就到了前窦。我们的操作常规是：导管到达流出道、打弯之后，进到肺动脉窦里，要把鞘管撤回到右心房，这是为了减少这一段的支撑，降低张力，减少损伤心脏风险。

另一种是平行贴靠或者叫瓣下消融的方式（图 4-2-9）。这种方法时如何调整导管？如果导管偏向间隔侧，导管打弯是向右室流出道后部移动，松弯向前；逆时针旋转导管可以向间隔侧贴靠。如果在间隔侧放电，逆时针旋转可贴靠得更紧。相反，在游离壁侧，同样打弯是向后、松弯是向前，但旋转的方向刚好是相反的，逆时针旋转离开游离壁，顺时针旋转贴靠间隔。推送导管，向肺动脉远端方向移动，回撤导管向下移动。有一个注意事项，在旋转导管或者松弯、打弯时多要同时配合推送导管和回撤导管，因为在旋转时导管头端会向下移。

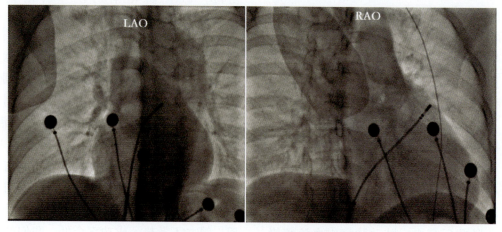

图 4-2-9　导管在右室流出道平行贴靠间隔侧影像。

五、病例

1. 室早消融病例一（图 4-2-10 至图 4-2-12）

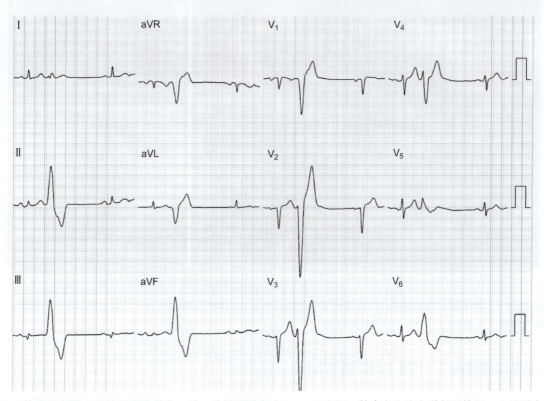

图 4-2-10 体表心电图。室早下壁导联为 R 波，胸导联移行在 V_4、V_5 之间，符合右室流出道起源特征。I 导联有正负双向，起源于间隔面-肺动脉前窦或左后窦，从概率上看左后窦起源的更多见。

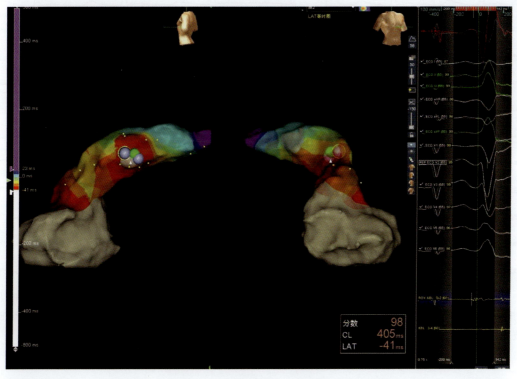

图 4-2-11 使用中弯导管在长鞘支撑下，粗略标测流出道间隔面，确定最早点在间隔面。然后采用倒 U 塑形，在肺动脉左后窦标测到电位碎裂、尖锐，领先体表 QRS 波起始 41 ms，符合有效靶点电位特征。

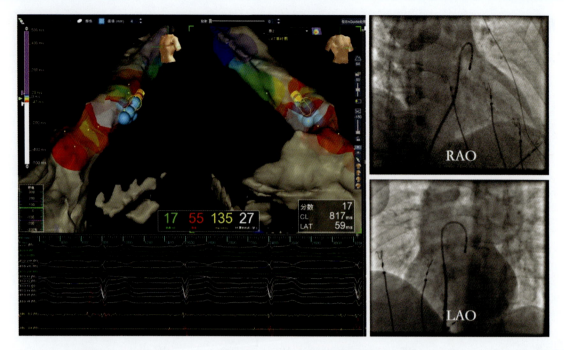

图 4-2-12 放电后早搏消失。实际温度 55℃，功率只有 17 W。此时要调整导管（打弯）使实际功率更高一些。如果把温度上限设成 60℃，功率就可以更高些，但温度太高患者疼痛明显。右侧图是靶点影像，右前斜位（RAO）偏后一点导管在肺动脉左后窦，左前斜位（LAO）导管在间隔侧。

2. 室早消融病例二（图 4-2-13，图 4-2-14）

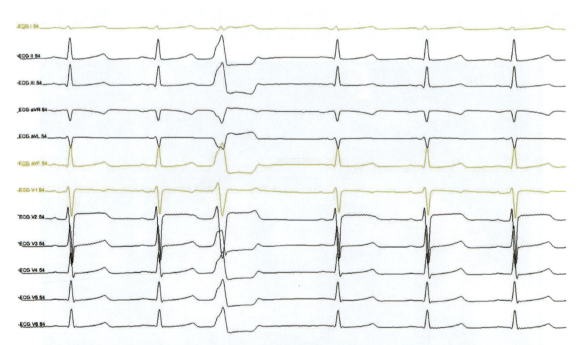

图 4-2-13 体表心电图。按前述流程，起源在流出道，但室早胸导联移行更早，不能除外左室流出道，此时可以选择先在右室流出道标测，如果无理想靶点再去左室流出道标测。不要根据心电图定位后，不再考虑其他的可能起源部位。Ⅰ导联 QRS 波正负双向，振幅不是很大，提示靶点还是在间隔面。

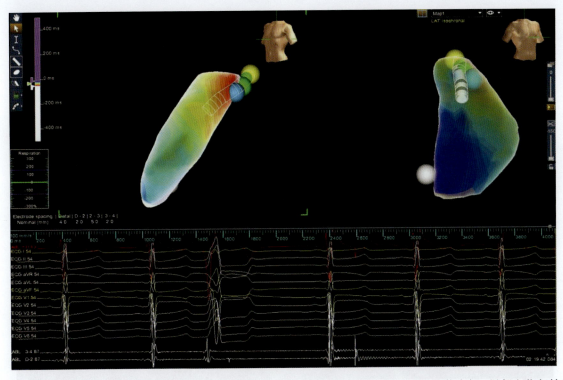

图 4-2-14 三维标测图。导管采取瓣下平行贴靠的方式,在右室流出道间隔面标测到最早激动点,局部电位起始部小,应该是肺动脉肌袖的电位,后面跟着一个大的远场心室电位,放电之后早搏消失。

3. 室早消融病例三(图 4-2-15 至图 4-2-17)

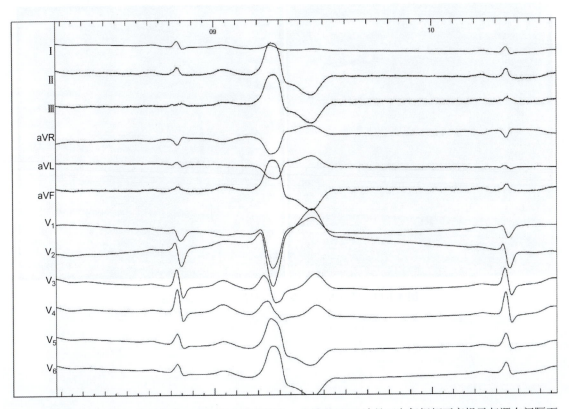

图 4-2-15 体表心电图。符合定位于右室流出道的特点,Ⅰ导联 QRS 波是正向但振幅不高提示起源在间隔面。

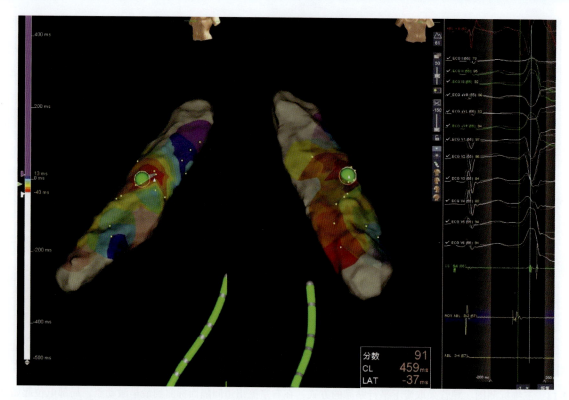

图 4-2-16　三维标测结果。采用倒 U 塑形，在肺动脉前窦标测到理想靶点，局部电位起始部振幅低、碎裂、尖的电位领先体表 QRS 波起始处 37 ms，放电后早搏消失。

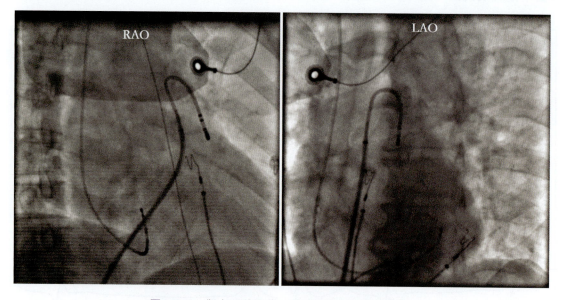

图 4-2-17　靶点 X 线影像。消融导管在肺动脉前窦。

4. 室早消融病例四（图 4-2-18，图 4-2-19）

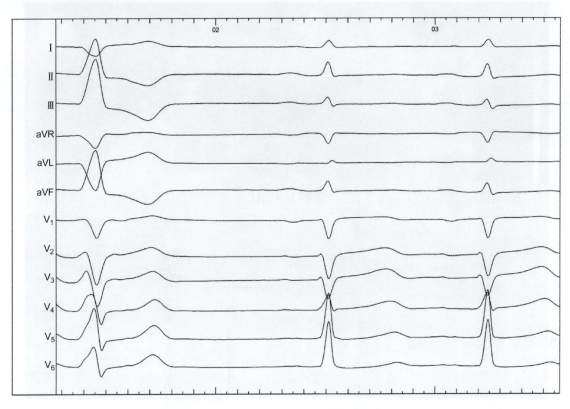

图 4-2-18 体表心电图。室早时下壁导联 QRS 波直立，窦性心律时胸导联移行更早，起源在右室流出道。但 I 导联负向振幅较大，可能在肺动脉左后窦和前窦之间。

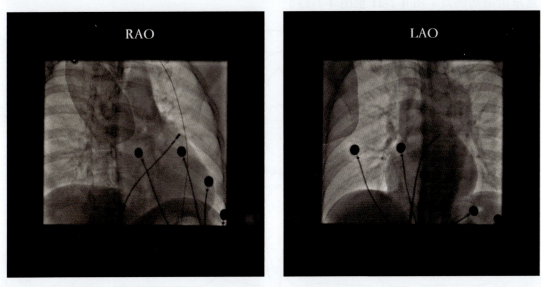

图 4-2-19 靶点 X 线影像。此处早搏一般不用倒 U 塑形的办法，采用瓣下平行贴靠的方式消融。在右前斜位消融导管头端靠近心影前缘，左前斜位在间隔侧。如果射频仪可以实时监测阻抗，导管在靶点时阻抗多在 130 Ω 以上。如果放电实际功率会较低，此时要稍微回撤导管。

5. 室早消融病例五（图 4-2-20）

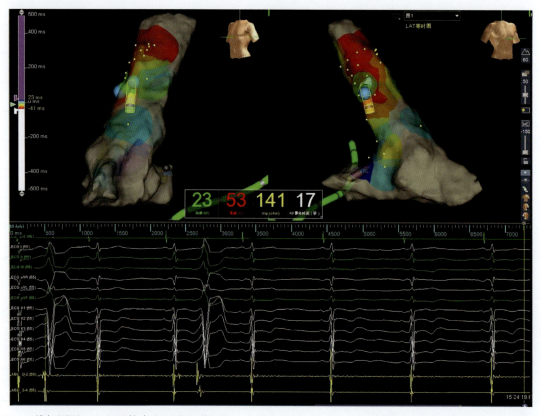

图 4-2-20 三维标测图。心电图符合右室流出道起源，Ⅰ导联 QRS 波正向，定位在游离壁侧。激动标测证实靶点在游离壁侧。采用瓣下平行贴靠的方式，放电后早搏消失。

6. 室早消融病例六（图 4-2-21 至图 4-2-23）

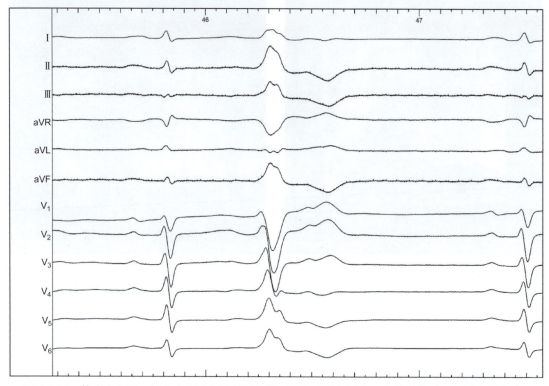

图 4-2-21 体表心电图。符合右室流出道起源特征。下壁导联有切迹，Ⅰ导联为正，起源在游离壁。

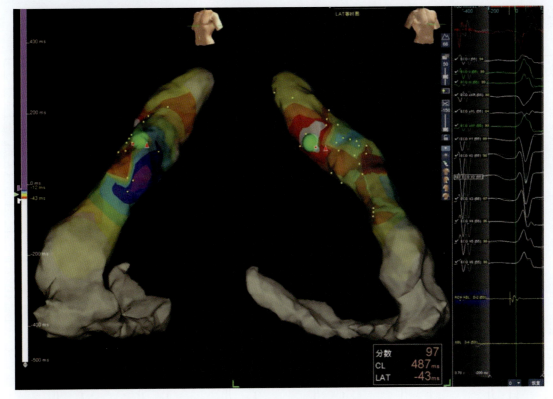

图 4-2-22 三维标测结果。采用倒 U 塑形的方式，在肺动脉右窦标测到最早激动点，靶点局部为一个低振幅、碎裂的电位，领先体表心电图 QRS 波起始 43 ms。

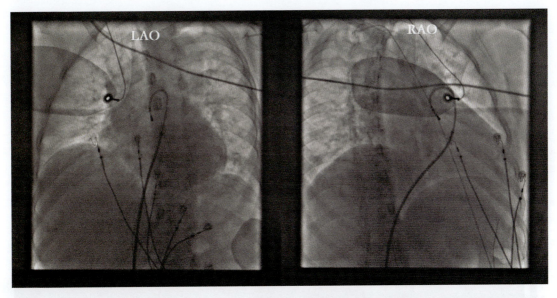

图 4-2-23 靶点 X 线影像。导管头端在肺动脉右后窦，左前斜位导管在游离壁侧，右前斜位导管略微偏后。

7. 室早消融病例七（图 4-2-24 至图 4-2-26）

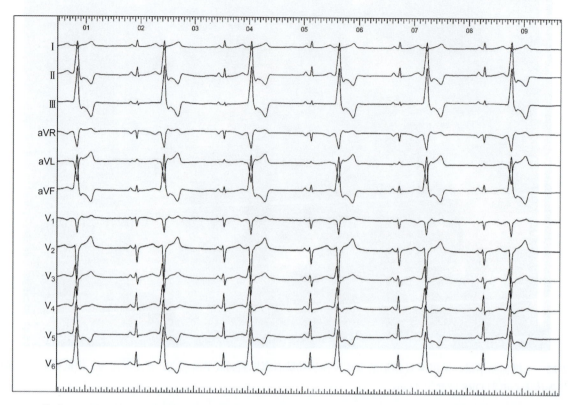

图 4-2-24 体表心电图。符合右室流出道起源特征。室早胸导联移行在 V_3 导联，窦性心律时 QRS 波的移行也在 V_3 导联。

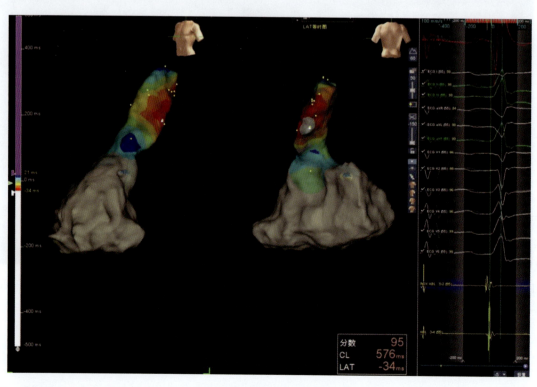

图 4-2-25 采用瓣下平行贴靠的方式，在右室流出道间隔面标测到最早激动点，局部提前 34 ms，此时局部电位振幅很大。

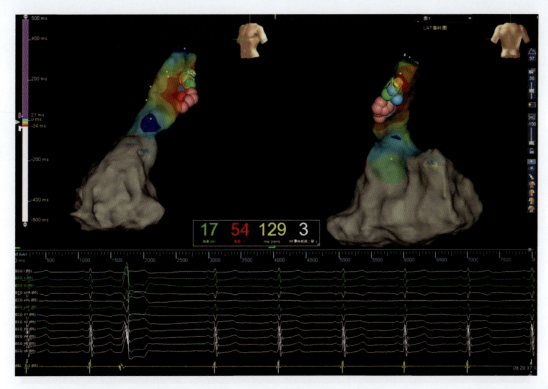

图 4-2-26 采用倒 U 塑形方式在肺动脉左后窦标测,最早激动点局部电位振幅低、碎裂。放电后早搏消失。早年我们在瓣上消融后会采用平行贴靠的方式在瓣下对应的部位(粉点)加强消融,但现在对功率、温度等参数有很好的总结,不再需要瓣下加强消融。

8. 室早消融病例八(图 4-2-27 至图 4-2-30)

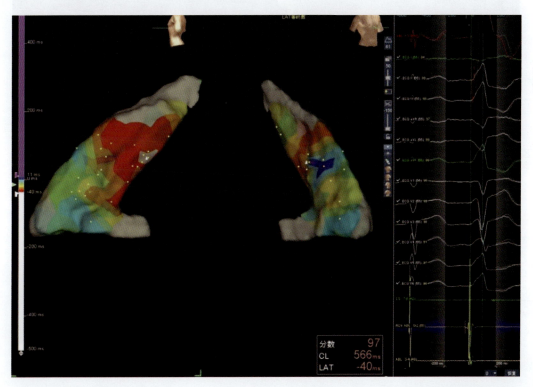

图 4-2-27 室早符合流出道起源特征,但"左右"都有可能。先在右室流出道标测,在间隔面略偏后处激动最早,局部领先 40 ms,但局部电位比较大,而且不是从上到下激动扩布,而是从中间向两边,此时要考虑对侧起源。

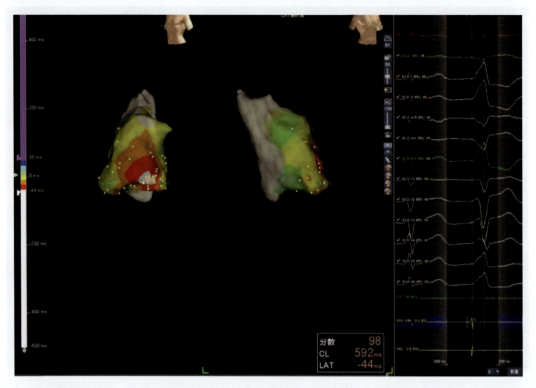

图 4-2-28 到主动脉根部标测,在左冠窦偏右冠窦这个区域标测到更早的激动点,局部电位领先 44 ms,而且局部电位碎裂,符合有效靶点电位特征。

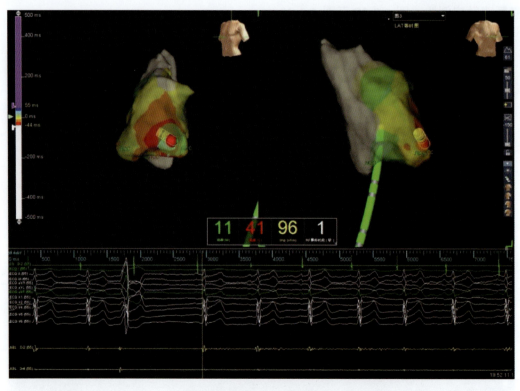

图 4-2-29 放电即刻早搏消失。

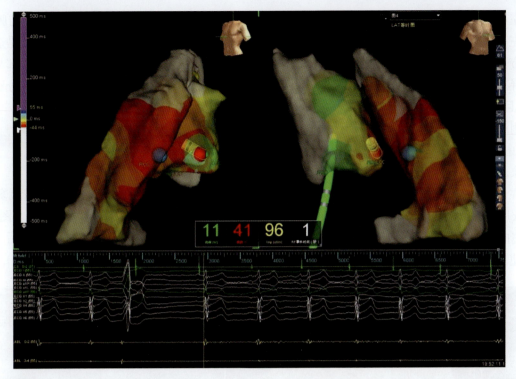

图 4-2-30 把这两个图拼起来，两侧最早激动点非常接近。主动脉窦较肺动脉窦的位置低。如果初始标测区域不满意或者消融效果不佳时，考虑要在邻近结构的区域标测。

（田力　郭金锐）

第三节　左室流出道起源的室性期前收缩/室性心动过速

一、概述

左室流出道起源的室性期前收缩（室早）/室速也是在特发性室早室速消融病例中较常见的类型。与右室流出道起源的室早/室速不同，左室流出道起源者多表现为室早，很少合并室速，而且邻近的结构复杂，如左冠窦、右冠窦、左心室顶部区、心大静脉等一些结构，这使得消融难度较右室流出道起源者略大。总体上成功率在85%～90%，比右室流出道起源者略低。

二、相关解剖及影像

1. 主动脉窦

主动脉有三个窦，分别是左冠窦、右冠窦和无冠窦。左冠窦有左主干的开口，右冠窦有右冠状动脉的开口。无冠窦通常没有冠状动脉开口。如图4-3-1

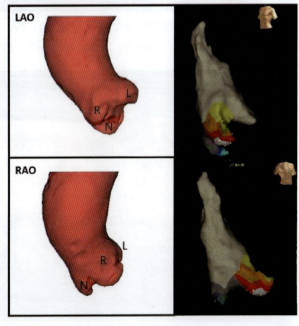

图 4-3-1 主动脉窦的位置关系。R：右冠窦；L：左冠窦；N：无冠窦。

所示，左前斜体位下，右冠窦在屏幕的左侧，就是术者左手方向；左冠窦在术者的右手侧；无冠窦在后方。在右前斜体位下，左冠窦和右冠窦在前方（屏幕的右侧），无冠窦在后方（屏幕的左侧），而且无冠窦偏低。

标测和消融时 X 线透视采用左前斜体位即可。图 4-3-2 中 B 和 C 为同一个人导管在右冠窦和左冠窦的影像，采用了盐水灌注导管推注造影剂显示了导管所在的主动脉窦轮廓。主动脉窦为半月形结构，像衣服兜一样。所以导管在窦的底部时，如果从一个窦向另一个窦移动时，要先把导管的头端向上提，使其离开窦底部，然后横向移动才能到达另一个窦内。从图 4-3-2 E 中可看到，与肺动脉窦一样，主动脉窦内也有心室肌延续，这是造成此处产生心律失常的解剖学基础。主动脉根部与肺动脉是紧密相邻的，而且肺动脉的三个窦（分别称为前窦、左后窦和右后窦）比主动脉窦略高。

2. 主动脉窦瓣下及主动脉-二尖瓣连接处（AMC）

从主动脉窦向下可见左冠窦和右冠窦之间瓣下的小叶三角区，此处也会产生室早。图 4-3-3 中可见，左冠窦瓣下可分成两部分，一是后方（绿色线）的主动脉-二尖瓣连接处（AMC 区），即左冠

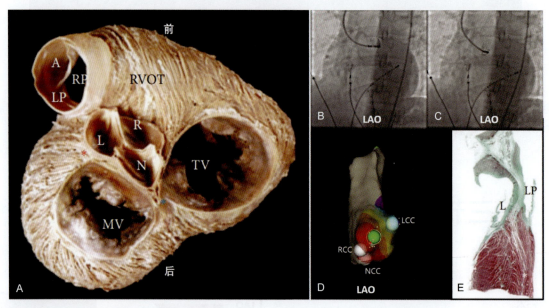

图 4-3-2 主动脉窦的解剖及影像。RVOT：右室流出道；TV：三尖瓣；MV：二尖瓣；R（RCC）：右冠窦；L（LCC）：左冠窦；N（NCC）：无冠窦；A：肺动脉前窦；LP：肺动脉左后窦；RP：肺动脉右后窦（图 A、E 引自 Biomed Res Int. 2015；547364.）。

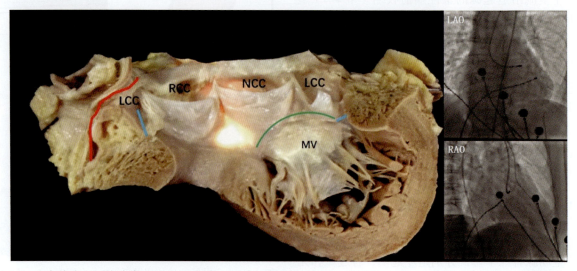

图 4-3-3 红色线为左冠状动脉，LCC：左冠窦；RCC：右冠窦；NCC：无冠窦；MV：二尖瓣。右侧为主动脉瓣下 -AMC 区导管贴靠影像（左侧解剖图片引自 Biomed Res Int. 2015；547364.）。

窦、二尖瓣前叶及无冠窦围成的区域，此处为纤维结缔组织，内有少量心肌，此处与心房邻近，可记录到 A 波。另一是前方与心室肌连接的区域（蓝色线），此处记录不到 A 波，仅有 V 波。后文提到的主动脉瓣下区是指瓣下前方与心室肌连接的区域。AMC 及主动脉瓣下区可用"L 型"导管塑形贴靠。

3. 左心室顶部（Summit）

在心外科开胸手术时术者视角看到的左心室表面最高的区域即为 Summit 区，广义包括了左冠窦、AMC 及心外膜的一个区域。如图 4-3-4 左侧图所示，狭义 Summit 区仅指上述心外膜的区域，即左主干分成前降支、回旋支后，与冠状静脉（心大静脉远端移行为前室间静脉节段）围成三角区。狭义 Summit 区为心外膜，不属于左室流出道，因其与左室流出道邻近，故本文将其放在左室流出道阐述。后文所提及的左室 Summit 区是指狭义的 Summit 区。如图 4-3-4 左侧图所示，沿红色虚线向心室内切开，为右侧图。可见 Summit 区与左冠窦、AMC、心大静脉邻近。

心大静脉是从冠状窦沿二尖瓣环走行在房室沟内，到达 Summit 区移行为前室间静脉，走行在前室间沟内。心大静脉远端有一些分支（属支），其中较重要的一支叫左室环状静脉，其他的还有间隔支等（图 4-3-5）。这些分支均可以产生室早。普通消融导管不能到达，可进行酒精消融。

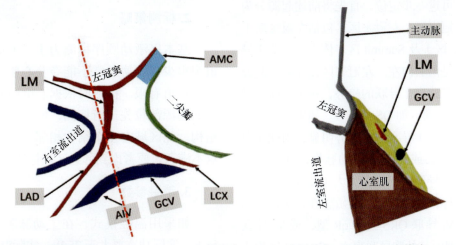

图 4-3-4　Summit 区示意图。LM：左主干；LAD：左前降支；LCX：左回旋支；GCV：心大静脉；AIV：前室间静脉。

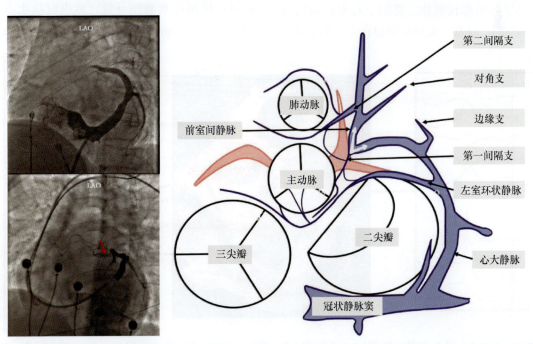

图 4-3-5　心大静脉及其分支。三个图均为左前斜体位。左侧上方图为冠状窦口注射造影剂，左侧下方图为心大静脉内逆行造影，红色箭头示左室环状静脉。右侧图为冠状窦及分支示意图。注，不是每个人都会有全部的小的分支。

三、心电图特点及室早起源定位

左室流出道起源的室早分布有一定规律，主要分布区域有右冠窦、左冠窦、左右冠窦之间小叶三角、主动脉瓣下、AMC 区、Summit 区。在左冠窦内通常是偏向右冠窦侧，在右冠窦内通常是偏向左冠窦侧。原因是后方的无冠窦区域没有心室肌，一般不会产生室早。上述起源部位从解剖上看多是紧密相邻的关系，因此心电图的区分价值相对有限，仅有一定的提示作用。虽有文献报道心电图存在一定差异，但未见有阴性预测价值和阳性预测价值都很高的指标。

依据前文总论中定位流程，如果初步定位在左室流出道后，可进一步定位。首先将前述起源分为几个区，即右冠窦区、左冠窦区（包括左冠窦瓣上和瓣下、AMC 区）及 Summit 区。体表心电图 Ⅰ 导联的向量方向是由右向左。左冠窦区在左侧，此处起源室早扩布有背离 Ⅰ 导联的趋势，在 Ⅰ 导联记录到的 QRS 波为负向，如 QS、rS 型。如果在右冠窦起源，室早扩布与 Ⅰ 导联同向趋势明显，因此正向波明显，如 Rs、R 或 M 型。主动脉根部在心脏中心部位，因此 Ⅰ 导联振幅不会太大（图 4-3-6）。其他的还有些指标特异性相对高但敏感性相对低，如 AMC 区起源 V_1 导联 QRS 波为 qR 型，或 V_2 导联 QRS 波呈 Rs 型而其他胸导联直立；Summit 区为心外膜，室早起始部较顿挫、类似于心室预激的 δ 波（图 4-3-7），通常下壁导联明显；左、右冠窦之间小叶三角区起源 V_1、V_2 导联 QRS 波起始都有一个非常小的 q 波。

四、标测和消融策略

1. 导管选择

在主动脉窦内标测和消融一般要选择大弯的或者蓝把导管，也可以选择盐水灌注导管，后者可以进行主动脉窦的造影。如果需跨主动脉瓣到左心室内进行标测和消融，通常选择弯型小的导管。如果采用导管非 U 形跨瓣的办法（见后文），用大弯导管也可以。如在心大静脉内进行标测和消融要选择相对柔软的导管。

2. 标测策略

基本以激动顺序标测为主。主动脉窦内心肌组织很少，起搏经常不能夺获心肌，所以起搏标测的价值有限。标测时依据心电图初始判断最可能的起源部位先进行标测，但随时要注意邻近的结构。此区域有多个结构相邻，一个区域标测靶点不满意，要考虑到邻近区域标测。

3. 消融参数

如采用温控模式，在主动脉窦内设置 30 W/55℃，实际功率要大于 25 W，实际温度要 > 50℃。也可以使用盐水灌注导管，放电时盐水灌注速度如果是 2 ml/min，实际的温度要在 40℃以上。每

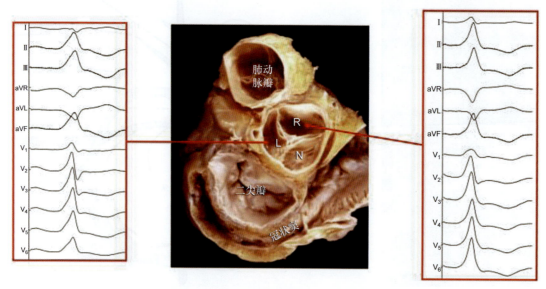

图 4-3-6 左冠窦及右冠窦起源心电图。L：左冠窦；R：右冠窦；N：无冠窦（中间图片引自 Biomed Res Int. 2015；547364.）。

个点放电一般不超过 30 s，可以在周围加强消融。如在心大静脉内消融设置 20 W/43℃，盐水灌注速度要达到 30 ml/min，通常在放电前要以 30 ml/min 的速度灌注盐水 3～5 s 然后再放电。一般每次放电不超过 10 s，如果时间太长冠状窦游离壁侧损伤的风险会增加。

4. 靶点电位特征

如图 4-3-8 所示，靶点电位有三种类型。A 为第一种，靶点局部电位较大，起始无特殊电位，只是局部 V 波明显领先于体表心电图 QRS 波起始。这种情况有几种可能，首先室早是在此处起源，但由于记录设备等原因未记录到特殊电位。另一种可能，此处不是室早的起源点，但从空间解剖关系看，与起源点很近，放电后热量可传导至室早起源点。B 为第二种，靶点起始有一个小电位且明显领先，这要求多导电生理仪设置恰当且导管室噪声要小，否则可能记录不到。C 为第三种，靶点起始可见多峰、碎裂小电位，这提示记录到的室早起源点局部的心肌组织电位。

5. 导管操作技巧

（1）主动脉窦内操作：图 4-3-9 中左下图展示的主动脉根部视角相当于左前斜体位，标注"前"的位置靠近术者，标注"后"的位置远离术

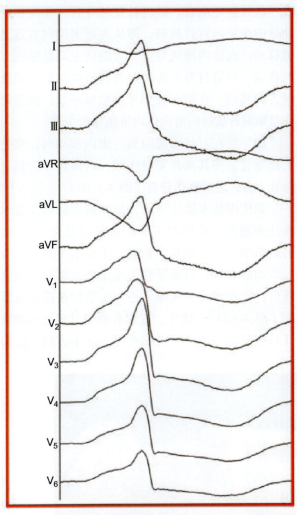

图 4-3-7　Summit 区起源室早，可见下壁导联起始部顿挫明显。

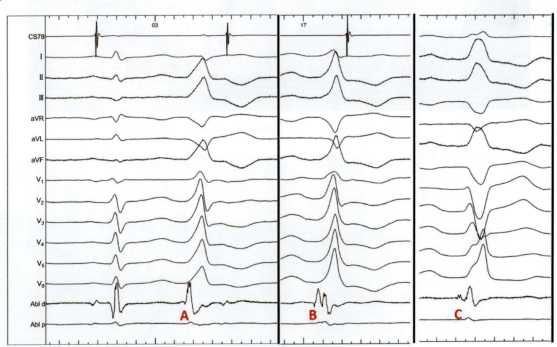

图 4-3-8　靶点电位特征。

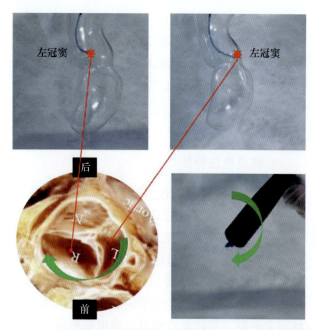

图 4-3-9 主动脉根部移动导管图解（左下图片引自 Biomed Res Int. 2015：547364，有修改）。

者。从导管尾端看，顺时针旋转导管，头端在主动脉内也是顺时针旋转，即从左冠窦侧向右冠窦侧移动。向体内推送导管，头端向主动脉窦底方向移动。导管打弯，头端向着其所指向的主动脉壁方向移动。在靶点处如导管贴靠不紧，调整动作是顺时针旋转同时向体内推送导管少许。

如导管在冠状窦底向另一窦内移动时，要先上提导管，使其离开窦底区域，再旋转导管到目标处上方，之后推送导管（图 4-3-10）。

如使用盐水灌注导管，标测满意后可在盐水灌注通道注射造影剂（用 5 ml 注射器为宜）。注射造影剂后可提供几个信息，①显示主动脉窦及冠状动脉开口，判断导管头端是否远离冠状动脉开口；②观察导管头端是否与主动脉根部贴靠紧密（图 4-3-11）。此外，造影有助于发现冠状动脉开口变异。一般导管头端在左主干下方时，造影

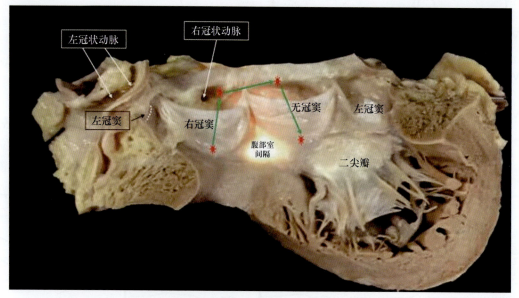

图 4-3-10 主动脉根部解剖（图片引自 Biomed Res Int. 2015：547364，有修改）。

图 4-3-11 左前斜体位消融导管在主动脉根部造影。左侧显示导管头端未贴紧主动脉壁（红色箭头为左主干开口）。右侧图可见导管头端与主动脉根部贴靠紧密。

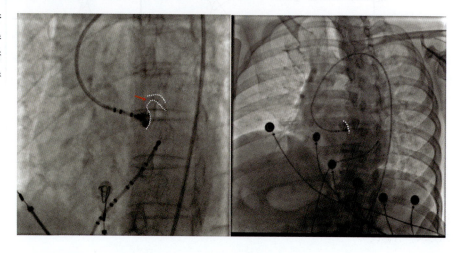

剂灌注左主干会显影，前文提到早搏常在左、右冠窦相邻区域，因此有可能造影时不显示冠状动脉。如果导管进入左主干，A波会较大，因左主干与左心耳邻近，另外左主干内阻抗会较高，通常在130 Ω以上。此外，如果导管到达窦内时松弯不会向心室侧移动，说明在窦底。如果误操作已经跨过主动脉瓣，松弯会向心室侧移动。

（2）主动脉瓣下操作

1）导管跨瓣操作：如图4-3-12所示，导管跨瓣的操作步骤：①在右前斜体位下，导管打弯呈U形，导管形成的U形平面与屏幕的平面平行；②向体内推送导管；③导管过主动脉瓣后松弯。导管通过主动脉瓣时与瓣叶的关系见图4-3-13。注意事项：导管打弯时注意避免进入左主干。

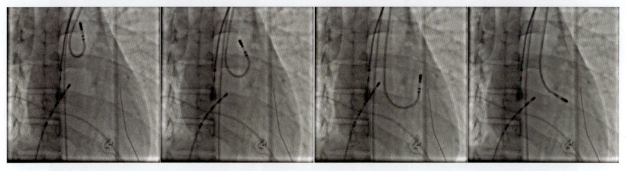

图4-3-12 导管跨瓣操作影像

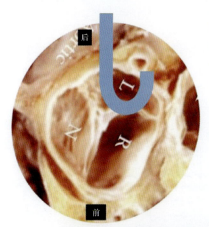

图4-3-13 导管通过主动脉瓣时与瓣叶的关系。L：左冠窦；R：右冠窦；N：无冠窦（图片引自Biomed Res Int. 2015: 547364，有修改）。

还有一种办法就是选用弹性较好的导管，且要操作导管熟练。可先在三维标测系统帮助下建立三个窦的模型，之后使导管头端在三个窦之间。此时导管松弯配合推送动作，导管即可在主动脉瓣开放时跨过主动脉瓣进入心室。

2）导管在主动脉瓣下操作：如图4-3-14所示，在AMC区-左冠窦瓣下区域，导管可以以"U形"（左侧图）或"L形"（右侧图）贴靠。此外在AMC区要用力逆时针旋转导管，使导管紧贴组织以达到足够的接触压力。如果在左冠窦和

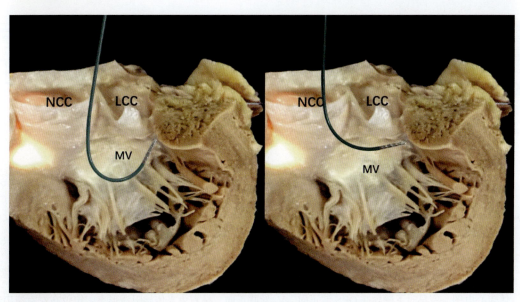

图4-3-14 导管在主动脉瓣下操作。LCC：左冠窦；NCC：无冠窦；MV：二尖瓣（解剖图片引自Biomed Res Int. 2015: 547364，有修改）。

右冠窦之间小叶三角区，通常以导管"U形"贴靠方式，导管松弯弹到两个半月瓣之间的缝里。

（3）心大静脉内操作：与放冠状窦电极方法一样，当导管头端到心影边缘时，调整导管，使其打弯方向朝向上，边打弯边推送导管，常常会到达心大静脉远端。导管到位后可通过盐水灌注导管注射造影剂，显示冠状静脉的分支。图4-3-15，左侧是左前斜体位冠状窦及心大静脉造影。中间图是导管在心大静脉内左前斜体位下的影像。右图是导管在心大静脉内右前斜体位下的影像。室早起源多是偏向心室侧，所以标测时要注意顺时针旋转导管使其偏向心室侧，更接近靶点。

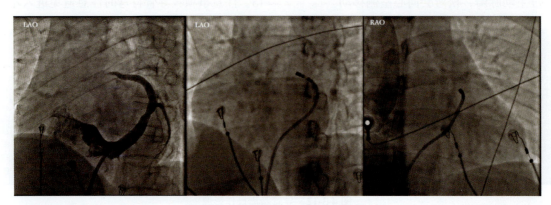

图 4-3-15 导管在心大静脉的影像。

五、病例

1. 病例一（图 4-3-16 至图 4-3-20）

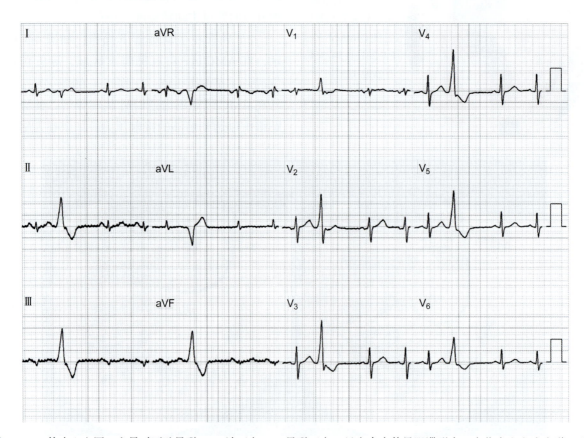

图 4-3-16 体表心电图，室早时下壁导联 QRS 波正向，V_1 导联正向，呈右束支传导阻滞形态，定位在左室流出道。Ⅰ导联为负向，起源在左冠窦区域，包括瓣上、瓣下、AMC 区，从发病率看左冠窦内起源最常见。

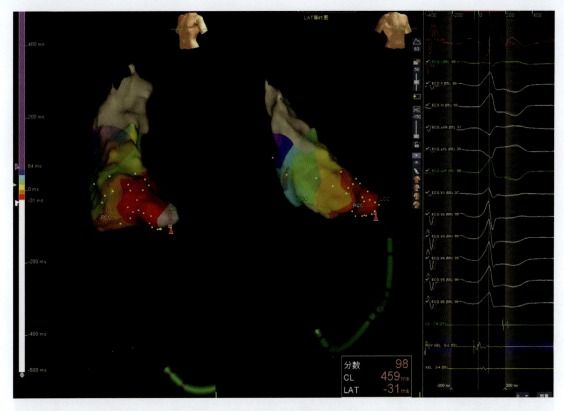

图 4-3-17 主动脉根部激动顺序标测，左冠窦内标测到最早激动点，局部领先体表 QRS 波起始 31 ms。

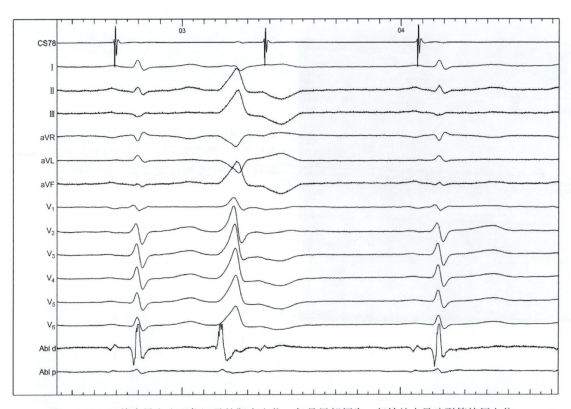

图 4-3-18 巴德多导电生理仪记录的靶点电位，仅是局部领先，起始处未见碎裂等特征电位。

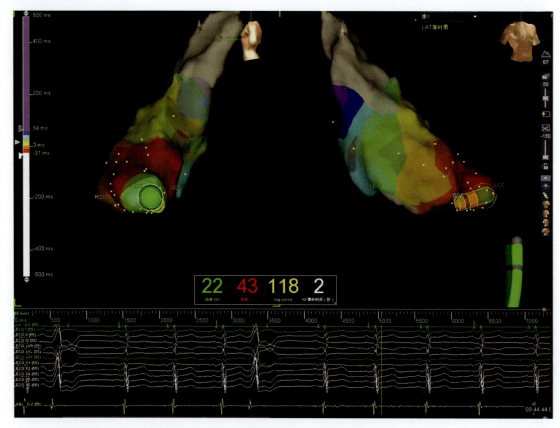

图 4-3-19 靶点处放电 2 s 后室早消失。

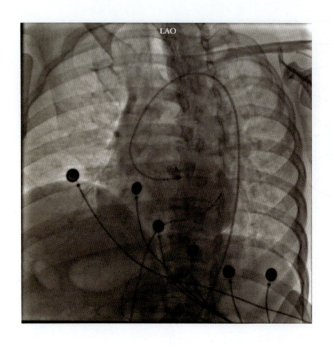

图 4-3-20 X 线影像。造影可见导管贴靠良好，左主干显影不明显，说明导管不是在左主干的正下方，实际是在偏前处（偏右冠窦侧），此处放电是安全的。

2. 病例二（图 4-3-21 至图 4-3-24）

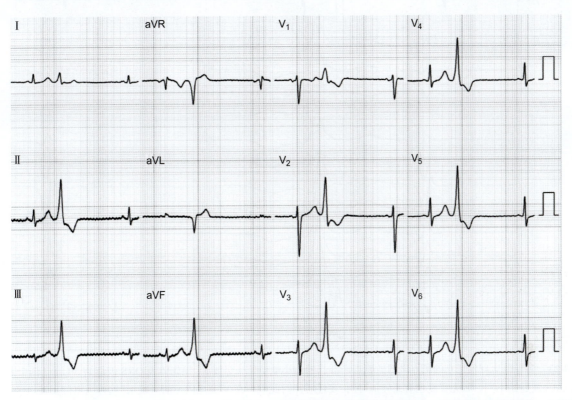

图 4-3-21 体表心电图可见下壁导联室早 QRS 波正向，V_1 导联呈右束支传导阻滞形态，起源在左室流出道。Ⅰ 导联正向，起源在右冠窦。

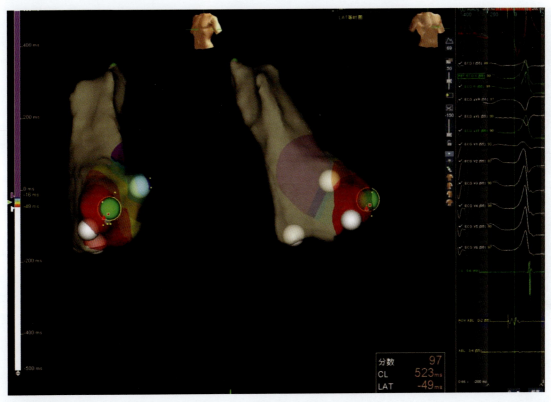

图 4-3-22 激动顺序标测。3 个白色球为主动脉三个窦的位置，绿色球为靶点，在右冠窦偏左冠窦侧，局部领先体表 QRS 波起始 49 ms，在此处放电后早搏消失。

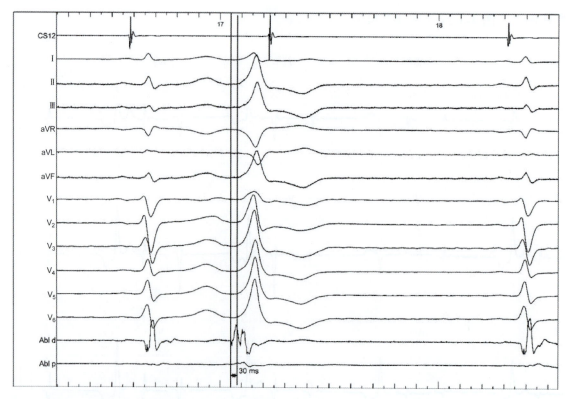

图 4-3-23 多导电生理仪记录的靶点电图。靶点局部起始为小电位（一竖线），领先体表 QRS 波起始 30 ms（两个系统选取的 QRS 波起始不同，领先程度也有差异）。注：窦性心律时此电位在 V 波之内（前一跳），这称为电位反转。

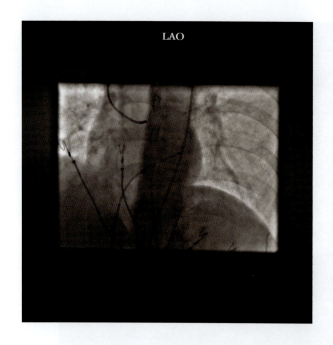

图 4-3-24 靶点影像，展示左前斜位时导管位于右冠窦内。

3. 病例三（图 4-3-25 至图 4-3-28）

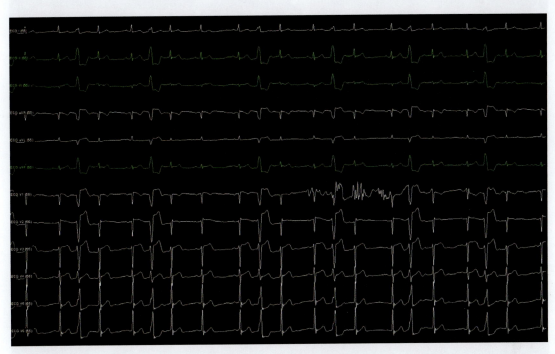

图 4-3-25　体表心电图，可见下壁导联室早 QRS 波正向，符合流出道起源特征，V_1 导联 QS 型，室早与窦性心律移行均在 V_4 导联，但 V_4 导联上室早 R/S 的比值更大，左室流出道可能性更大。如在左室流出道，I 导联 QRS 波为正，起源应在右冠窦。

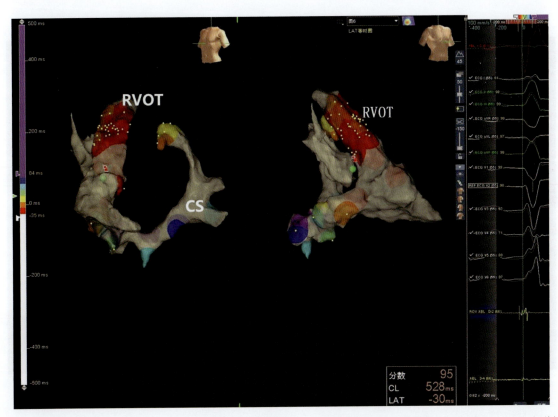

图 4-3-26　激动顺序标测。此例可以直接穿动脉在右冠窦标测，也可先在右室流出道标测。本例先在右室流出道标测未见理想靶点（最早激动点领先 30 ms），而且也在心大静脉标测，均无理想靶点。在右冠窦标测到的最早激动点局部领先 49 ms（绿色球）。

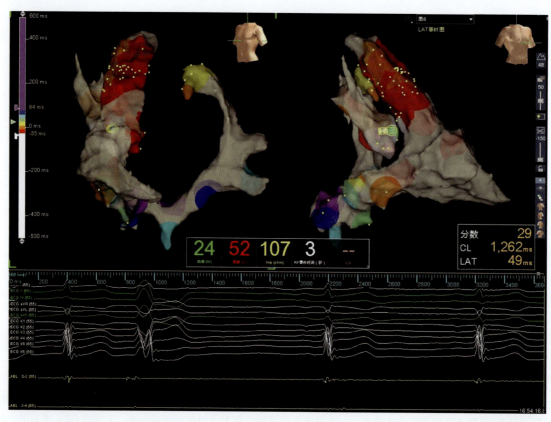

图 4-3-27　靶点局部起始为一碎裂小电位，放电后 3 s 早搏消失。温控模式，实际温度为 52℃，实际功率为 24 W，提示导管贴靠过紧。

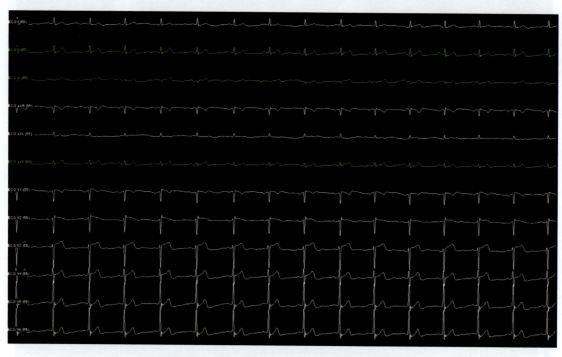

图 4-3-28　放电消融后体表心电图可见室早消失。

4. 病例四（图 4-3-29 至图 4-3-31）

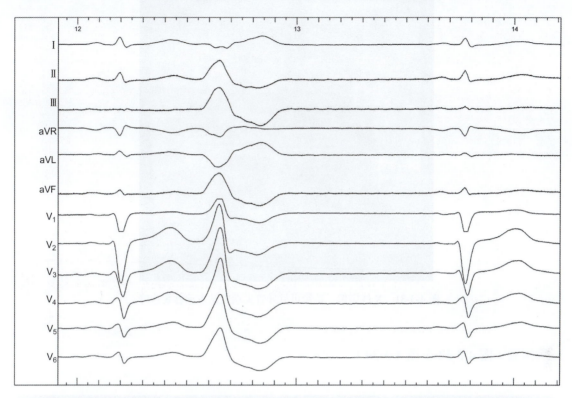

图 4-3-29　体表心电图，符合左室流出道起源室早特征。Ⅰ 导联为负，起源定位在左冠窦区域。

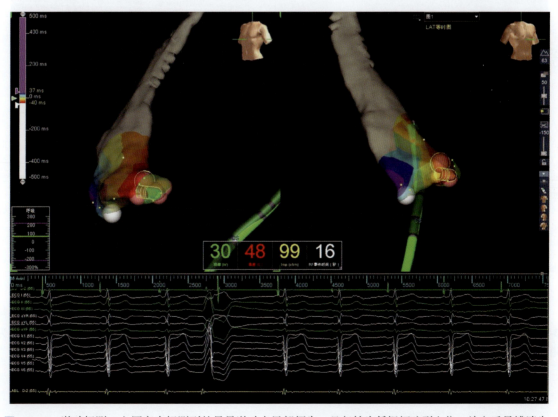

图 4-3-30　激动标测。左冠窦内标测到的最早激动点局部领先，且起始为低振幅碎裂电位。放电后早搏消失。

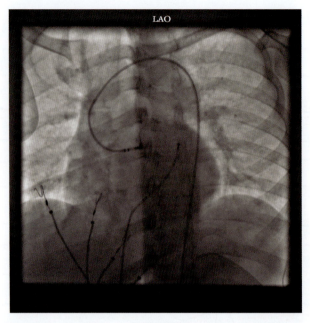

图 4-3-31 X 线影像。造影可见导管尖端紧贴主动脉窦边缘。

5. 病例五（图 4-3-32 至图 4-3-34）

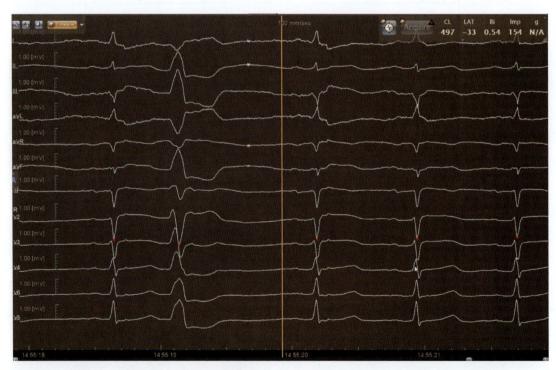

图 4-3-32 体表心电图，符合流出道室早特征。室早移行在 V_3 导联，窦性心律移行在 V_4 导联，室早移行更早，为左室流出道起源。I 导联为负，起源在左冠窦。

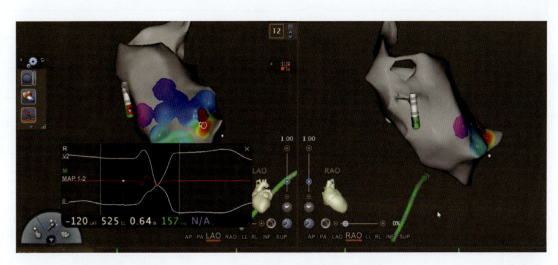

图 4-3-33 激动顺序标测结果。在左冠窦内标测到最早激动点，靶点局部起始有一个小电位，振幅较小（左侧小图中小黄点处电位），也可能是干扰，也可能是靶点。使导管停留在该处，此电位可重复，证实此处是理想的靶点。

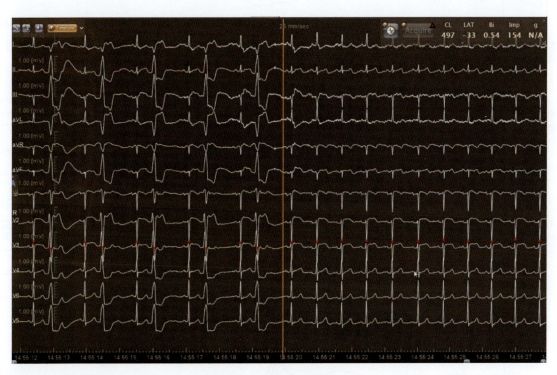

图 4-3-34 放电后早搏消失。

6. 病例六（图 4-3-35 至图 4-3-37）

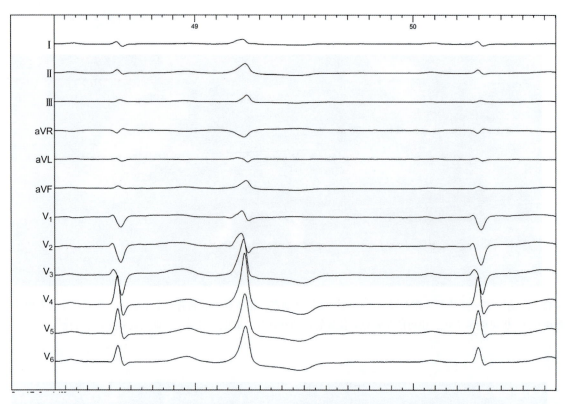

图 4-3-35　体表心电图可见室早符合左室流出道起源特征。Ⅰ 导联为正向可能在右冠窦，但 Ⅰ 导联较宽，与一般右冠窦起源又不太符合，仔细看 V_2 导联为 Rs 型，其他胸导联均为 R 型，这种情况起源在 AMC 区较常见。

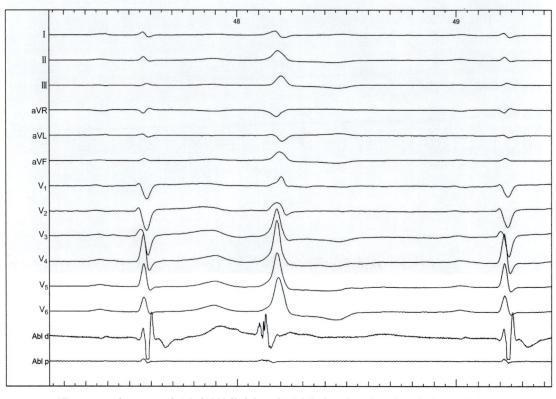

图 4-3-36　在 AMC 区标测到最早激动点，本图为靶点电位，该处放电消融后早搏消失。

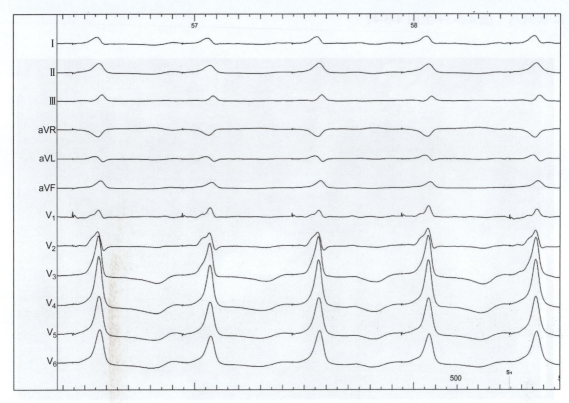

图 4-3-37 在 AMC 区靶点起搏，与自身室早图形一致。注：在主动脉瓣下区域心肌组织较多，可以起搏标测。

7. 病例七（图 4-3-38）

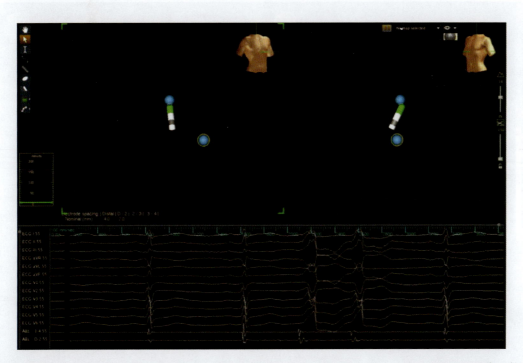

图 4-3-38 左右冠窦之间起源的室早。室早在左右冠窦之间瓣下小叶三角区域。在此区域要采用 U 形贴靠，使导管尖端位于两个瓣叶之间。

8. 病例八（图 4-3-39 至图 4-3-42）

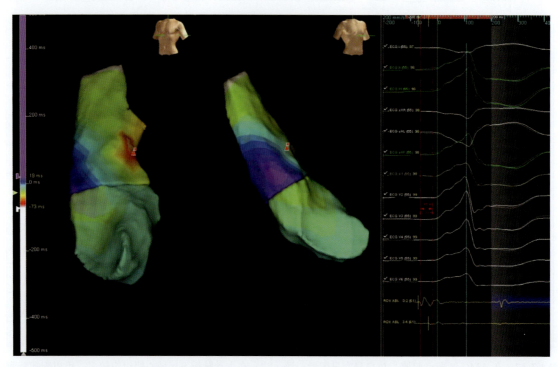

图 4-3-39　室早体表心电图及主动脉根部标测体表心电图可见室早起源符合左室流出道特征，但 QRS 波较宽、起始部有顿挫，可能起源在 Summit 区。首先在左冠窦内标测，最早激动点领先 45 ms。

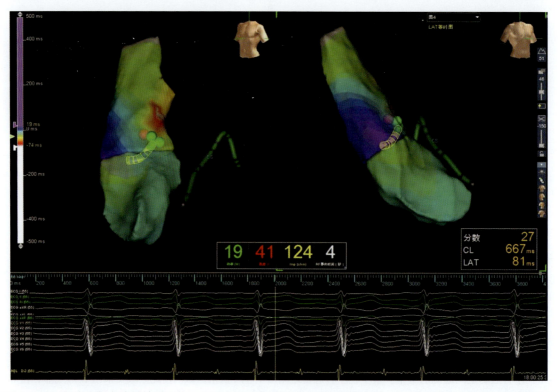

图 4-3-40　在前述靶点消融效果不佳，之后在左冠窦瓣下对应区域消融有效，但停止放电观察期间早搏再现。

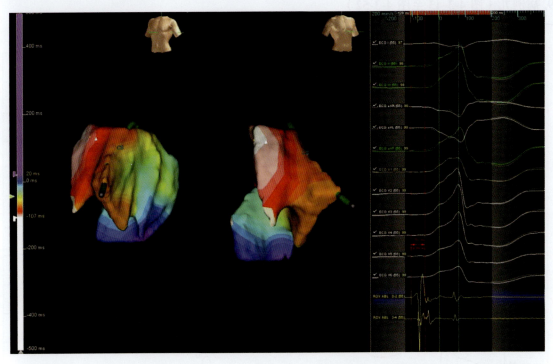

图 4-3-41　心大静脉的远端标测，最早激动点领先 53 ms，在此处放电后早搏明显减少，但还是偶发。

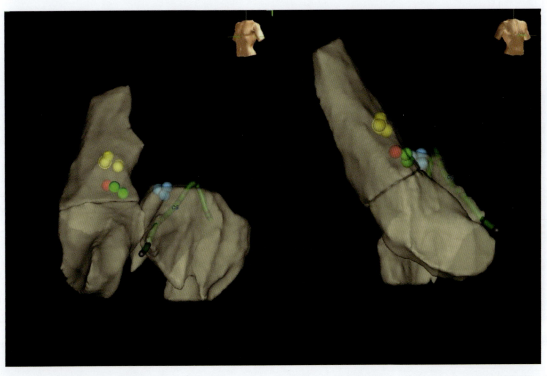

图 4-3-42　再到主动脉瓣下区加强消融，早搏最终消失了。这种策略就是解剖消融，起源点可能距离导管能到达的几个区域都有一定距离，几个区域都不是真正起源，此时多个区域放电，亦可成功消融。此图可见三个消融部位毗邻关系密切。

9. 病例九（图 4-3-43 至图 4-3-52）

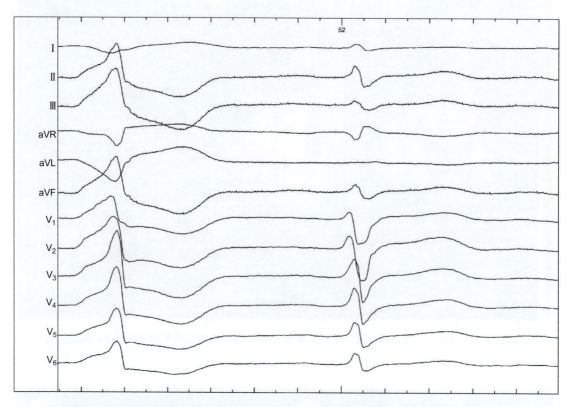

图 4-3-43　心电图可见室早符合流出道起源，起始顿挫提示 Summit 区起源可能性大。

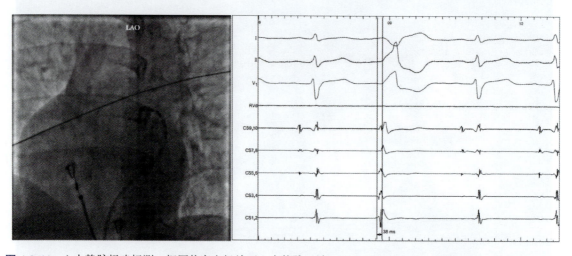

图 4-3-44　心大静脉粗略标测。把冠状窦电极放至心大静脉远端，$CS_{1,2}$ 记录到的 V 波领先 QRS 波起始 38 ms。

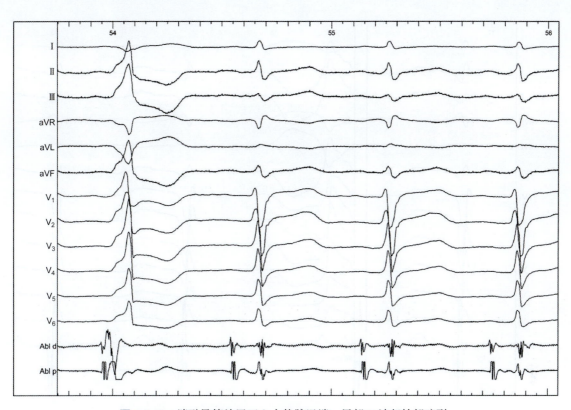

图 4-3-45 消融导管放置于心大静脉远端,局部 V 波起始部碎裂。

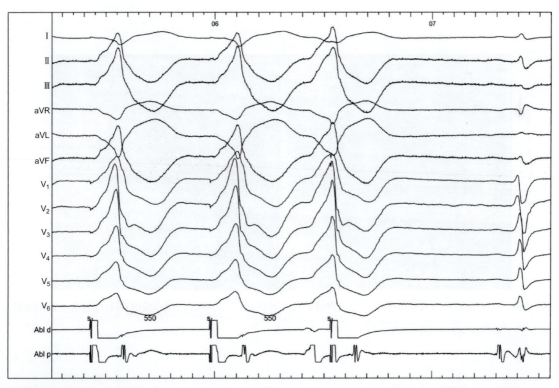

图 4-3-46 起搏标测。心大静脉起搏形态与自身室早一致。注:前两跳是消融导管起搏的 QRS 波,第 3 跳是在起搏信号发放前出现自身室早,两者形态一致。

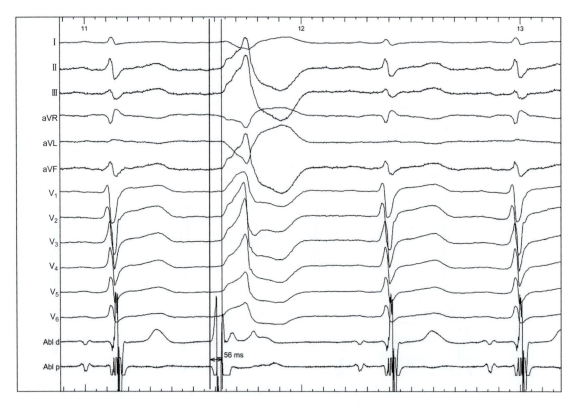

图 4-3-47　心大静脉靶点局部电位领先 56 ms。

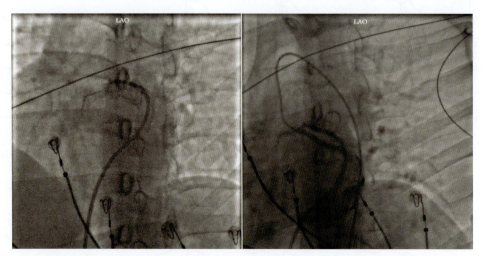

图 4-3-48　心大静脉造影可见导管位于心大静脉远端。冠状动脉造影可见导管尖端距冠状动脉有一定的距离。

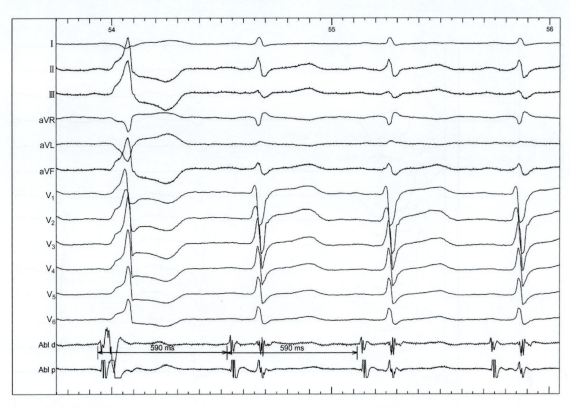

图 4-3-49 放电后无效。仔细测量 AA 间期，发现靶点局部起始碎裂成分不是 V 波而是 A 波。

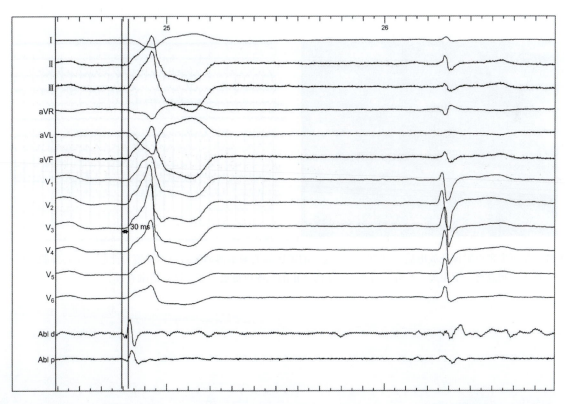

图 4-3-50 重新确定起始处无 A 波时，心大静脉远端领先 30 ms。注：如果有 A、V 波重叠不好确定 V 波起始时，可以起搏冠状窦通道，使 A 波与 V 波错开，有助于判断 V 波的起始。

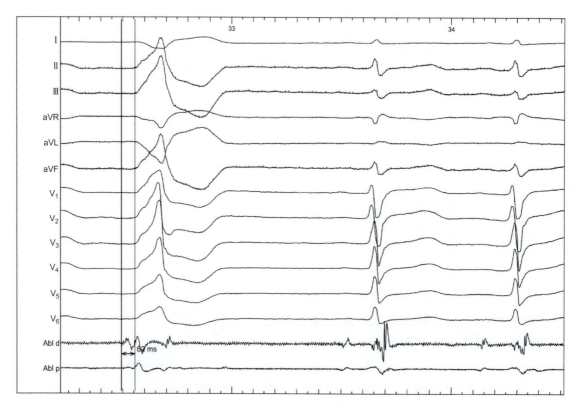

图 4-3-51 左冠窦底部标测,最早激动点领先 62 ms。

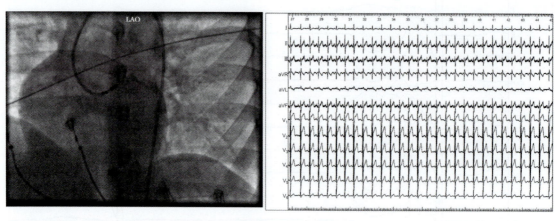

图 4-3-52 左冠窦靶点影像及放电后心电图。在左冠窦的窦底部消融早搏消失。虽然早搏可能起源于心外膜,但心大静脉远端离真正的靶点有一定距离,左冠窦的窦底可能离真正的起源点更近一些,所以消融有效。

10. 病例十（图 4-3-53 至图 4-3-58）

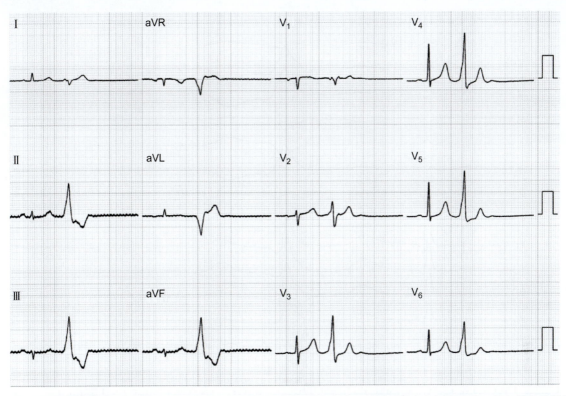

图 4-3-53　体表心电图可见室早符合左室流出道起源特征，Ⅰ导联为负向，起源可能在左冠窦区域。但室早起始部顿挫，δ 波明显，符合 summit 区起源特征。

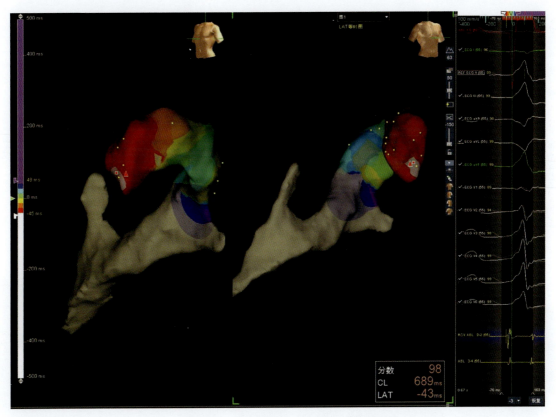

图 4-3-54　直接在心大静脉标测，最早激动点局部领先 43 ms。

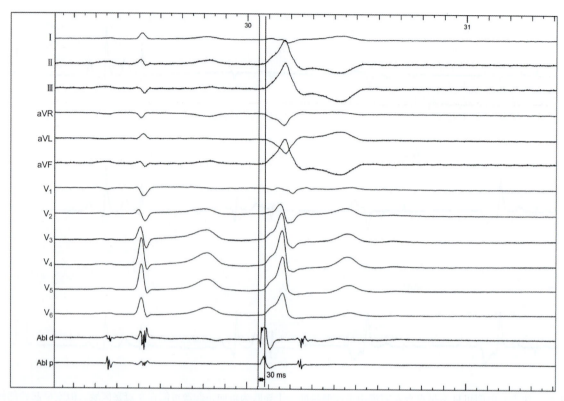

图 4-3-55　多导电生理仪记录靶点电位，起始部可见小、尖电位，窦性心律时在 V 波内（电位反转），局部领先 30 ms。

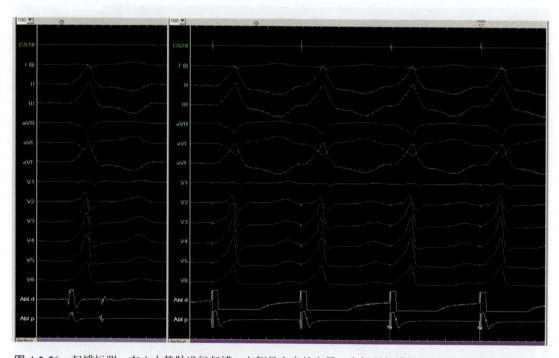

图 4-3-56　起搏标测。在心大静脉进行起搏，左侧是自身的室早，右侧是起搏的 QRS 波，两者完全一致。

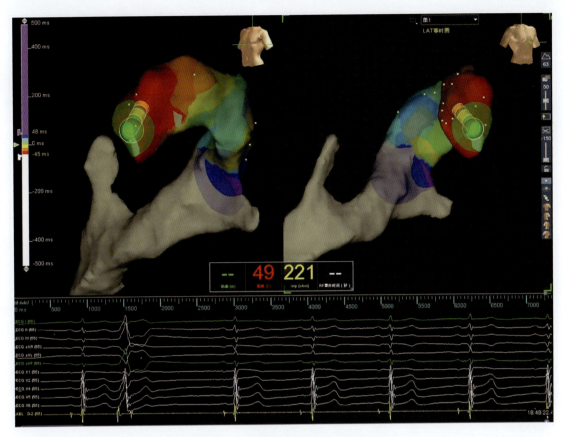

图 4-3-57　心大静脉靶点处放电后早搏消失。

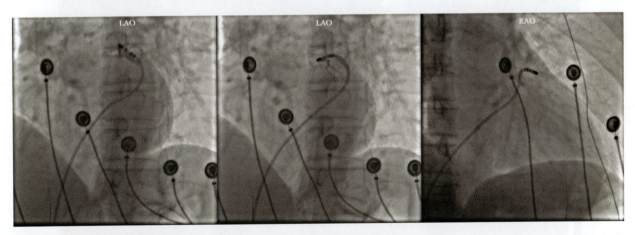

图 4-3-58　心大静脉靶点影像。左侧图为导管刚到心大静脉远端，且远离心室侧。中间图为导管略打弯后靠近前室间静脉侧。右侧图是右前斜影像。

11. 病例十一（图 4-3-59 至图 4-3-65）

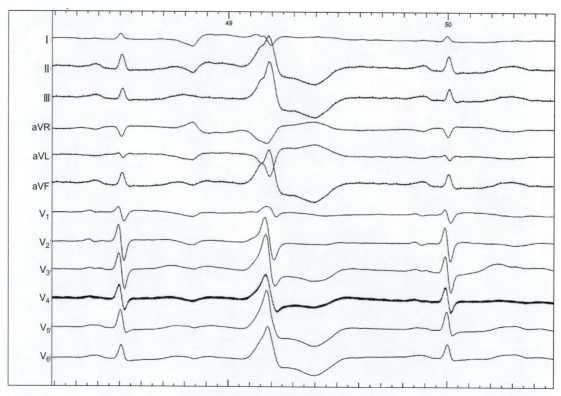

图 4-3-59　体表心电图。室早符合左室流出道起源特征，Ⅰ导联为负向，起源可能在左冠窦区域，V_2 导联呈 Rs 型，要注意 AMC 区。

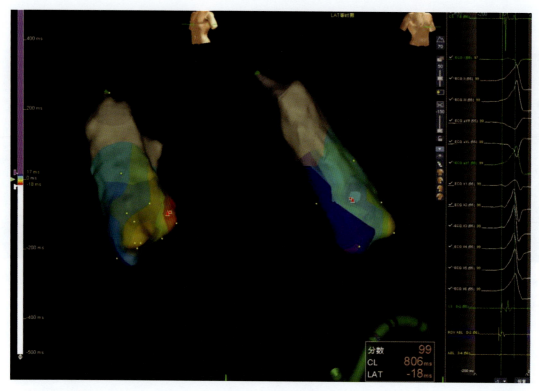

图 4-3-60　左冠窦内激动顺序标测，最早激动点局部领先 18 ms。我们的经验是领先在 20 ms 以上才可能是室早的起源。

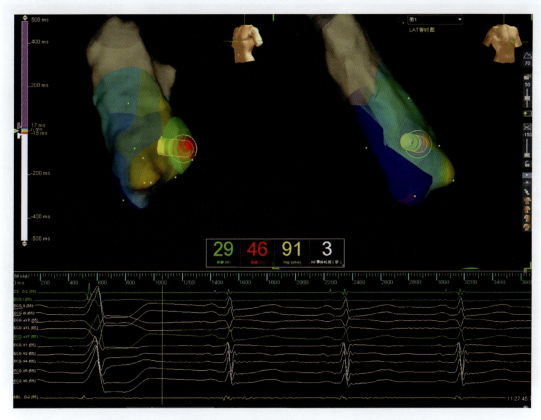

图 4-3-61　左冠窦内靶点处试放电早搏消失,但观察期间早搏再现。

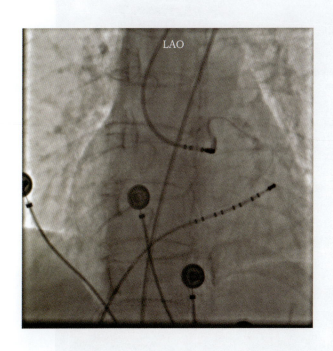

图 4-3-62　左冠窦内靶点影像,造影可见导管贴靠稳定。

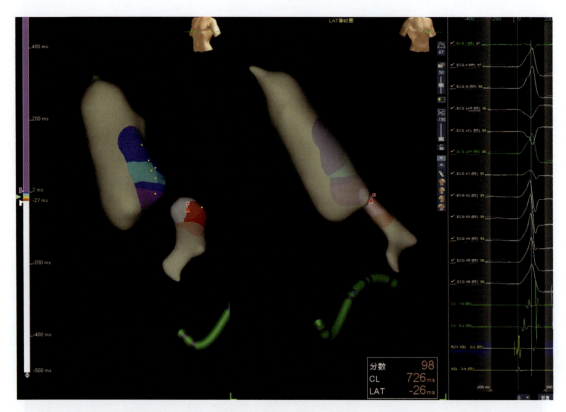

图 4-3-63 导管跨瓣到 AMC 区标测,最早激动点领先 26 ms。

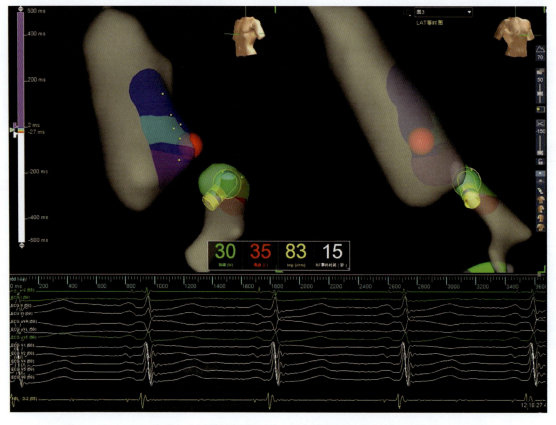

图 4-3-64 AMC 处放电之后早搏就消失了,靶点局部可见小 A 波,证实在 AMC 区。

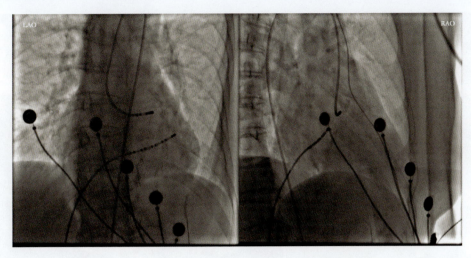

图 4-3-65　AMC 处靶点影像，采用 L 形的导管塑形贴靠。

（陈琪　郭金锐）

第四节　非流出道起源的特发性室性期前收缩／室性心动过速

一、概述

解剖上心室非流出道区域是相对于心室流出道区域而言，主要包括二尖瓣环和三尖瓣环的心室侧、乳头肌区域、调节束或假腱索及左室浦肯野纤维分支分布区域。左心室顶部（LV Summit）或 AMC 区特发性室性心律失常中大约 30% 起源于心室的非流出道区域（详见前面章节）。其中左右室乳头肌（5%～15%），二尖瓣环（5%），三尖瓣环（8%～10%），心室调节束或心外膜占极少数。这些特殊结构不同起源部位的室性心律失常有不同的体表心电图特征，术前初步定位心律失常起源对选择恰当的血管入路或电生理标测工具、影像引导，甚至消融能量均具有重要意义。

二、瓣环起源室性心律失常

1. 相关解剖（图 4-4-1）

起源于二尖瓣环的室早是有别于传统流出道起源的独立亚型，约占所有特发性室早的 5%。研究发现这些室早可起源于围绕二尖瓣环的任何区域，主要包括二尖瓣环的前侧壁、后间隔、后侧壁、前壁和后壁等，其中最常见的是前侧壁，其次是后间隔。三尖瓣环起源的室早见于大约 8% 的患者，起源点可位于三尖瓣环上的任何区域，其中间隔部起源约为游离壁起源的 3 倍，特别在前间隔或希氏束旁区域更常见，具体位于希氏束周围室间隔的上基底部被称作希氏束旁区域，临床上特称希氏束旁（peri/para-Hisian）起源，是相对罕见的室早起源部位，其出口可在室间隔的右侧或左侧。

如图 4-4-1 所示，二尖瓣、三尖瓣环心室侧有瓣叶与心室肌，导管在此处不易散热，且由于肌小梁的阻挡，导管横向（沿瓣环方向）移动会略困难。如导管隔着瓣叶贴靠心室肌（贴靠在瓣叶的心房侧），导管稳定性差，且能量渗入心肌相对少。

右心系统内邻希氏束区室早尽量选择导管返勾在瓣叶心室侧，这样损伤传导系统的风险很低。

2. 心电图特点及定位

（1）二尖瓣环起源的室早：室早在下壁导联上 QRS 波为正负双向或负向，胸前导联移行

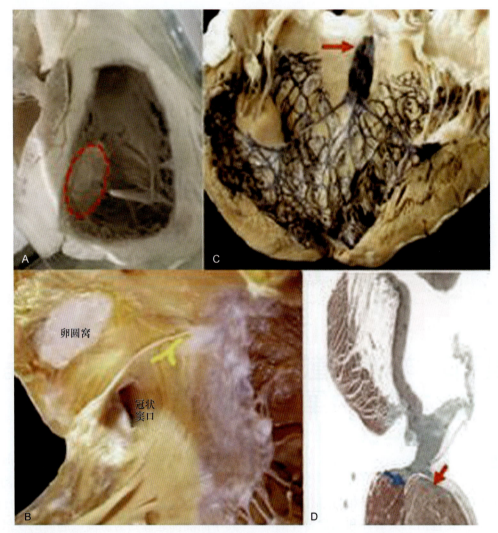

图 4-4-1 瓣环及希氏束解剖。A. 红色为三尖瓣环；B. 黄色为希氏束，穿过膜部室间隔（黑星标记处）移行为左束支；C. 红色箭头所指为穿过膜部室间隔的左束支；D. 膜部室间隔处的左束支（红色箭头）和右束支（蓝色箭头）。注：A、C、D 图引自 Biomed Res Int. 2015：547364.

早于 V_1 导联呈右束支传导阻滞（RBBB）形态，$V_1 \sim V_6$ 导联同为正向 R 波，但部分邻近后间隔起源者移行在 V_2 导联。二尖瓣环起源者均表现为 RBBB 图形和 $V_2 \sim V_6$ 导联的单相 R 波或 QRS 波呈 Rs 型。因为所有二尖瓣环室早的起源点均位于左心室后方，远离胸导联，所以来自这些起源点的激动往往面向胸导联传导，使其移行早于 V_2 导联且在 $V_2 \sim V_4$ 导联产生一致的正向 QRS 波。具体定位方法与左侧显性旁路相同。

（2）三尖瓣环的室早：室早在下壁导联上 QRS 波为正负双向或负向，胸导联移行早于 V_1 导联呈左束支传导阻滞（LBBB）形态，Ⅰ、V_5、V_6 导联为正向 QRS 波。具体定位原则与右侧旁路相同。

三尖瓣环邻希氏束区起源室早，由于解剖上极为靠近正常的传导系统，V_1、V_2 导联 QRS 波通常呈 QS 型，下降支有切迹。

3. 标测和消融策略

二尖瓣环起源相关室早标测及消融导管选择与左侧房室旁路相同，可选择股动脉逆行途径或房间隔穿刺顺行途径送入标测消融导管至左侧房室环区域。根据体表心电图可以适当调整放置冠状窦标测导管的深浅，结合冠状窦导管室早激动顺序标测，操作消融标测导管至冠状窦导管提示激动提早的局部进行精细激动标测。如采用穿间隔途径，常常需要导管到心室侧返勾至瓣环。

三尖瓣环起源室性心律失常标测与右侧房室

旁路一样，可选择右侧股静脉途径，部分特殊操作偶尔从右颈内静脉途径进行。由于没有冠状窦导管标测引导，且导管贴靠稳定性欠佳，因此常需支撑长鞘辅助固定。通常需要导管到心室侧返勾至瓣环。

射频能量常是30 W/43℃，盐水灌注模式。但希氏束旁起源室性心律失常在消融时有潜在高风险损伤传导系统时，可采用低能量（15 W）开始，如无房室传导阻滞的危险信号，每5～10 s增加5 W。亦可采用冷冻消融，其可增加导管稳定性及消融成功率，降低传导系统损伤风险。部分病例也可尝试在右冠窦或无冠窦内消融。

消融靶点电位特征及确认：双极靶点电位需要满足两个条件：①同时记录到明确的A波、V波，通常V/A≥（3～4）/1，提示导管在房室瓣环心室侧；②V波局部激动提前体表QRS波起始20 ms以上。如标测过程中无自发早搏出现，可采用起搏标测，根据临床体表心电图定位调整导管在相应瓣环的位置进行起搏，对比起搏QRS波与自发室性早搏相似度，尤其是QRS波终末切迹。单极电位呈QS型或QS波下降支有顿挫。

三、心室乳头肌及调节束起源室早

1. 相关解剖（图4-4-2）

乳头肌作为房室瓣环的附属结构，负责房室瓣叶的正常开闭运动。心腔内部起源的室早主要产生于乳头肌，约占全部的7%，起源于左心室者多于右心室。左心室乳头肌分为前、后两组，外观呈圆锥状，其中后内侧乳头肌（PPAM）起源较前外侧乳头肌（APAM）起源更常见，部位往往局限于乳头肌基底部。右心室乳头肌分为前、后、间隔三组，研究显示室早很少起源于右心室乳头肌，其中约有一半产生于间隔侧乳头肌。调节束作为一个潜在的心律失常起源点正越来越受到重视，因为在无器质性心脏病的患者中，起源于此处的室早或室速可以触发心室颤动。解剖上，调节束（或称节制束）被认为是隔缘肉柱的一部分，起自室间隔连至右心室游离壁，并支撑三尖瓣前乳头肌，有右束支主干走行于其中。

2. 心电图定位

由于左心室乳头肌出口位于左心室中部至心尖部，其心电图特点为胸导联移行于V_3～V_5导联且V_6导联QRS波呈rS型。起源于前外侧和后内侧乳头肌的室早分别表现为RBBB＋电轴右下偏和RBBB＋电轴左/右上偏。下壁导联的极性不一致如Ⅲ导联主波向上而Ⅱ导联主波向下对前外侧乳头肌起源者有高度特异性。起源于右心室前侧或后侧乳头肌的室早/室速表现为电轴向上和胸导联移行晚于V_4导联，而起源于间隔侧乳头肌者则表现为电轴向下和移行等于或早于V_4导联。

起源于调节束的室早呈现出独特的心电图形态：LBBB图形，电轴左上偏（Ⅰ、aVL导联主波向上），胸导联移行不仅晚于V_4导联，而且一般晚于窦性节律移行区，由于邻近正常传导系统，其胸导联的QRS波相对较窄且起始降支锐利，其起源的室速多呈不规律单形性特点，时而可伴心室颤动发作。此外，一项特异度高但敏感

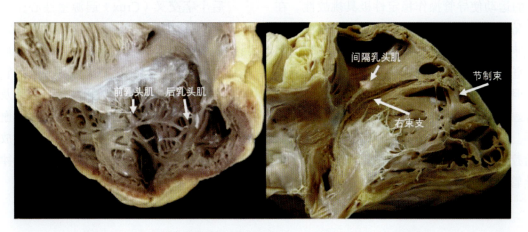

图4-4-2 乳头肌及节制束（图片引自Biomed Res Int. 2015；547364.）。

度低的指标是下壁导联的极性不一致（Ⅱ导联正向/Ⅲ导联负向），这一现象提示可能为调节束或希氏束旁起源，但后者通常QRS波更窄且移行更早。

3. 标测和消融策略

除常规电生理检查导管放置外，标测消融导管植入血管入路的选择取决于体表心电图对室性心律失常的初步定位，源于右心室心腔内结构者，可选择右侧股静脉入路，辅助不同弯型的可调弯导管鞘可协助标测导管到达乳头肌或调节束区域标测。源于左心室心腔内乳头肌区域者可选择股动脉逆行跨主动脉瓣途径或股静脉房间隔穿刺顺行跨二尖瓣途径标测，选择可调弯导管鞘更容易协助标测消融导管到达前/后乳头肌区域。

三维电解剖标测系统结合心腔内超声应用，尤其是三维腔内超声应用可精细标记并直观展示心腔内标志性特殊结构及心律失常激动标测顺序。头端冷盐水灌注并压力感知消融导管应用可提高消融效率及成功率。导管在乳头肌或调节束运动结构区域的接触力达到5g左右即可考虑良好贴靠。如无法使用腔内超声的机构，可以考虑进行心脏CT成像后术中应用三维标测影像融合技术，来识别最早心律失常激动点具体的解剖起源位置，但缺乏实时的指导价值。检查室性心律失常激动顺序标测是此类心律失常最常用及有效的标测方法，起搏标测因导管不易定位，标测结果准确性差。在起源于乳头肌和调节束等腔内结构的室早中，复杂的解剖结构、其可变性和心动周期中的运动使导管操作稳定性极具挑战性。在这些情况下，使用心腔内超声是实现实时可视化和确保导管正确接触的关键。源于右心室腔内相关结构室性心律失常消融急性期成功率可达90%以上，但具有较高的复发风险，尤其是调节束起源者。冷冻消融可以是改善导管稳定性的一种选择。特别是源自乳头肌或调节束的室早的消融治疗，心腔内超声结合冷冻消融可以明显提高导管稳定性及有效消融成功率。心腔内超声可实时显示调节束结构及标测导管与调节束结构的接触状态，调节束起源室性心律失常成功消融靶点显示为明显提早体表心电图QRS波局部的V波前常有一高频短促锐利的浦肯野电位，单极标测电位呈QS模式。

四、后十字交叉（Crux）起源室性心律失常

1. 解剖特点

后十字交叉是心外膜室早起源的另一常见部位。解剖上后十字交叉是位于后间隔部的一个锥形区域，由房室沟和后室间沟的交叉点构成，大致相当于心中静脉和冠状窦的交界处，且靠近后降支的起始部。

2. 心电图定位

学者提出源于后十字交叉的室早表现为RBBB或LBBB图形，电轴左上偏，下壁导联出现较深的负向"预激样"波（即QS型的伪δ波）和胸前导联移行≤V_2导联，后者可能与V_1、V_2导联的极性反转有关。需要注意的是，尽管后十字交叉的室早起源于左心室基底部，但V_6导联QRS波可出现QS型或大S波（不符合心底部起源的一般特点）。此外，这一部位的室早通常具有典型的心外膜起源的特征，如最大折转指数（MDI）> 0.55，伪δ波 > 34 ms和V_2导联的本位曲折时间（IDT）> 85 ms等。

3. 标测与消融策略

后十字交叉（Crux）起源室性心律失常为心外膜起源，周边冠状静脉及动脉血管结构复杂。目前的病例报道可采用经股静脉途径，通过冠状窦送入标测消融导管至心大静脉分支血管进行激动顺序标测及消融。由于受血管腔直径及毗邻冠状动脉分支关系，容易造成静脉血栓，血管撕裂或冠状动脉损伤，及因阻抗高、无法释放消融能量等，导致消融术失败或消融术室性心律失常复发率较高。

五、病例举例

1. 左心室前乳头肌室早（图 4-4-3 至图 4-4-7）

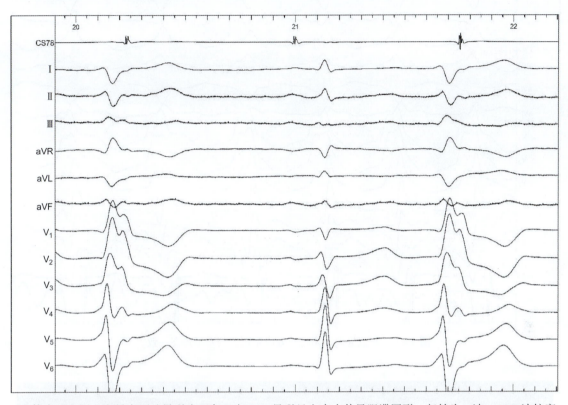

图 4-4-3 体表心电图，室早在下壁导联为正负双向，V_1 导联呈右束支传导阻滞图形，起始为 q 波，QRS 波较宽，这些符合左心室前乳头肌起源特征。

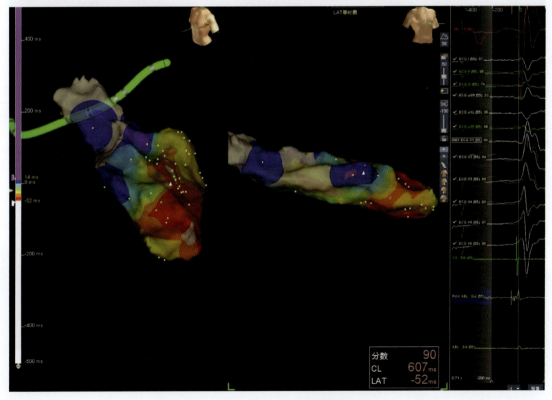

图 4-4-4 激动标测，注：左心室建模为完全。

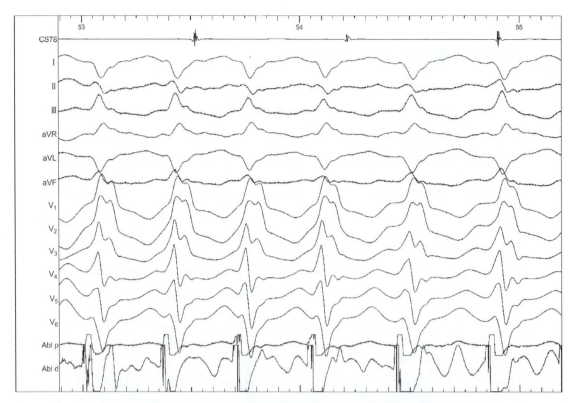

图 4-4-5 靶点处放电出现热效应室速，与室早形态一致。

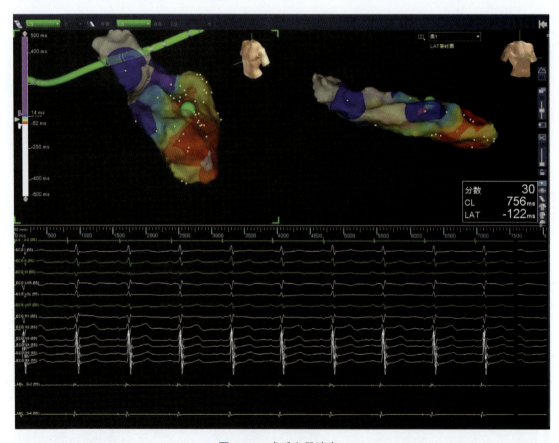

图 4-4-6 术后室早消失。

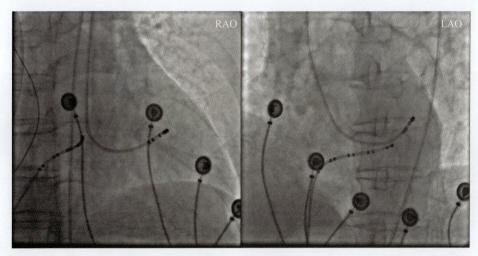

图 4-4-7　靶点影像。

2. 二尖瓣环室早（图 4-4-8 至图 4-4-10）

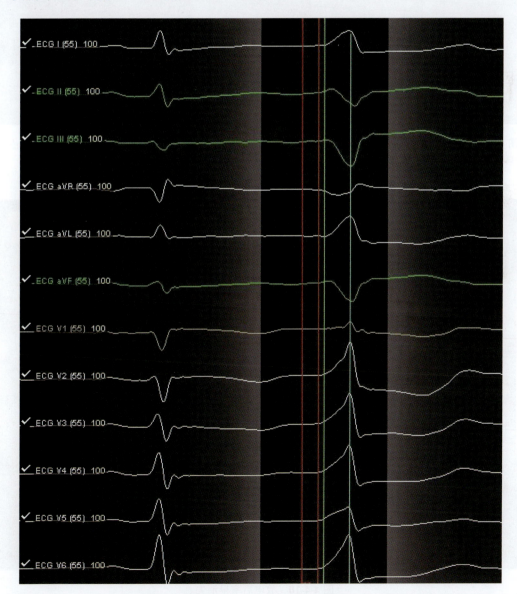

图 4-4-8　体表心电图，可见室早图形在下壁导联为正负双向，V_1 导联呈右束支传导阻滞图形，定位在左心室非流出道，胸导联均为正向波，符合二尖瓣环起源特征。按左侧旁路定位流程，Ⅰ、aVL 导联均为正向波，在二尖瓣环后壁。

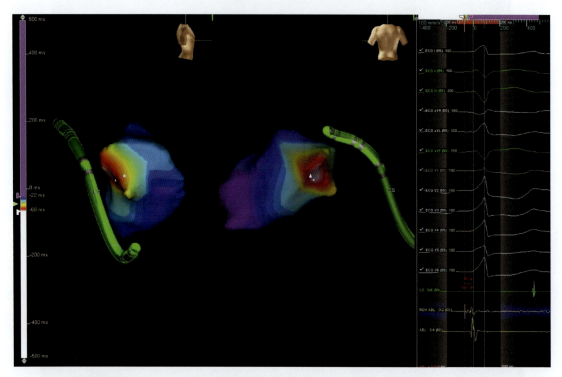

图 4-4-9　标测提示二尖瓣环后壁最早激动，局部领先 QRS 波起始 50 ms，注：靶点局部 A 波不明显。

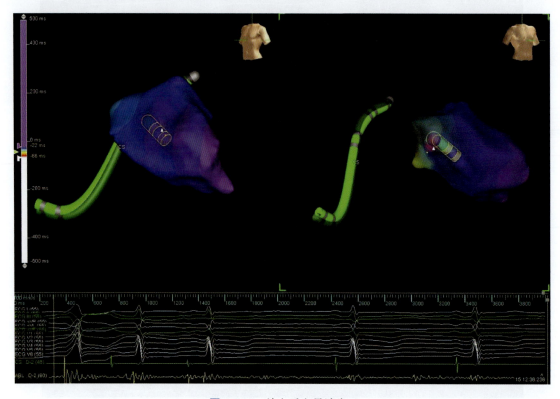

图 4-4-10　放电后室早消失。

3. 节制束起源室早（图 4-4-11 至图 4-4-14）

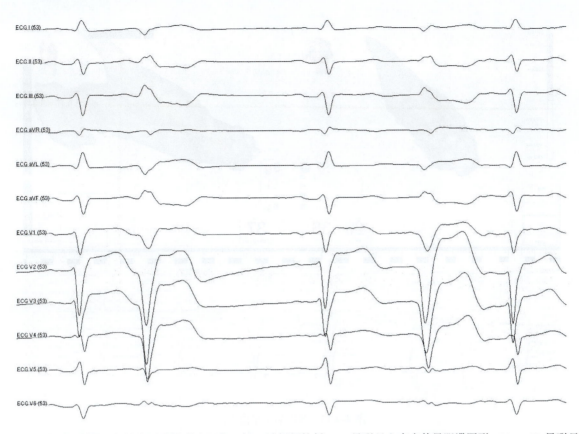

图 4-4-11 体表心电图，室早在下壁导联为正向，但 R 波振幅较低，V_1 导联呈左束支传导阻滞图形，V_1～V_5 导联呈 QS 型，这为右心室节制束起源室早特征。

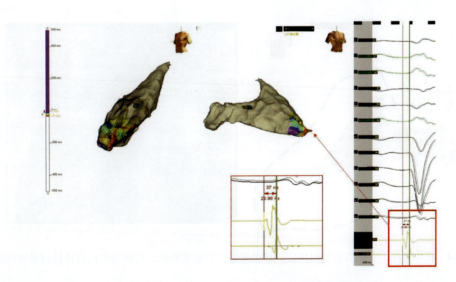

图 4-4-12 激动标测发现最早激动点在室间隔。

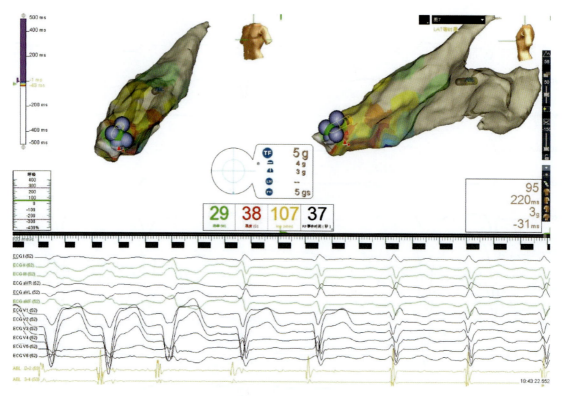

图 4-4-13　放电后室早消失。

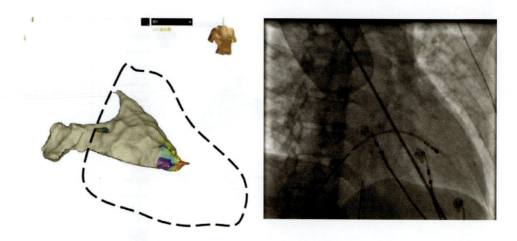

图 4-4-14　靶点影像，左图为右前斜体位，黑色虚线为右心室轮廓，右图为右前斜体位时导管位置。

4. 邻希氏束起源室早（图 4-4-15 至图 4-4-18）

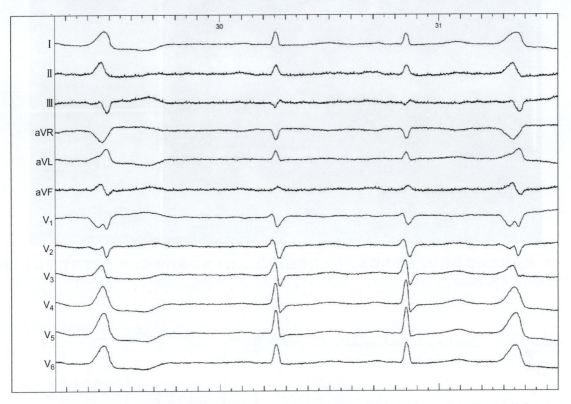

图 4-4-15　体表心电图，室早在下壁导联为正负双向，V_1 导联呈 QS 型，且降支有切迹，为"W"型，符合右心室中间隔起源特征。

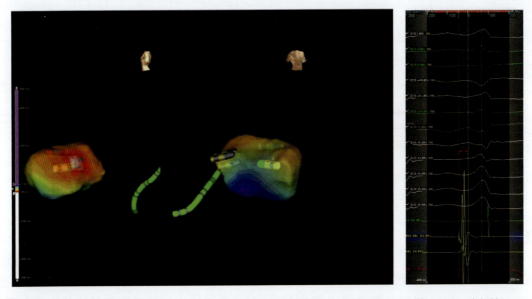

图 4-4-16　激动标测发现最早激动点在右心室中室间隔希氏束下方，局部激动领先体表 QRS 波起始 45 ms。

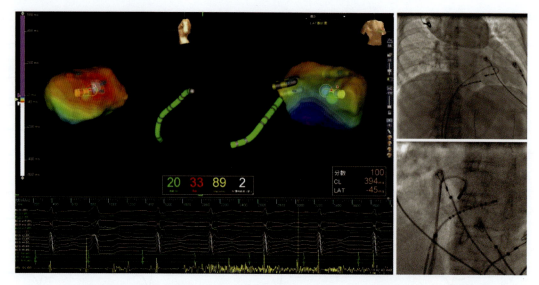

图 4-4-17　靶点放电后室早消失，右图为影像，右上为右前斜体位，右下为左前斜体位。注：由于导管距右束支较近，放电后出现右束支传导阻滞。

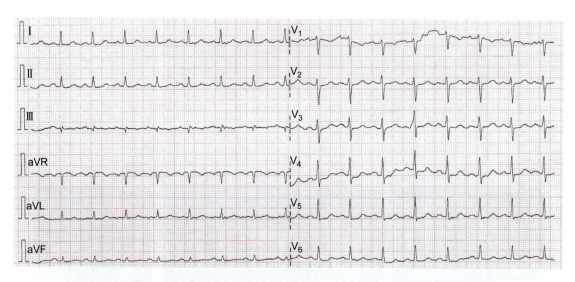

图 4-4-18　术后 1h 心电图，未见室早，右束支传导阻滞消失。

第五节　左心室特发性室性心动过速

一、概述

左心室特发性室性心动过速（idiopathic left ventricular tachycardia, ILVT）在亚洲人群中发病率高于欧美人群，也称为分支性室速（左前分支室速、左后分支室速）。又因其对维拉帕米敏感，使用维拉帕米终止心动过速的成功率高，也称为维拉帕米敏感型室速。

大部分心动过速是折返机制，极少一部分与自律性机制相关，且与左心室浦肯野纤维相关（图 4-5-1）。对于折返机制的室速，是大折返还是微折返？折返环路具体的构成有哪几部分结构？这些问题目前仍存在较大争议。十几年前，日本的 Nogami 教授提出分支性室速是大折返机制。在二维时代，Nogami 教授在左心室间隔面放置多电极导管进行标测，认为此种室速是

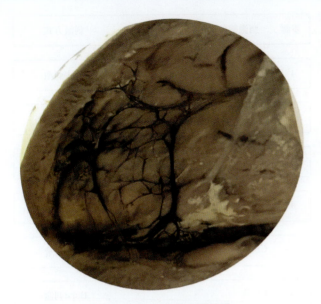

图 4-5-1　左心室浦肯野纤维。

大折返机制。随着三维电解剖标测系统的广泛应用及标测手段的提升，大折返机制的心动过速几乎都很容易地标测到折返环，但尚无人可以标测到分支性室速的折返环，因此大折返机制假说受到越来越多的人的质疑。另一观点就是微折返。例如，国外学者在靶点局部区域记录到长程、碎裂电位，以此支持是微折返机制。近期有国内学者应用腔内超声观察发现左后分支室速靶点区域存在假腱索，并认为此类室速的折返环与此处假腱索有关。

无论折返环的构成如何，被大多数人都接受的就是心动过速时在靶点区可记录到激动领先的 P 电位（浦肯野纤维的除极电位），这一处的浦肯野纤维一定参与构成心动过速的折返环，所以在此可以成功消融心动过速。

二、分型及心电图特点

如图 4-5-2，目前分支性室速可以分为五型。

第一型（①），为左后分支起源，最常见的类型，占 90% 以上。如图 4-5-3，心动过速心电图特点是 QRS 波相对窄（平均 115 ms），电轴左

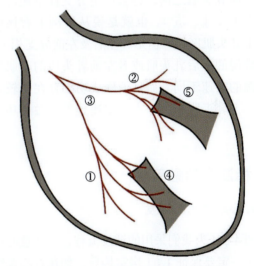

图 4-5-2　分支性室速分型示意图。

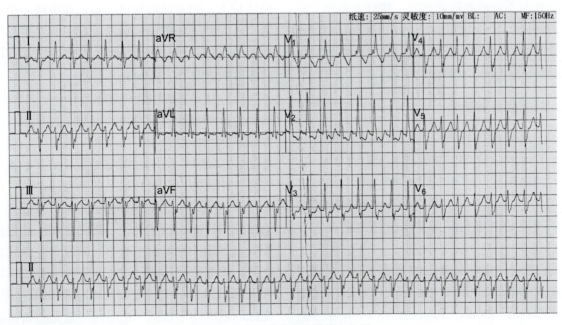

图 4-5-3　左后分支室速体表心电图。

偏。V_1 导联为右束支传导阻滞的形态，多呈现 rsR 型，这与一般右束支传导阻滞形态的室速不同（R 型或 qR 型），下壁导联为 rS 型。我们的经验是 QRS 波比较宽（大于 130 ms 以上），下壁导联为 QS 型（没有小 r），常提示室速来源于左后乳头肌。

第二型（②），左前分支起源，电轴右偏，V_1 导联为右束支传导阻滞形态，呈现 rsR 型，下壁导联为 qR 型。

第三型（③），为上间隔支起源，此类室速少见，体表心电图电轴正常，QRS 波较窄。近几年有人提出左后分支和左前分支会延伸至后乳头肌和前乳头肌之内，也会产生分支性室速即第四、五型（④、⑤）。也就是说从解剖上看该区域属于乳头肌区域，但是和左后及左前分支相关。与通常说的左后乳头肌或者左前乳头肌的心肌组织起源的室速不同。而且消融成功率存在比较大的差异，乳头肌相关分支性室速导管消融成功率相对高。

三、标测及消融策略

1. 心动过速的诱发

图 4-5-4 为我们采用的诱发流程，要注意心房刺激时一定要保证 1:1 房室传导。如在右心系统刺激不能诱发心动过速，可以把消融导管或标测电极放到左心室的间隔面诱发。按以上程序，总体的诱发成功率在 94% 左右。成功诱发心动过速是非常关键的，因在心动过速发作时可以进行很好的激动顺序标测，远期成功率高。

2. 标测及消融策略

（1）激动顺序标测：我们团队采用的标测策略是在心动过速发作时标测最领先的 P 电位，以此为消融靶点。图 4-5-5 是一例左后分支室速的激动顺序标测结果。在左后分支远端标测到最早的 P 电位，以最早的 P 电位作为靶点进行消融。

我们统计了 200 余例 ILVT 数据，结果发现左后分支室速激动标测时 P 电位领先体表 QRS 波起始平均 28 ms（28 ms±10 ms）。图 4-5-6 为一例 ILVT 靶点电位。图 4-5-7 为 ILVT 常见靶点部位

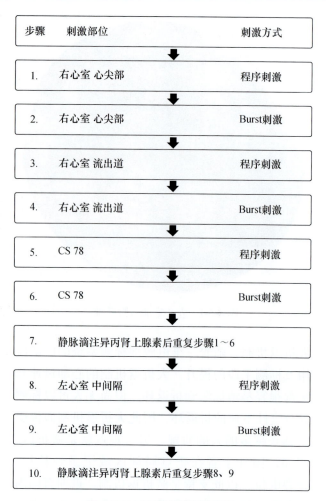

图 4-5-4　心动过速诱发流程。

的影像。左后分支室早占 ILVT 的 90% 左右，影像上靶点分布区域有一定的特征。在右前斜 30°投照体位下，把室间隔分成三份，在中间一份一分为二，即室间隔中段偏后的区域通常是左后分支室速靶点的区域（图 4-5-8）。左前分支在间隔中段偏前的区域。

左后分支室速标测和消融时有一些注意事项。浦肯野纤维分布在左心室心内膜下，很表浅，导管机械刺激可以终止心动过速，甚至使心动过速不能再被诱发，所以标测时导管移动要轻柔。经过充分的标测，标测到最早的 P 电位，消融成功率可在 90% 以上。如果标测不详细，可能会导致消融失败、心动过速复发。靶点区域往往是在左后分支远端，也就是左心室间隔面和左后乳头肌之间。放电时散热差、用盐水灌注导管效果较适宜。如用温控导管，有时候可能因为温度限制，实际的输出功率较低。此时的对策是稍稍回撤一点导管，消融成功率会很高。

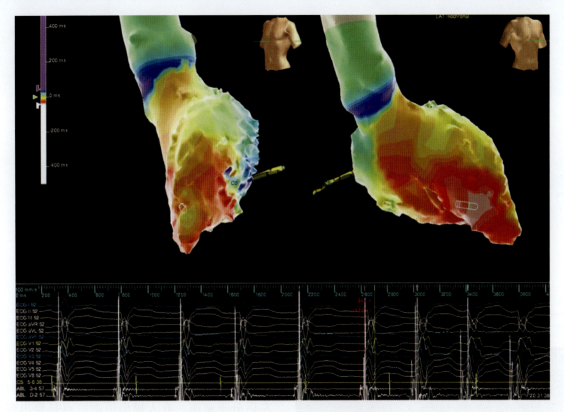

图 4-5-5　一例左后分支室速的激动标测，此例采用了 CT 影像融合。

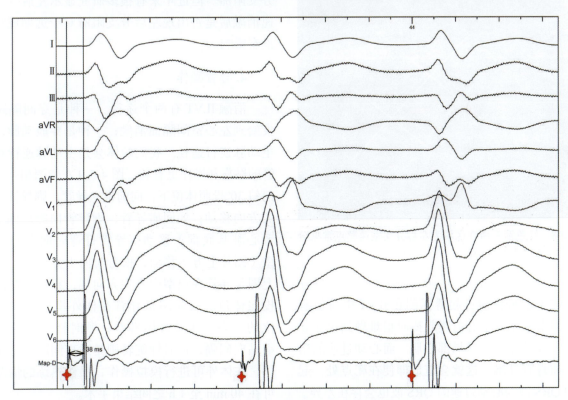

图 4-5-6　一例 ILVT 靶点电位，红星处为 P 电位，可见 P 电位领先 QRS 波起始 38 ms。

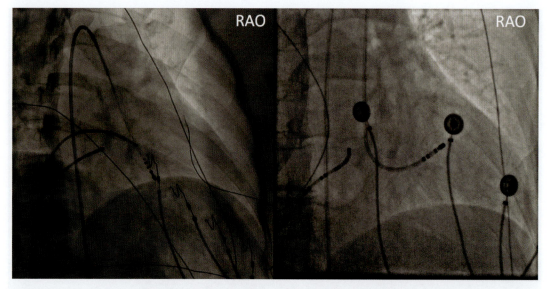

图 4-5-7　ILVT 靶点影像。左侧为左后分支室速，右侧为左前分支室速。

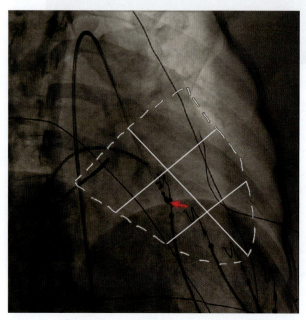

图 4-5-8　红色箭头所在区域为左后分支室速靶点常见分布区域（本图为 RAO30°）。

3. 消融终点

我们的消融终点是心动过速不能诱发。对于左后分支室速，有人提出消融终点是要出现左后分支阻滞。但近年来有很多研究显示左后分支室速消融后是否出现左后分支阻滞对于远期成功率没有影响。

4. 导管操作

消融 ILVT 有两个途径。一种是穿间隔跨二尖瓣到左心室间隔面消融；一种是穿股动脉，经主动脉逆行途径。我们的体会是主动脉逆行对导管的贴靠和操作更有利。图 4-5-9 左侧图相当于右前斜 30°投照体位下，向前推送导管，则导管向心尖方向移动；如回撤导管，则导管向瓣环侧（或者心脏基底部）移动；导管打弯时向左心室前壁（图片上方）移动，松弯时向下方移动。中间上图是导管在模型中心尖方向观，相当于左前斜投照体位。右侧图是导管在体外模拟左前斜体位的形态。从导管尾端看，顺时针旋转导管尖端贴向间隔，逆时针旋转则是远离间隔。记住规律，在体外可进行模拟操作，操作熟练的情况下可在 40 min 至 1 h 之间结束手术。

（2）起搏标测：起搏标测在 ILVT 中价值有限，因为在左心室心内膜起搏时很难做到仅夺获浦肯野纤维而未夺获局部心肌。而心动过速的出口在浦肯野纤维，这就会造成即使在靶点处，起搏的 QRS 波与心动过速的 QRS 波也会存在差异。

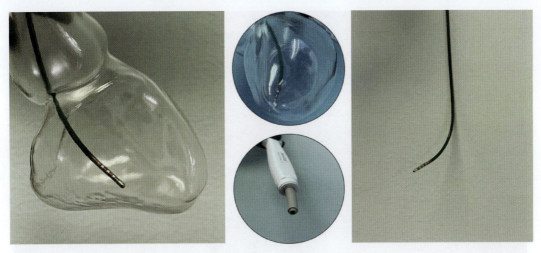

图 4-5-9　导管操作。

四、病例

1. 左后分支室速（图 4-5-10 至图 4-5-15）

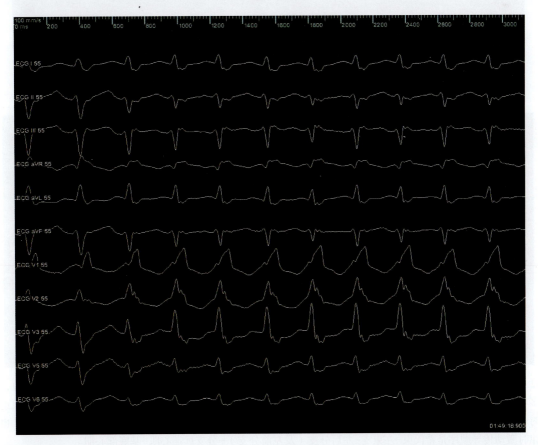

图 4-5-10　室速发作体表心电图。V_1 导联 QRS 波呈 rsR 型，下壁导联呈 rS 型，符合左后分支室速特征。但是 QRS 波较宽，要注意是否为左后乳头肌起源。我们发现下壁导联 QRS 波起始部有小 r 波，多在左后分支而不是左后乳头肌。

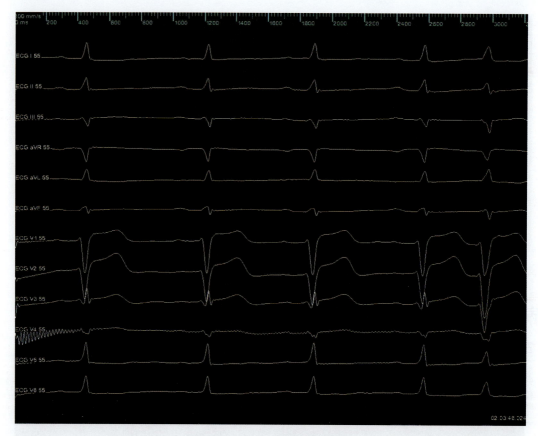

图 4-5-11 窦性心律的心电图。

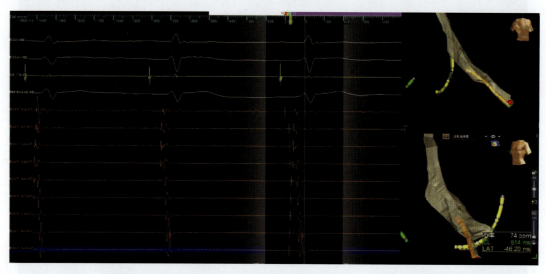

图 4-5-12 窦性心律左室间隔面激动标测。在左心室放置多电极导管，左下方 9 个通道是多电极导管记录通道，注意左下方是多电极导管近端。可见窦性心律时左后分支区域记录到的 P 电位，多电极导管近端有小 A 波，是希氏束远端。窦性心律时 P 电位的传导是由近端到远端的顺序，即由心脏基底部传向心尖方向，而导管远端局部的 V 波最早。也就是说窦性心律时激动传导顺序是希氏束-左束支-左后分支（及左前分支）-分支远端心肌-基底部心肌。

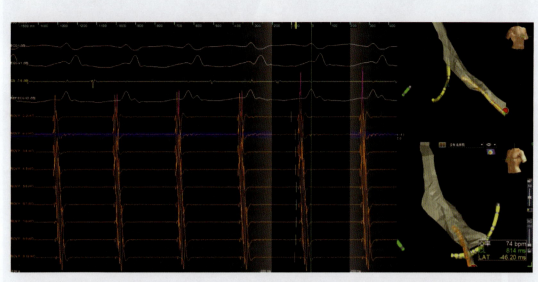

图 4-5-13　室速发作时激动的扩布模式。前面是 P 电位，后面是 V 波。多电极导管记录到最早的 P 电位位于左后分支远端的区域。

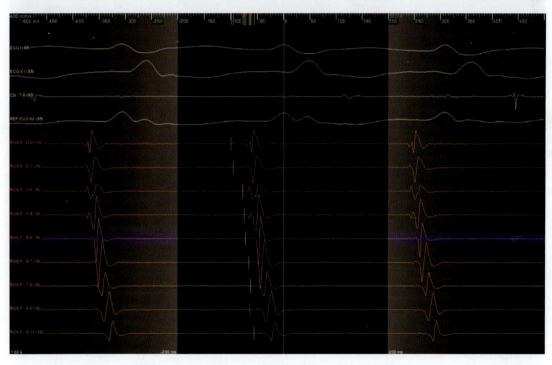

图 4-5-14　室速时最早的 P 电位位于多电极导管远端。

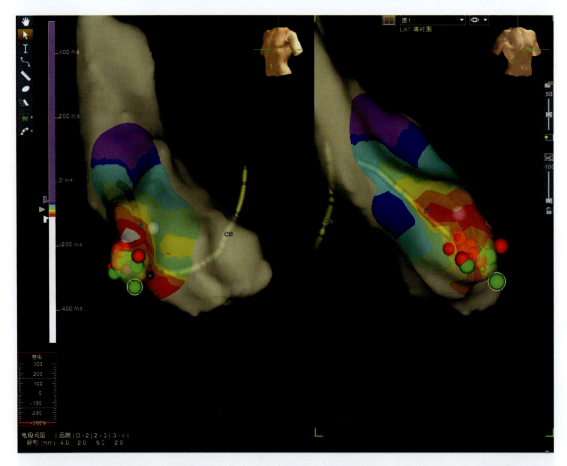

图 4-5-15 激动标测。标测到室速时最领先的 P 电位，于该处放电室速终止，之后不能再诱发。

2. 左后分支室速消融后形态改变（图 4-5-16 至图 4-5-19）

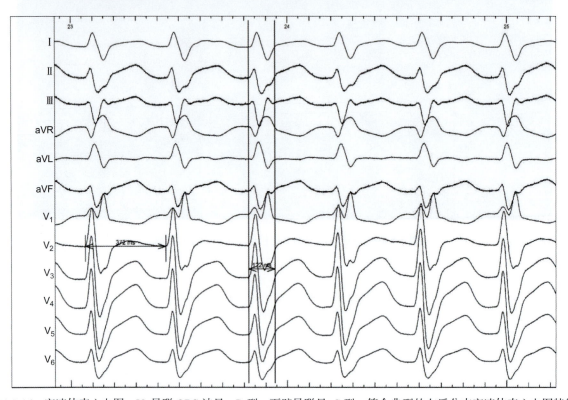

图 4-5-16 室速体表心电图。V_1 导联 QRS 波呈 rsR 型，下壁导联呈 rS 型，符合典型的左后分支室速体表心电图特征。

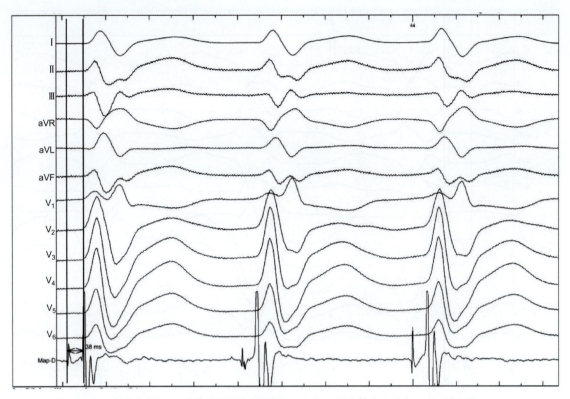

图 4-5-17 靶点电图。左后分支远端标测到的 P 电位，领先体表心电图 QRS 波起始 38 ms。

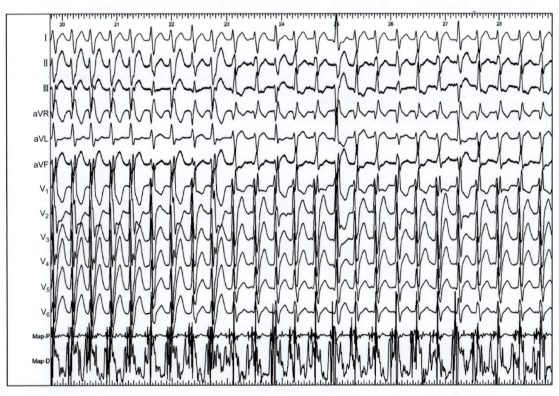

图 4-5-18 在前述最早 P 电位处放电过程中体表心电图发生变化。下壁导联 QRS 波由 rS 型变成 Rs 型，为左前分支起源室速心电图特征。

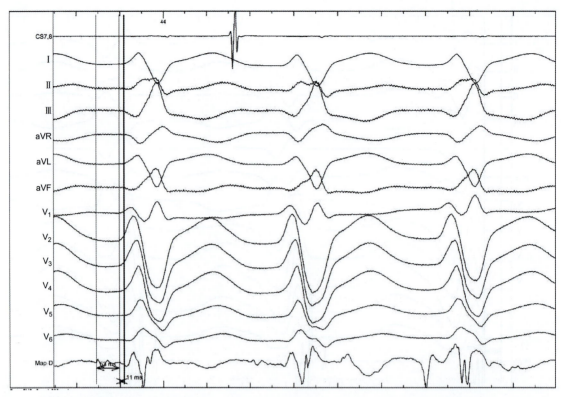

图 4-5-19　最终靶点继续在左后分支远端标测。局部记录到非常领先的 P 电位，领先体表心电图 QRS 波起始 63 ms，放电之后，心动过速终止。为什么会出现前面这种情况？左后分支室速消融时如果放电部位在靶点远端，则心动过速不能向左后分支远端扩布，而是经左后分支逆传至近端，之后经左前分支传出。所以形态转变为左前分支室速形态。

参考文献

[1] Yoshida N, Inden Y, Uchikawa T, et al. Novel transitional zone index allows more accurate differentiation between idiopathic right ventricular outflow tract and aortic sinus cusp ventricular arrhythmias. Heart Rhythm, 2011, 8: 349-356.

第五章 心房颤动

第一节 心房颤动的发病机制和常见术式

心房颤动（房颤）是临床最常见的心律失常，从 1874 年 Vulpian 教授在动物实验中首次发现不规则心房电活动，到 1906 年 Willem Einthoven 教授首次通过心电图机记录到房颤心电图，人类对于房颤的机制进行了不断探索，提出针对这些机制的不同术式。本部分内容着重介绍房颤的发病机制，以及临床常见的术式。

一、阵发性房颤的发病机制

房颤的机制至今尚未明确，目前主要有"多子波折返学说""局灶驱动学说""肺静脉-左心房折返学说""自主神经活性影响学说"等机制。

1. 多子波折返学说

Moe 和 abildskov[1-2] 在 Garry 的基础上，通过动物实验模型提出多子波折返学说：房颤的维持依赖于心房内一定数量的折返波同时存在，折返波可发生碰撞、分裂、融合等。但随着房颤导管消融的开展，多子波折返学说显示出不完善的一面。如环肺静脉隔离仅是隔离心房组织的很少一部分，房颤可得到根治，这与房颤的发生需要一定量的心房组织相矛盾。同时，在肺静脉电隔离后可以观察到肺静脉内局部颤动样电活动（图 5-1-1），肺静脉局部显然无法容纳足够多的折返环，与多子波折返学说相矛盾。

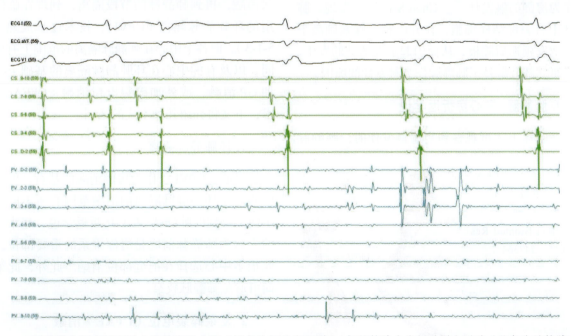

图 5-1-1 肺静脉电隔离后可见心房为窦性心律（绿色为冠状窦通道），但肺静脉内为颤动样电活动（蓝色为肺静脉内的环状电极通道）。

2. 局灶驱动学说

局灶驱动学说认为房颤的发生来源于局部组织的兴奋性增加。1947年Scherf等[3]发现在动物心耳注射乌头碱可诱发房颤，由此提出局灶驱动学说。1996年Hassaguerre[4]等报道了8例房早触发房颤患者，在电生理标测过程中发现房早的起源部位来自肺静脉，针对这些部位进行消融后房颤消失。1997年Jais[5]将这一类由房性早搏诱发的阵发性房颤命名为局灶房颤（foci atrial fibrillation）。1998年Hassaguerre等[6]对阵发性房颤标测到的69个兴奋点进行了分析，发现94%的触发灶来源于肺静脉，由此开启了肺静脉消融治疗房颤。除肺静脉外，上腔静脉、冠状窦、Marshall韧带、右心房界嵴、左心耳等特殊部位也是常见的房颤触发灶。

肺静脉能够作为房颤的触发灶源于心房向肺静脉内延伸的肌袖（图5-1-2）。SAAD等[7]研究发现，肺静脉内能够记录到尖锐的肺静脉电位，当肺静脉作为触发灶的房颤发生时，可记录到肺静脉电位后紧跟左心房电位，激动由肺静脉传到左心房，引起房颤的发生。肺静脉内之所以会有如此的电生理特性，在于在心房发育过程中，肺静脉、上腔静脉、冠状窦、Marshall韧带、窦房结、房室结、希氏束均来源于原始静脉窦，相同的组织胚胎发育来源使得肺静脉具有高度自律性，可作为房颤的触发灶[8]。Chen SA等[8]发现，肺静脉中有窦房结样细胞，在异丙肾上腺素刺激下容易诱发延迟后除极，从而引起触发活动的发生。这些研究部分解释了肺静脉作为触发灶的原因。

3. 肺静脉-左心房折返学说

在临床上，可观察到当房颤发作时，肺静脉内记录到颤动样波，当环肺静脉消融隔离后，肺静脉内的电活动突然消失。于是Hassaguerre[9]在房颤"局灶驱动学说"基础上，提出了肺静脉波假说，即肺静脉和周围心房作为房颤维持的关键部位，肺静脉的快速电活动在此部位形成微折返，使房颤的发生得以维持。目前越来越多的人接受肺静脉-左心房折返学说，该学说认为肺静脉和左心房之间的前庭区域是房颤维持的主要驱动力。

4. 自主神经活性影响学说

在心房内有四个主要的心脏神经节丛（GP），即左上、左下、右前、右下GP，这些神经节主要位于心房外的脂肪垫中，通过免疫组化染色发现神经节除包含迷走神经外，也包含交感神经。其中右前GP主要位于右上肺静脉与心房连接处及靠近上腔静脉的位置，右下GP位于下腔静脉与左右心房连接处部位，左上GP位于左上肺静脉与左心耳之间靠近心房侧，左下GP位于左下肺静脉与心房连接处。在快速起搏心房构建的犬房颤模型，可观察到GP的神经活性明显增加，同时房颤易感性增加[10]。研究表明GP消融能够提高房颤的成功率。

二、阵发性房颤的消融术式

房颤消融从外科的迷宫术式，到肺静脉的点状消融，再到肺静脉的节段隔离，到现在临床常用的环肺静脉隔离（CPVI），技术逐步成熟（图5-1-3）。但各个中心在肺静脉隔离的范围上有所不同，以及有的中心在环肺静脉隔离的基础上，外加GP消融，或外加碎裂电位消融（CFEAs）手术，下文将介绍几种术式的区别。

1. 环肺静脉隔离

目前，CPVI已作为房颤消融的基石，但不同中心对于环肺静脉隔离的消融范围有所不同。基于前文提到的肺静脉-左心房折返学说，越来越多的人认为肺静脉前庭是房颤维系的重要部位，因此很多中心选择在前庭部位消融。此外，此策略尚可避免肺静脉狭窄。

2. 复杂碎裂电位（CFAE）消融

CFAE消融由Nademanee于2004年率先提

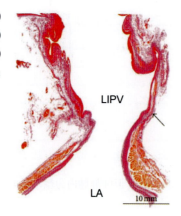

图 5-1-2 左心房（LA）向左下肺静脉（LIPV）内延伸的肌袖（箭头）（图片引自Biomed Res Int. 2015：547364.）

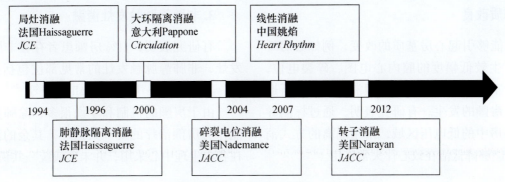

图 5-1-3 目前主要的消融术式。

出,在 CARTO 系统三维构建的左、右心房中,选择出现复杂碎裂电位的部位进行消融,这些 CFAE 在房颤中通常被认为是心房缓慢传导区,是房颤多折返波的关键部位[11]。但对于 CFEA 的定义和理解没有统一的认识,限制了该术式在临床的运用。

3. GP 消融

Jackman 实验室率先提出,对肺静脉周围自主神经节进行消融,能够有效控制房颤的发生。在肺静脉前庭消融常常可以同时消融 GP[12]。

三、持续性房颤的发病机制

1. 心房电重构

房颤发生一段时间后,可导致心房不应期的缩短,促使房颤更容易维持,这一现象称为心房电重构。房颤引起心房电重构有电生理基础和分子学基础,表现为心房动作电位时程以及心房不应期的缩短[13]。

2. 心房解剖重构

结构重构常常发生于房颤持续数月之后,随着房颤持续时间的延长而进展。解剖重构主要表现为心房内径增大以及心房不同程度的纤维化。心房内径增大能够容纳更多的折返环,而心房纤维化能够使心房内不均一传导,使得折返更容易发生。在动物实验中观测到,房颤能够导致心房和肺静脉压力增高,心房压增高可以导致成纤维细胞活化,胶原纤维的产生增多,从而造成心房肌纤维拉长,肌纤维间隙由纤维蛋白替代[14]。

3. 心房神经重构

房颤持续时间的增长亦可引起神经重构。心房内交感神经分布的差异,可以导致心房内不同部位的有效不应期出现差异,从而使房颤的发生得以维持[15]。

四、持续性房颤的消融术式

目前,环肺静脉隔离是持续性房颤的基石,但持续性房颤的机制较阵发性房颤复杂得多,单纯进行 CPVI 成功率低,效果不能令人满意。于是在 CPVI 基础上,额外的消融术式在临床中出现。这些术式主要可以分为线性消融、基质改良、碎裂电位消融、转子消融、递进式消融、非肺静脉触发灶消融等。

1. 线性消融

线性消融的原理是模仿外科迷宫术,将心房分割成小的单元,使得心房不能容纳下足够多的折返环,其中常用的消融线包括:左心房顶部线、左心房底部线、二尖瓣峡部线、左心房前壁线、三尖瓣峡部线等。左心房顶部线为连接左右肺静脉的左心房顶部的消融线。左心房后壁是房颤触发和维持的重要部位,为了隔离心房后壁,在心房顶部线的基础上,需要外加一条连接左、右下肺静脉的消融线,但因为后壁和食管毗邻,消融时为避免食管损伤,尽量将此消融线选于心房靠下位置,称为心房底部线。二尖瓣峡部线,是指从二尖瓣环到左肺静脉消融圈之间的消融线。左心房前壁线,是二尖瓣环至右肺静脉消融环之间的消融线,这条消融线能够针对环绕二尖瓣折返房扑,此条消融线虽然长度较二尖瓣峡部线更长,但更容易阻断。

2. 基质改良

房颤能够引起心房基质的改变，例如心房纤维化，产生较低幅度的腔内心电图、碎裂电位，局部传导不均一可以造成传导阻滞、心房内折返等，促使房颤的发生。有研究表明，通过标测导管识别心房中的低电压区域，采用隔离的方式消除该区域能够降低潜在致心律失常作用。

3. 非肺静脉触发灶消融

有研究表明，11% 房颤患者存在非肺静脉触发灶，非肺静脉触发灶的常见部位包括：上腔静脉、界嵴、左心耳、Marshall 韧带等[16]。

由于房颤的机制和学说很多，除肺静脉隔离能作为房颤治疗的统一共识外，其余的消融术式在各电生理中心采用，并未形成统一共识。

第二节 左心房建模操作

左心房建模操作是房颤导管消融的必修课和基础课。左心房是一个不规则的立体结构，我们将左心房分为十个区域，每个区域采取特定的导管操作，这样可以非常快速、精准地建模，导管操作变得很简单。这十个区域的顺序并不是一成不变的，是可以有先后调整的。建完这十个区域之后，再对有缺损的区域进行填补。操作导管主要依据影像、三维电解剖标测系统及腔内电图。例如导管在左心耳时电位较大；在二尖瓣环处 A 波 V 波均有；在肺静脉较深区域没有电位。

一、左上肺静脉

通常先在左上肺静脉区域建模，此处较容易到达。导管穿过间隔后向前推送多可到达左上肺静脉。有时导管会进入左心耳，如何操控导管使其进入左上肺静脉？如图 5-2-1 所示，左上肺静脉在左心耳的后方，在影像上不太好区分导管在左心耳内还是在左上肺静脉内。如果左前斜体位下推送导管时其头端能"出"心影证明是在肺静脉内；如果导管不能"出"心影可能在左心耳内。另外，推送导管时记录的电位越来越小（图中最下方）证实导管是在肺静脉内，如果推送导管时电位较大且头端固定，这时导管多在左心耳内。如果导管在左心耳内只需回撤导管使其头端回到左心房内，之后同步顺时针旋转导管和鞘管再次推送多可进入左上肺静脉。此时导管松弯操作头端向心房顶部方向（上）移动，导管打弯向左心房底部（下方）移动。

如图 5-2-2 所示，后前位（PA）导管进入左上肺静脉后回撤和推送几次就可以完成左上肺静脉的模型的建立。操作导管时，首先使导管与鞘管同轴，导管打弯方向与鞘管头端弯向一致。回撤和推送导管的过程中可以配合轻轻地顺时针和

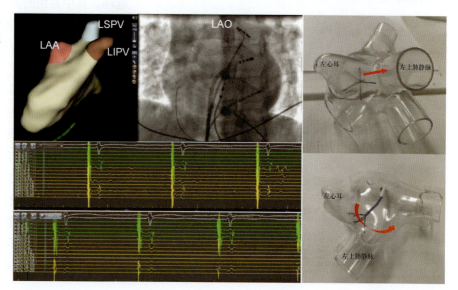

图 5-2-1 左心耳与左上肺静脉。
LSPV：左上肺静脉；LIPV：左下肺静脉；LAA：左心耳。

逆时针旋转，使导管贴靠到肺静脉的后壁和前壁，如果配合导管松弯和打弯可以使导管与左上肺静脉上壁和下壁贴靠，这样模型会比较饱满。

二、右上肺静脉

在后前位下，导管指向术者左手方侧左侧肺静脉，此时同步顺时针旋转导管和鞘管，使其指向术者右手侧再推送常会进入右上肺静脉（图5-2-3）。

如顺时针旋转导管时其头端不能指向术者右手侧，多是导管和鞘管较高（进入左心房较多），此时要先回撤导管和鞘管（注意鞘管头端不要退出左心房回到右心房）之后再旋转并推送就可进入右上肺静脉。如果大家已经能在左心房操作导管了，应该已经具备了一定的基础，此时对于二维影像依赖已经很少了，所以我们仅是在左前斜透视体位下观察导管和鞘管的关系，基本上可以依靠三维进行建模。

三、左心房顶部

如图5-2-4所示，在两个肺静脉之间的红色区域即为左心房顶部。此区域相对容易。把导管回撤到肺静脉口进行顺时针和逆时针旋转几次，就可以完成建模，必要时需要配合一下推送导管的动作。

四、左下肺静脉、右下肺静脉及左心房的后壁

这三个区域相邻，导管操作比较接近，而且导

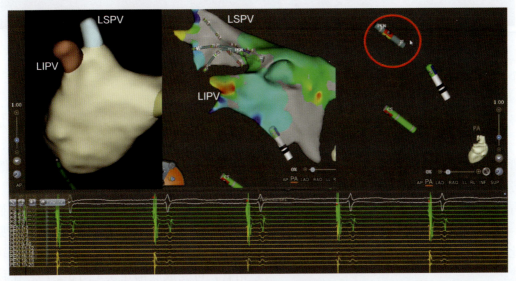

图 5-2-2 左上肺静脉建模。在后前位导管指向术者左手侧是左侧肺静脉，LSPV：左上肺静脉；LIPV：左下肺静脉。

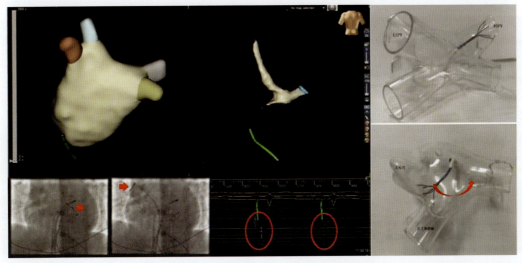

图 5-2-3 右上肺静脉建模。左侧X线影像示导管在左侧肺静脉（红箭头），顺时针旋转后指向右侧肺静脉，均是左前斜体位。

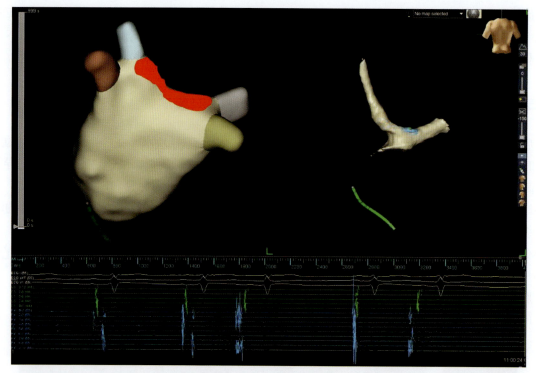

图 5-2-4　左心房顶部建模。

管在一个区域移动时通常会进入另一个区域（图 5-2-5）。导管在左心房顶部时继续与鞘管同步回撤，轻轻打弯后同步逆时针旋转导管会进入左下肺静脉，进一步推送导管就会进入左下肺静脉内。回撤导管并顺时针同步旋转导管和鞘管，它会贴着左心房后壁向右下肺静脉侧移动。

到右下肺静脉口部时，推送导管可进入右下肺静脉。右下肺静脉较低，通常鞘管要回撤得很低。在此过程中顺时针和逆时针旋转，可建出左心房后壁。

五、左心房底部

在左心房底部要采用倒 U 塑型，就是推送导管并打弯，导管头端到达二尖瓣口处时，再推送鞘管并配合打弯，使其在左心房内形成倒 U 塑型（图 5-2-6）。

完成倒 U 塑型后导管和鞘管同步回撤，导管头端会到达左心房底部区域，透视时可见导管头端接近冠状窦电极。此时同步顺时针旋转导管和鞘管，可完成底部建模（图 5-2-7）。在移动过程中导管轻轻松弯会向左心房后壁方向移动。顺时

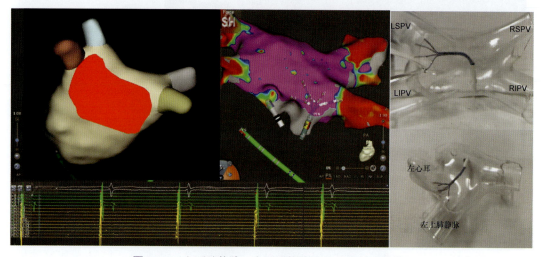

图 5-2-5　左下肺静脉、右下肺静脉及左心房后壁建模。

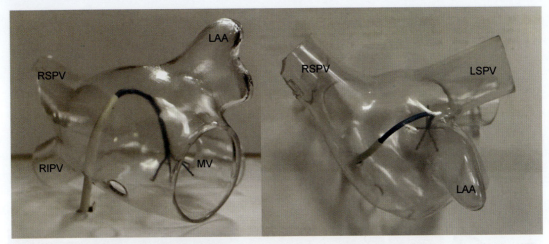

图 5-2-6　左侧相当于前后位（AP）观察，右图是从左心房顶部观察。LSPV：左上肺静脉；MV：二尖瓣；RSPV：右上肺静脉；RIPV：右下肺静脉；LAA：左心耳。

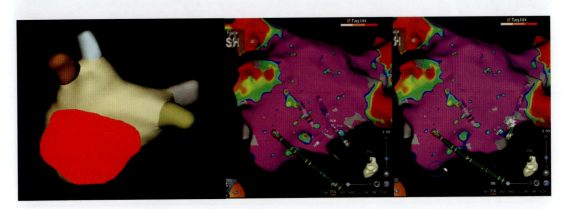

图 5-2-7　左心房底部建模。左侧红色区域为左心房底部。

针旋转导管和鞘管较多时会移动到右下肺静脉开口的下方，如在右前斜位可见导管在右侧肺静脉前庭部。

六、左心房前壁

导管呈倒 U 塑型时移动至右侧肺静脉前庭部时，再继续顺时针旋转会到左心房前壁。图 5-2-8 红色区域为左心房前壁，我们建议采用倒 U 塑型，这样导管头端到达房间隔穿刺处时不易滑落回右心房。

如图 5-2-9 所示，黑线为导管体部走行，导管经房间隔进到左心房后，其体部邻近左心房后壁，呈倒 U 塑型后，头端接触左心房前壁。如导管与前壁接触不紧时，松弯时导管就可贴向前壁。同步推送导管和鞘管，导管头端向左心房顶部（上方）移动，同步回撤向下方移动。继续旋转导管，可回到初始的倒 U 塑型（图 5-2-9 中间

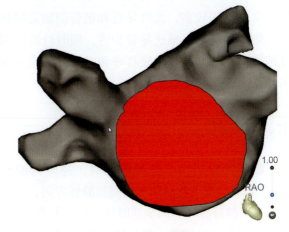

图 5-2-8　左心房前壁。

图），此时逆时针旋转，贴向前壁。导管松弯，去除倒 U 塑型后，推送导管和鞘管，并配合逆时针旋转（向右侧肺静脉）和顺时针旋转（向左侧肺静脉）动作，可完成前壁靠近顶部区域建模（图 5-2-9 右图）。

如图 5-2-10 所示，在右上肺静脉前壁-前庭

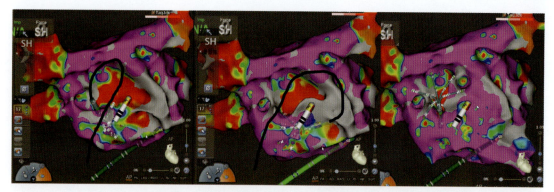

图 5-2-9 左心房前壁建模。

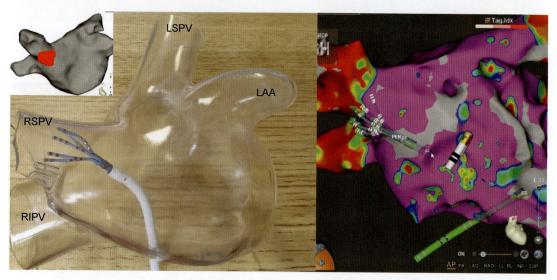

图 5-2-10 右上肺静脉前壁。LSPV：左上肺静脉；RSPV：右上肺静脉；RIPV：右下肺静脉；LAA：左心耳。

区域常常缺损较多，此时导管和鞘管同轴旋转指向右侧肺静脉时，推送导管少许，顺时针旋转即可贴靠至前壁。配合轻轻打弯和松弯就可完成此区域建模。

七、左心耳

通常导管指向右侧肺静脉时，逆时针旋转（经左心房后壁）容易到达左侧肺静脉方向。导管指向左侧肺静脉时，同步逆时针旋转导管和鞘管，使其贴向左心房前壁，然后推送导管，可进入左心耳。如导管贴向左心房顶部，此时需配合导管打弯才可进入左心耳。如图 5-2-11 所示，导管进入左心耳后可见局部高振幅电位。

八、二尖瓣峡部

图 5-2-12 可见，在左侧位可清楚观察导管贴靠。前后位可以看到导管似倒 U 形态贴靠。如果导管贴靠不到二尖瓣峡部，可同时推送导管和鞘管。导管打弯时向瓣环方向移动，松弯时向左心房顶部移动。顺时针旋转时向肺静脉侧移动，逆时针旋转向心耳侧移动。

九、小结

（1）通常在肺静脉、左心房后壁、顶部、底部建模操作时采用后前位（PA），在前壁、心耳建模操作时采用前后位（AP），在二尖瓣峡部时采用左侧位。这些体位不是固定不变的，在实际操作中可因心房形态不同有所不同。

（2）总体上左心房建模时导管操作不复杂，基本上是导管和鞘管要进行同步旋转，配合导管推送、回撤及打弯和松弯。而房颤消融时常常会有导管和鞘管不同轴的形态。

（3）旋转导管或鞘管时，是否旋转到位要看

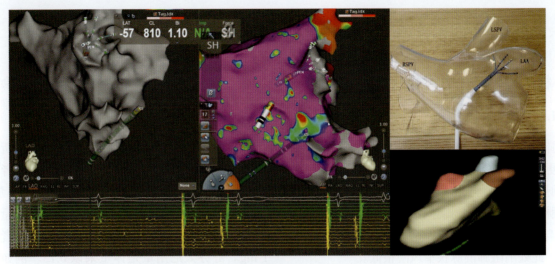

图 5-2-11　左心耳建模。LSPV：左上肺静脉；RSPV：右上肺静脉；LAA：左心耳。

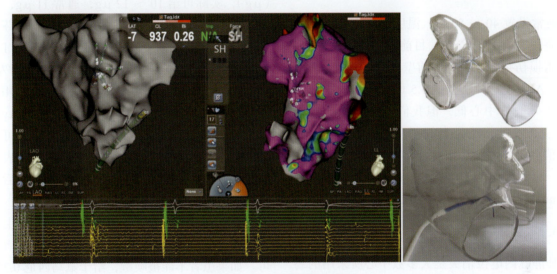

图 5-2-12　二尖瓣峡部建模。

导管头端判定，而不是依据鞘管尾端皮条的指向。

（4）术者要熟悉不同体位下心房的形态，并在心中建立导管的立体形态（图 5-2-13）。通常建模时，模型在术者眼睛与导管之间存在立体关系。当心中清楚建立导管和左心房的立体关系时才算真正的学会建模。

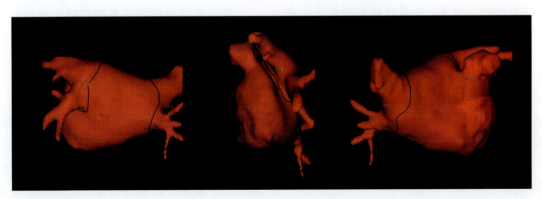

图 5-2-13　不同体位下左心耳及左心房形态。由左至右依次为后前位、左侧位、前后位。

第三节 房颤的射频消融

一、概述

1. 消融靶点

肺静脉电隔离术时不太依赖腔内电图确定靶点，更多的是解剖消融。精准建模的基础上，在肺静脉口偏向肺静脉前庭侧进行消融，而不是在肺静脉内消融。有越来越多的证据显示肺静脉前庭参与房颤维持，所以很多中心在前庭部消融。另外，此处消融肺静脉狭窄风险很低。

2. 消融参数

通常设置 40～50 W，温度限制 43～45℃，盐水灌注速度 17 ml/min。目前多采用量化消融，如采用损伤指数（LSI），前壁目标值是 4[消融指数（AI）400]，后壁是 3.5（AI 350）。我们推荐值比一般的中心低，但我们要求点间距小于 4 mm。另一种策略是点间距小于 5 mm，LSI 目标数值会高些，前壁 4.5（AI 400），后壁 4（AI 400）。有研究比较前述两种策略，发现点间距小于 4 mm 术后发生心房扑动的风险会更低。

3. 消融终点

肺静脉内电位消失是大多数中心所采用的终点。还有另一种办法，就是在消融线上用消融导管进行高输出的逐点起搏，通常输出用 10 mA 或 5 V，如果不能夺获也证明达到了透壁损伤。

4. 术中的镇静和镇痛

房颤消融的点较多，患者疼痛会明显。患者疼痛且需平卧时间较长，如身体移动，会导致三维电解剖标测系统的模型移动，进而影响消融的效率和安全性。所以需要镇静镇痛或麻醉。

国外更多中心会采用全身麻醉。国内更多的是采用局部麻醉（局麻）加深度镇定镇痛。两种方案各有优缺点。全身麻醉患者不会移动，而且呼吸平稳。但是心房比较薄的区域消融时患者不会反馈疼痛，并发症的风险增高。左心房后壁消融时，食管会自然移动避开消融的位置，这一自我保护机制的作用在全身麻醉时会降低。局麻可规避上述弊端，但局麻的弊端是患者可能会于术中移动身体，呼吸深度会变化进而影响三维电解剖标测系统的模型。

我们中心采用深度镇静镇痛的办法。所用药物是米达唑仑（力月西）和舒芬太尼（或者芬太尼）。有些中心会采用两种药物进行持续的泵注。我们采用单次缓慢静脉注射。米达唑仑用量 1～2 mg，对于 70 岁以上或者体重低于 60 kg 者仅给 1 mg。舒芬太尼用量是体重乘以 0.15。例如患者体重是 70 kg，舒芬太尼用量是 70×0.15 = 10.5（μg），实际可给 10～12 μg，通常 11 μg，消融过程中疼痛明显时可再追加 1～2 μg。舒芬太尼持续的时间较长，镇静镇痛的效果能维持 1 h 左右。芬太尼作用持续时间短些，通常半小时左右。其用量是体重乘以 1.5。如患者体重 70 kg，用量是 70×1.5 = 105（μg）。实际可给 100～120 μg，通常给 110 μg。如果消融过程中出现疼痛，可再追加 10～20 μg。给药的时机是为连接好体表心电图穿刺之前给米达唑仑，穿刺房间隔完成后，给舒芬太尼或者芬太尼。

这种用量不良反应发生率较低。如发生呼吸抑制，血氧饱和度下降，给予吸氧，唤醒患者就即可。如果患者不能被唤醒，给予氟马西尼 0.25 mg 静注，不良反应很快就会消失。如发生躁动、谵妄也是给予上述剂量氟马西尼拮抗。导管室常规备米达唑仑、舒芬太尼，还有氟马西尼。

5. 导管操作的整体思路

真正掌握导管操作要做到以下两点：①可快速地到达要消融的部位并保持稳定，②可使导管顺畅地移动即快速调整接触压力。因此不同部位采用不同的导管贴靠方式，且需熟记于心。心脏的三维立体结构、导管、鞘管与心脏的空间关系要在心中有清晰构图。与左心房建模操作一样，对肺静脉进行分段、分部位。两侧肺静脉分为前、下、后、上几个区域，每个区域采用不同的导管的构型。若某个区域导管操作不顺畅，非常不好到位时，可以到邻近区域消融，再将导管缓慢地移动回来，则多可在这个区域容易贴靠了。

6. 导管及鞘管的基本操作

操作导管有几个动作（图5-3-1）。第一，鞘管或者导管的旋转、回撤和推送。鞘管和导管的旋转、回撤、推送可以是同步的，也可以仅移动导管，鞘管保持固定。第二，导管打弯和松弯。此外，如导管从鞘管中伸出的长度较长，其前端活动度会较大，但稳定性会差。一般情况下鞘管尾端皮条的方向和头端弯指向相同，但是下腔静脉迂曲或者股静脉穿刺处较紧张时，有可能两者不同向。

7. 消融顺序

肺静脉口有神经节分布，左侧消融时会出现迷走反应，表现为血压、心率下降，房室传导阻滞等，需要心室起搏、静注阿托品等处理。如先消融右侧，上述情况很少出现。

二、导管操作技巧

1. 右侧肺静脉前壁

这是最容易的部位，采用导管平行贴靠的方式。导管进入左心房后指向左侧，顺时针旋转导管和鞘管到达右侧肺静脉口部。如果导管旋转多些，导管打弯方向会迎着心房壁（图5-3-2）。导管打弯或同步地顺时针旋转导管和鞘管，会使接触压力增高。我们通常在右上肺静脉前壁开始消融，然后逐渐向下移动，操作是将导管和鞘管整体回撤或者导管打弯。如导管进入肺静脉太深，鞘管固定，回撤导管，导管会移向心房侧。

2. 右侧肺静脉底部

导管贴靠有三种方式（图5-3-3左下方实物

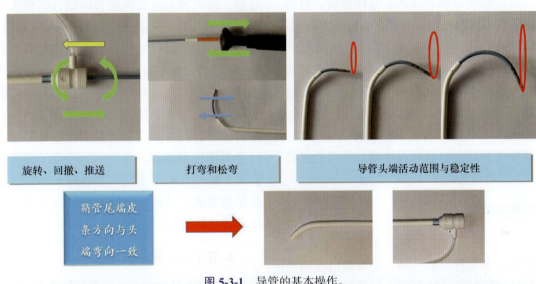

图 5-3-1　导管的基本操作。

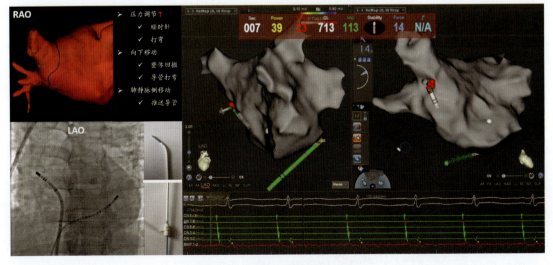

图 5-3-2　右侧肺静脉前壁消融。

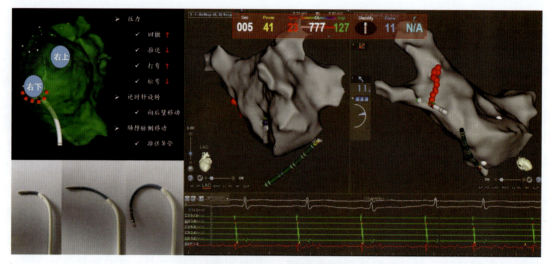

图 5-3-3　右下肺静脉底部消融。

照片)。图中的第一种方式适合房间隔穿刺点不是很高时,同步回撤导管和鞘管且打弯就可以贴靠到底部。如房间隔穿刺点高些,且较靠前,可将鞘管撤回到右心房,仅用导管打弯、旋转去贴靠。如右下肺静脉较低,且穿刺点较高,可用倒 U 的方式。同步回撤导管和鞘管,会向下方移动,接触压力增加。图中的第一种和第二种贴靠方式,导管打弯接触压力也会增高。同步逆时针旋转,向后壁方向移动,顺时针旋转向前壁方向移动。如果要使导管头端向肺静脉内移动,操作是保持鞘管不动,推送导管。

3. 右侧肺静脉后壁

如图 5-3-4 所示,在右侧肺静脉后壁区域,导管贴靠方式有几种。第一种,鞘管指向左侧肺静脉,在房间隔穿刺区域高度,导管打弯方向与鞘管头端指向相反,导管多斜向贴靠在心房后壁。第二种,导管和鞘管同轴,导管迎向左心房后壁。第三种,导管和鞘管同轴,鞘管头端在房间隔穿刺点处,头端在较高的位置,鞘管回撤到右心房,用导管打弯和旋转来实现贴靠,多用在心房较小时。如左心房较大,最后这种方式导管稳定性会较差。逆时针旋转导管和鞘管接触压力增高,推送导管和鞘管时压力也会增高。这种构型多是导管打弯方向斜着靠向左心房后壁,打弯时也会使压力增高。向上移动导管的操作是整体推送。根据穿刺点不同、左心房大小尝试最适合的贴靠方式。若使导管向肺静脉内移动,可打弯或者顺时针旋转。

4. 右上肺静脉顶部

右上肺静脉顶部导管贴靠相对难些,且稳定性

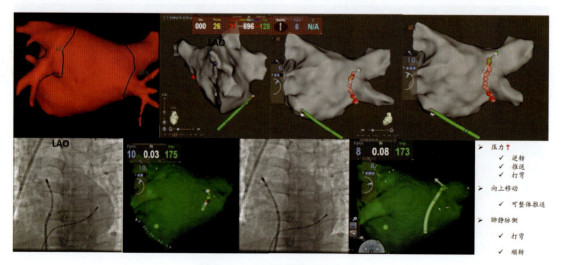

图 5-3-4　右侧肺静脉后壁消融。

会稍差些。如图5-3-5所示，第一种，类似在后壁贴靠的方式，也称"反S"构型，鞘管可在右心房操作，适合左心房较小者。如左心房较大，要把鞘管送到左心房内，使得鞘管外段导管长度小些，以增加稳定性。第二种，鞘管指向左侧，导管形成"反C"形（图5-3-5 F、G）。第三种，鞘管和导管同轴，导管不打弯、出鞘管长度也很短，迎向左心房顶部区域。偶尔还有正S形态，就是鞘管指向右侧肺静脉，导管打弯方向和鞘管指向相反（图5-3-5 H）。一般不采用鞘管退回至右心房且导管和鞘管同轴的方式。此时虽然导管可以到达顶部，但稳定性较差。前三种方式，导管松弯接触压力增高；同步推送时也会增高；靠近前壁或后壁侧时，旋转也会使压力增高。如使导管向左心房前壁方向移动，操作是同步顺时针旋转。如使导管向肺静脉内移动，操作是打弯或者推送导管，鞘管不动。最后这种贴靠方式时导管打弯时压力增加。

5. 左侧肺静脉后壁

左侧肺静脉后壁较好贴靠，鞘管经过房间隔穿刺点指向左侧，导管同轴指向左侧进行贴靠（图5-3-6）。移向下部时需轻度打弯导管。如果顺时针旋转导管和鞘管，压力增高。如果导管和鞘管略不同轴，导管打弯方向迎着左心房后壁，打

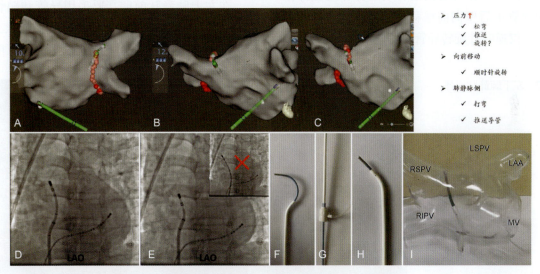

图5-3-5 右上肺静脉顶部。LSPV：左上肺静脉；RSPV：右上肺静脉；RIPV：右下肺静脉；LAA：左心耳；MV：二尖瓣环。

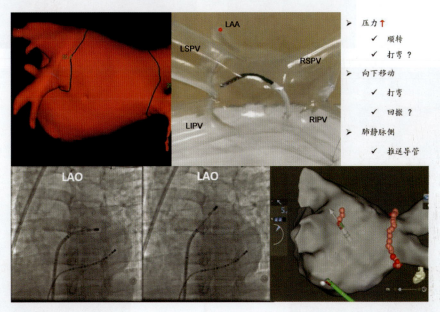

图5-3-6 左侧肺静脉后壁消融。LSPV：左上肺静脉；LIPV：左下肺静脉；RSPV：右上肺静脉；RIPV：右下肺静脉；LAA：左心耳。

弯也会使接触压力增高。消融过程中，使导管自上向下移动，操作是打弯或者回撤鞘管，轻度推送导管；使导管向肺静脉内移动，操作是推送导管，鞘管保持不动。

6. 左下肺静脉底部

为避免肺静脉狭窄，建议在肺静脉口外消融。如图 5-3-7 所示，导管多呈倒 U 形，导管松弯后，导管自身弹性使头端与左心房壁接触。此种贴靠可以避免肺静脉狭窄，且贴靠稳定。如果穿刺点较低，可以采用"反 7 字"形贴靠，导管直着迎着左心房侧壁（图 5-3-7 右侧）。推送导管或者松弯，压力增加。使导管向上移动时操作是整体推送。使导管由后壁向前壁移动的操作是整体逆时针旋转，仅逆时针旋转导管也可以做到。

7. 左侧肺静脉前壁

左侧肺静脉的前壁是消融难度最大的区域。技巧是在左下肺静脉前壁时在心房侧进行消融；到左上肺静脉前壁时在左上肺静脉口内进行消融（图 5-3-8）。

在左下肺静脉前壁时，导管贴靠有两种方式。第一种，"反 7 字"形，就是导管从房间隔穿刺点出来，直接迎向左心房壁。另外一种，导管和鞘管送得较高，采用倒 U 方式。整体顺时针旋转，会使接触压力增高；单独推送导管也会使压力增高。由下向上移动的操作方法是松弯或者整体推送。若使导管向肺静脉内移动可推送导管。

在左上肺静脉前壁，要采用导管和鞘管不同轴的方式。图 5-3-8 右上方圆圈代表肺静脉，相当于从左侧位观察肺静脉。导管指向肺静脉前壁方

图 5-3-7 左下肺静脉底部消融。

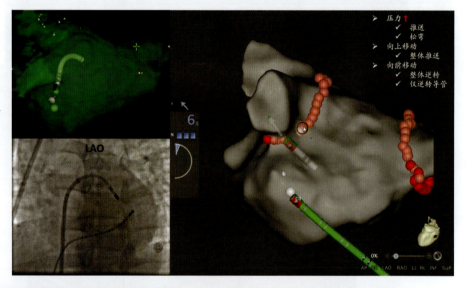

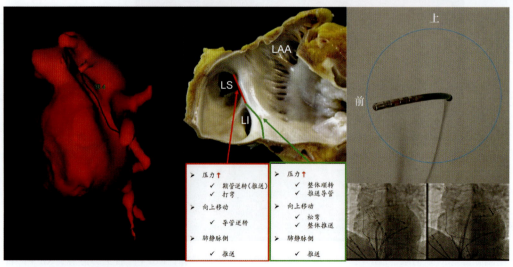

图 5-3-8 左侧肺静脉前壁导管贴靠。LS：左上肺静脉；LI：左下肺静脉；LAA：左心耳。

向，鞘管指向肺静脉口的方向。导管与鞘管呈 90° 侧弯。逆时针旋转鞘管，会使导管向前方移动，接触压力增高。导管打弯时也会使接触压力增高。在旋转鞘管或者导管打弯时导管头端会向肺静脉口外滑动，所以要同时配合轻度推送导管和鞘管的动作才能使导管头端稳定在肺静脉内。使导管从下向上移动的操作是逆时针旋转导管，而固定鞘管。使导管向肺静脉内移动的操作是固定鞘管，推送导管。

左上肺静脉内消融时采用导管与鞘管呈 90° 侧弯形式有一重要原因。图 5-3-9 上方示意图相当于经肺静脉和左心耳横切面。如导管采用常规的"反7字"形直直地贴靠，通常是导管的 3、4 电极与局部接触。而放电的部位是导管的头端，头端的接触压力较低。加大逆时针旋转的力度，可使导管的头端与局部接触，但是由于局部稳定性差，导管会

滑出左上肺静脉。所以要采用鞘管和导管呈 90° 侧弯的不同轴方式贴靠。后者导管会更稳定。左上肺和左下肺静脉之间的这个区域也是采用导管和鞘管不同轴的方式贴靠，可以保持导管稳定。

在左下肺静脉口外贴靠时，如果建模不精准，导管会滑到肺静脉内（图 5-3-10 右侧图）。滑到肺静脉内时贴靠相对稳定，但没有消融前庭。另外，发生肺静脉狭窄的风险也较高。所以不建议在肺静脉内以这种方式贴靠消融。

8. 左上肺静脉顶部

左上肺静脉顶部消融时采取与嵴部消融类似贴靠方式（图 5-3-11）。在嵴部，导管继续逆时针旋转，与鞘管头端弯形指向方向相反，形成"反S形"。导管打弯，推送导管和鞘管，压力增加。使导管从前壁向后壁移动的操作是逆时针旋转导

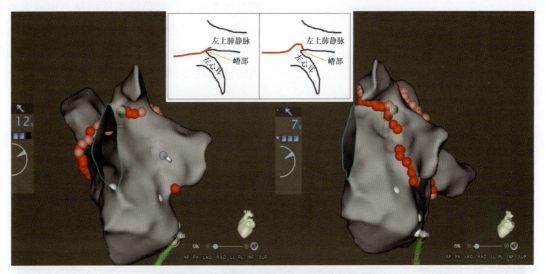

图 5-3-9　导管的左上肺静脉-左心耳嵴部的贴靠。

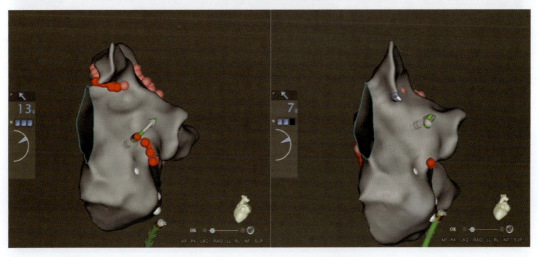

图 5-3-10　左右下肺静脉前壁贴靠。

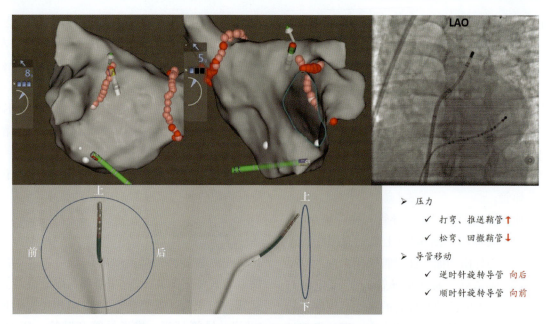

图 5-3-11 左上肺静脉顶部消融。

管,鞘管固定。

三、肺静脉电隔离术中常见的电生理现象

1. 肺静脉内电位延迟

如图 5-3-12 所示,完成左侧肺静脉消融后把消融导管放在左上肺静脉前壁,消融导管记录到局部有两个电位,蓝色箭头所指是心房或者左心耳的远场电位,红色箭头所指是肺静脉内局部电位。未消融时两个电位不分离,进行环肺静脉消融但未隔离时传入延缓,出现肺静脉内电位延迟现象。

2. 肺静脉电位脱落

图 5-3-13 最下方通道是冠状窦记录的 A 波,

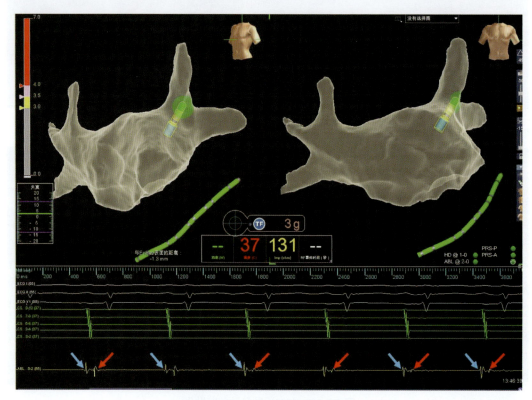

图 5-3-12 肺静脉内电位延迟。

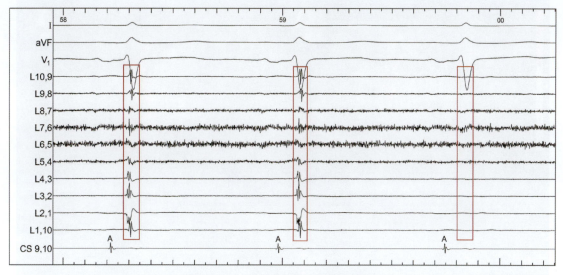

图 5-3-13 肺静脉电位的延迟和脱落。

L1～10 是肺静脉的环状电极记录到的肺静脉电位。可见第 1 跳和第 2 跳肺静脉电位远远落后于冠状窦 A 波。提示传入延缓。第 3 跳环状电极电位消失，提示肺静脉电隔离。

3. 肺静脉内电位的识别

（1）肺静脉内延迟的电位：图 5-3-14 标测电极（HD 电极）在肺静脉记录到一个电位（第一跳白色箭头），不确定是左心耳远场电位还是肺静脉局部的电位。鉴别方法是在怀疑远场来源部位起搏。把消融导管放在左心耳起搏，后面蓝色箭头所示电位仍远远落后于起搏信号，证实为肺静脉内局部近场电位，也就是肺静脉没有隔离。

（2）肺静脉内左心耳的远场电位：图 5-3-15 为 HD 电极在左上肺静脉记录到的电位（白色箭头），同样鉴别是左心耳远场电位还是肺静脉内局部近场电位。用消融导管在左心耳内起搏。最后两跳冠状窦顺序改变，被消融导管刺激夺获。但是

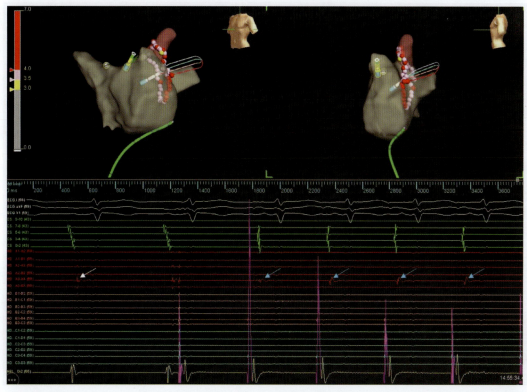

图 5-3-14 肺静脉内电位的识别。

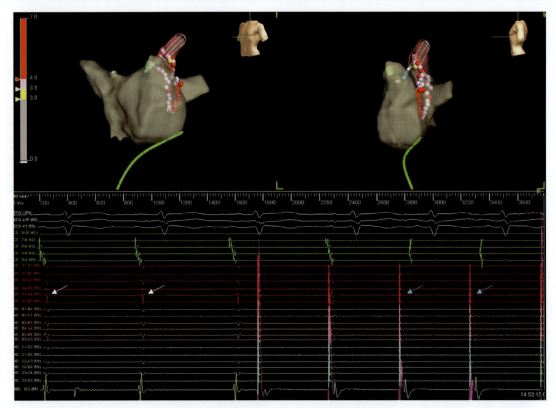

图 5-3-15 肺静脉内记录的左心耳远场电位。

HD 电极局部的电位就不见了，而是被起搏信号提前了。也就是说白色箭头所示为左心耳远场电位，而不是肺静脉局部电位。肺静脉被隔离。

4. 肺静脉内的高频电位

如在肺静脉内放置标测电极，有时候会记录到高频、颤动样电活动。图 5-3-16 前两跳 HD 通

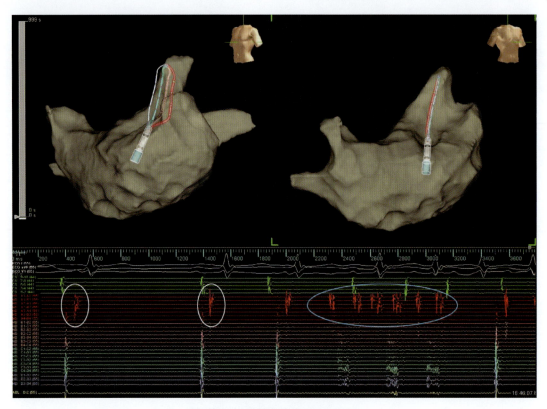

图 5-3-16 肺静脉内高频电活动。

道记录到的肺静脉的局部电位是延迟的，明显落后于冠状窦 A 波。后面蓝色圈 HD 通道电位数量明显高于冠状窦，而且又快又乱。这提示肺静脉内存在一个异位兴奋灶，很可能就是房颤的触发灶。

三、环肺静脉消融后漏点（gap）的寻找

寻找 gap 的方式有几种。第一种方式根据个人的消融习惯，会出现一些常见的 gap 分布区域。如在上下肺静脉之间的前壁或者后壁区域。原因之一是这个区域心肌组织比较厚，不容易达到透壁损伤（图 5-3-17）；原因之二是导管贴靠稳定性差。另一个易出现 gap 的区域是右上肺静脉后壁-后上顶部区域，是由于此区域导管贴靠稳定性差。因此可在常见的 gap 分布区域进行寻找。

第二种方式是在肺静脉内放一个标测电极，依靠标测电极记录到的电位最早区域附近寻找 gap。此法有一定的局限性。理论上标测导管与肺静脉的四周是贴靠的。所以哪里电位最早，gap 即在其附近。但实际上导管可能只与肺静脉的一个壁接触。标测导管记录到最早的电位未必是真正

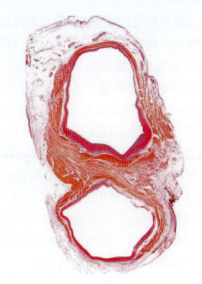

图 5-3-17　上、下肺静脉之间心肌较厚。

的肺静脉内最早激动点，也就是说不一定是真正的 gap 所在。

我团队常采用第三种方式。就是在肺静脉内进行激动顺序标测。当然，这个前提条件是在窦性心律下进行。首先在肺静脉的上下前后四个点标测，之后在最早点附近进一步标测。这种方式较快捷也更准确。

第四节　左心房房扑

一、概述

1. 机制与病因

左心房的房扑的大部分是折返机制。多种病因可造成心房内的瘢痕，心房内尚有瓣环、肺静脉等天然解剖屏障。在瘢痕与瘢痕之间或瘢痕与解剖屏障之间有存活的心房肌可构成折返环缓慢传导区，折返环的激动波围绕这些瘢痕和解剖屏障，并经过这些缓慢传导区进而形成折返，之后在心房内进行扩布。

左心房房扑主要见于房颤消融术后，此外，其他疾病只要在心房内形成足够的瘢痕都可能产生折返性房性心动过速的基础，如冠心病、心肌病及心脏瓣膜疾病等都可能产生折返性房性心动过速。

2. 标测策略

（1）激动顺序标测：这是最重要的标测手段。通过三维电解剖系统构建心房模型及三维电激动图。以冠状窦通道 A 波信号较稳定的双极电图起始作为时间零点，采用标测电极在心房内多个部位记录局部双极电图，通常以双极电图记录的最大斜率为局部激动图的起始点。之后与前述零参考点比较时间差值。每个点的这个时间差值用不同的颜色表示，通常最早激动区域用红色（或白色）代表，最晚激动区域用紫色代表。多采取高密度标测（取 300 个以上点）进而清晰显示折返环和关键通道。在三维标测图上最短距离的连续色谱带通常为折返环的路径。

激动顺序标测时有一些注意事项：①窗宽选择为心动过速周长的 90%～95%。以前述冠状窦参考通道为零点，窗口在零点前后的间距无特殊限定，通常各占窗宽一半。②有些三维标测系统可准确识别电位与干扰及局部电位起始处信息，此时可设置为系统自动采点进行信息采集；某些标测系统

有时不能准确识别电位与干扰及局部电位起始处信息，此时要人工确定采点信息。③标测过程中存在双电位、碎裂电位和瘢痕处做特别标记，以便后续分析和确认折返环信息。④通常将心房双极电压低于 0.5 mV 的区域定义为低电压瘢痕区，构成折返环关键通道的残存心肌有时会在低电压区内，因这些残存的心肌构成的缓慢传导区电压可小于 0.1 mV，所以只要恒定出现在心动周期同一位置的电位，无论其振幅多小，均要标定激动时间，以免遗漏缓慢传导区，而不能标测出折返环。应用多电极导管标测后，使用压力监测导管在低电压区进一步标测，寻找瘢痕内的缓慢传导区有很大帮助。此外，在压力指导下，可以区分该处是真正低电压区还是导管贴靠不良，后者更易遗漏激动信息。⑤遇到长时程碎裂电位时，一定要做好标记，后续仔细分析，该处很可能是关键峡部。⑥在激动标测图上有些相隔较远但颜色相同的区域通常见于双环折返、被动环折返或无关传导通道等（图 5-4-1）。如不注意识别和判断标测图常常会出现"大花脸"的图像，导致无法判断折返环。

（2）电压标测：通常将心房双极电压低于 0.5 mV 的区域定义为低电压区，分析激动顺序时要同时关注电压图。折返环可能由低电压区与低电压区或低电压区与天然解剖屏障之间区域构成缓慢传导区。

（3）拖带标测：在三维时代，拖带标测的价值在于对于折返环存在疑问时进一步确认。操作方法为：以比心动过速周长短 10～30 ms 的间期在可疑参与构成折返环的部位起搏，起搏后间期减去心动过速周长的差值小于 30 ms，且起搏下体表心电图 P 波和心内电图顺序与心动过速比较无明显差别即认为是起搏点位于折返环峡部。具体拖带相关原理见室性心动过速章节。

拖带标测有两个局限性：第一，在折返环关键峡部以外的折返环径路上拖带时常可以得到很好的拖带结果，但在此处消融往往不能终止心动过速。反之在最佳消融靶点及关键峡部常因局部电压很低而导致拖带失败。第二，拖带常易终止心动过速或改变折返环。

3. 折返环的类型

通过拖带标测和激动顺序标测，可将折返机制的房性心动过速（房速）分为大折返和小折返两种类型。大折返的折返环围绕大的中心屏障（如房室瓣环、肺静脉口等），折返环通常直径大于 3 cm。非典型房扑中最多见的是绕二尖瓣环的大折返，其次是围绕肺静脉口经由左心房顶部的折返。局部小折返的折返环直径通常小于 3 cm，小折返的一个重要特点是折返环内可记录到长时程、低振幅碎裂电位。折返环越小，维持心动过速越需缓慢的传导区具有更慢的传导速度，这种碎裂持续时间越长。该长时程电位未必是激动最提前部位，但通常为成功消融的最佳靶点。

双环折返是指两个同时共存的环路相对运转且共享一个单向传导通路，在消融断开一条环路后，另一环路将继续运行。

假性折返环是指心房内存在一阻滞线，激动从远隔处传至阻滞线一侧后经一环路传至阻滞线对侧，标测时显示类似折返环样的扩布。例如三尖瓣峡部阻滞，冠状窦口处激动仅能经间隔-右心房顶部、右心房游离壁，再传至三尖瓣峡部线的

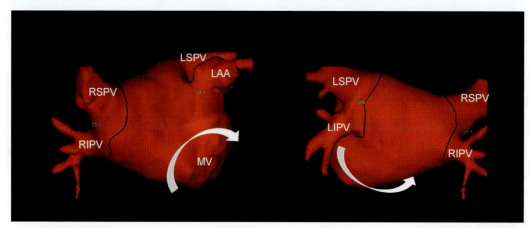

图 5-4-1　绕二尖瓣折返的示意图。LSPV：左上肺静脉；LIPV：左下肺静脉；RSPV：右上肺静脉；RIPV：右下肺静脉；LAA：左心耳；MV：二尖瓣环。

游离壁侧,在三维激动标测图上会显示首尾相连的"大折返房速"假象。此时拖带标测具有重要价值。

4. 消融策略

消融大折返房速的一种策略是在折返环所围绕的瘢痕和解剖屏障或折返环必经的两个解剖屏障之间进行线性消融,阻断折返环。这种方法的消融线有可能较长,双向阻滞的难度略大。如果能通过高密度标测,确定瘢痕之间可能构成折返环的最狭窄的区域进行短距离线性消融可能容易,因缓慢传导区常由窄而薄弱的心肌构成,易形成透壁损伤,复发概率也低。

5. 左心房房扑常见的折返环类型

(1)绕二尖瓣折返:围绕二尖瓣峡部的大折返是左心房房扑最常见的类型,可以绕二尖瓣顺钟向折返(图5-4-1),亦可逆钟向折返。前者冠状窦是由远及近的激动顺序,后者是由近及远的激动顺序。通常两者具有一个共同特征,就是冠状窦远近端A波的差距占心动过速周长的很大一部分。另外,对于无左心房线性消融史者(不包括肺静脉大环隔离线)如发生绕二尖瓣环的房扑,多在前壁有低电压区,多在此处构成缓慢传导区。

对于此类房扑,多是在二尖瓣游离壁进行线性消融,即左下肺静脉与二尖瓣环之间。导管贴靠方式见图5-4-2。通常40～50 W,量化消融目标值为LIS 4.5～5,AI 450～500。在二尖瓣峡部消融线的左心耳侧起搏时,冠状窦为由近至远的激动顺序提示可能消融线阻断。但有时存在心外膜的Marshall韧带(静脉)连接时可出现阻断的假象。此消融线达到双向阻滞常有一定困难,原因包括:①二尖瓣环侧心房壁较厚,不易透壁损伤;②左下肺静脉开口处难以持续、稳定贴靠;③虽然阻断,但心外膜的Marshall韧带(静脉)会导致心外膜存在传导通路仍可维持折返(图5-4-2)。应对策略有:①二尖瓣峡部"带状消融"而非单点连成的消融线;②使用可调弯鞘增加支撑和导管的稳定性;③冠状窦内对应位置消融(心外膜);④无水酒精消融Marshall静脉;⑤心外膜的Marshall韧带(静脉)的连接在心房插入点通常可远离二尖瓣峡部消融线,可在冠状窦起搏时标测消融线对侧最早激动点,即心外膜的Marshall韧带(静脉)的心房插入点,在此处加强消融。

(2)经左心房顶部折返:经过左心房顶部的大折返也是左心房房扑较常见的类型,可以绕右侧肺静脉、左侧肺静脉或双侧肺静脉(图5-4-3)。但左心房顶部是关键峡部,因此多在顶部进行线性消融。通常40～50 W,量化消融目标值为LIS 3.5～4.5,AI 350～450。我们在顶部线性消融时通常点间距小于4 mm。如图5-4-4所示,左心房顶部心外膜存在隔肺束,亦可导致心内膜消融线阻断后心外膜连接仍可维持折返,此种折返可被误认为左心房后壁局灶性心动过速,即隔肺束在左心房后壁插入点最早。此时消融策略可在左心房后壁偏下靠近二尖瓣环处横行进行线性消融,即"BOX线性消融"。还有一种策略是干性心包

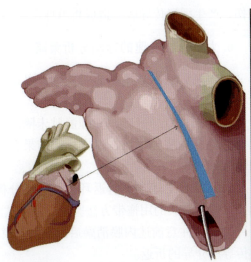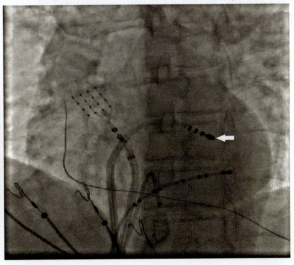

图5-4-2 二尖瓣峡部。左侧为局部解剖示意图,可见Marshall韧带(静脉)经左心耳-左上肺静脉之间的嵴部下行至房室沟,汇入冠状窦。右侧图为左前斜体位下导管在此处贴靠影像。

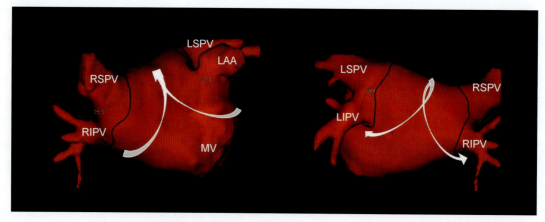

图 5-4-3　经过左心房顶部的大折返示意图。LSPV：左上肺静脉；LIPV：左下肺静脉；RSPV：右上肺静脉；RIPV：右下肺静脉；LAA：左心耳；MV：二尖瓣环。

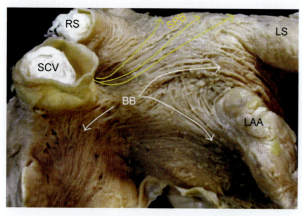

图 5-4-4　左心房顶部心外膜连接。黄线为隔肺束（septopulmonary bundle，SPB），BB 为 Bachmann 束。SCV：上腔静脉；RS：右上肺静脉；LS：左上肺静脉；LAA：左心耳（图片引自 Biomed Res Int. 2015：547364.）。

穿刺在心外膜进行消融。

（3）肺静脉双漏点（gap）介导的折返：在肺静脉大环隔离时如存在两个 gap，如图 5-4-5 所示，可在两个 gap 之间形成大折返。在左侧肺静脉更常见，因左侧发生 gap 的概率会更高。此时消融一个 gap 即可终止心动过速。消融策略是进行肺静脉隔离，对所有 gap 进行消融。

（4）双房折返：如图 5-4-6 所示，在左右心房之间存在多处肌纤维连接，这是连接左右心房电活动的解剖基础。最重要的是 Bachmann 束，此外在卵圆窝、冠状窦等处存在诸多肌纤维连接。在特定情况下，可在左右心房之间形成大折返。如图 5-4-7 所示，在双房之间可有三种形式折返，即包括两个心房大部分、左心房与右房间隔部、双房间隔部形成的折返。其中 Bachmann 束最常参与，可在右心房近上腔静脉处（Bachmann 束插入点）进行消融。有左心房前壁线性消融（右上肺至二尖瓣环）史者可形成双心房折返的房扑。

（5）嵴部折返：在左心耳-左上肺静脉处结构复杂，导管难以长时间稳定贴靠，易出现非透壁损伤，产生缓慢传导区，造成折返性房速。

6. 大折返性房速的标测分析策略

如标测后折返环不是非常明确，可采取以下策略：

（1）先检查肺静脉，如肺静脉未隔离，可先完成肺静脉隔离再标测，这样标测结果会更容易解读。

（2）结合上述常见折返环类型进行分析，可选择可能性最大的用拖带方法验证，甚至试消融。

（3）要注意前述内膜消融后出现的外膜"桥"样传导所介导的折返。

（4）标测时有长时程、碎裂电位处常常是折返环的关键峡部。

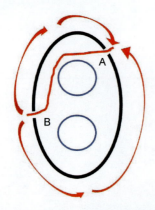

图 5-4-5　双 gap 介导的大折返。两个蓝色圈代表肺静脉，黑色圈为大环隔离线，A、B 两处为大环隔离线上的两个 gap。激动从 A 传出肺静脉，之后从 B 进入肺静脉形成大环折返。

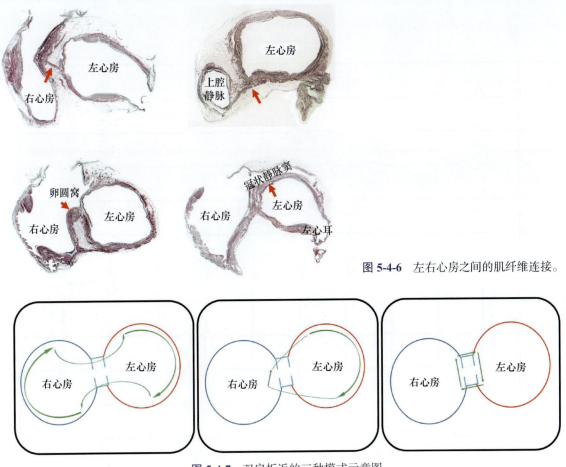

图 5-4-6　左右心房之间的肌纤维连接。

图 5-4-7　双房折返的三种模式示意图。

二、病例举例

1. 房颤消融时转为房扑（图 5-4-8 至图 5-4-13）

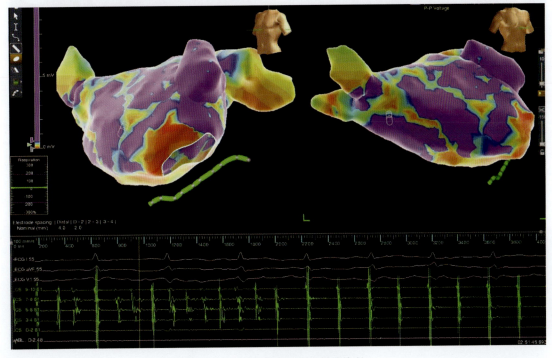

图 5-4-8　房颤消融过程中转为房扑。

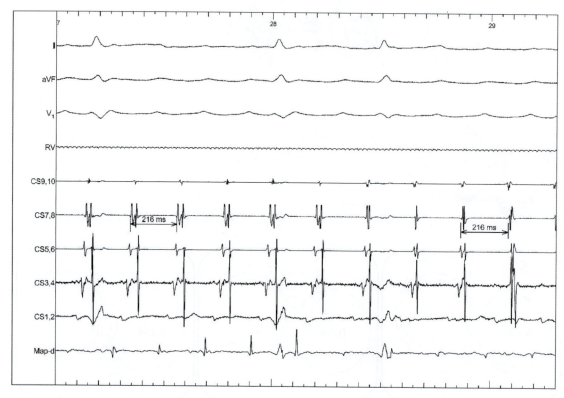

图 5-4-9　房扑的体表心电图及腔内电图。

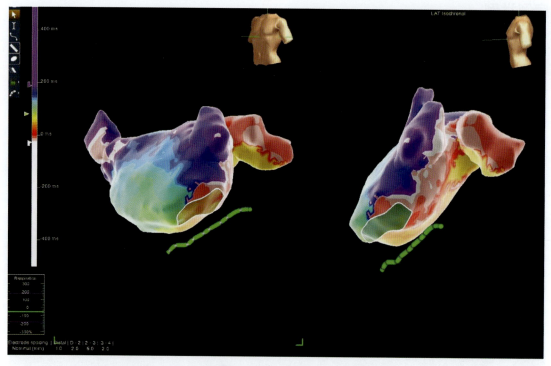

图 5-4-10　房扑的激动顺序标测提示绕二尖瓣顺钟向折返。

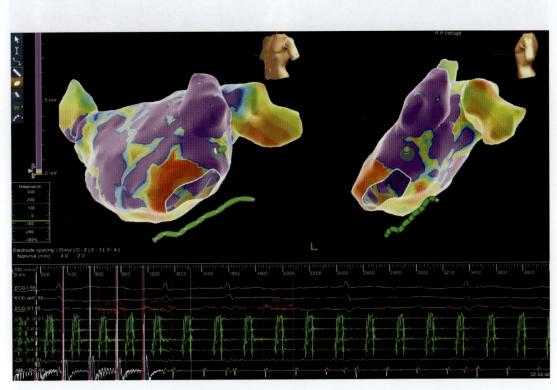

图 5-4-11　二尖瓣峡部拖带，PPI 与 TCL 相同，证实为二尖瓣峡部参与折返。

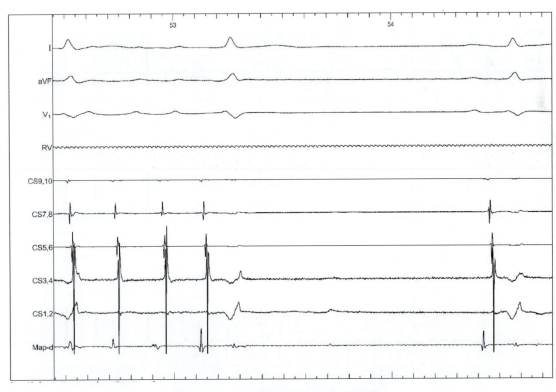

图 5-4-12　二尖瓣峡部线性消融后房扑终止。

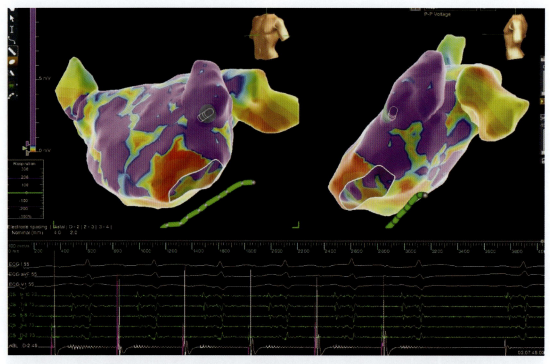

图 5-4-13　左心耳处起搏，冠状窦顺序为由近至远，提示峡部阻断。

2. 无左心房消融史的绕二尖瓣环的房扑（图 5-4-14 至图 5-4-21）

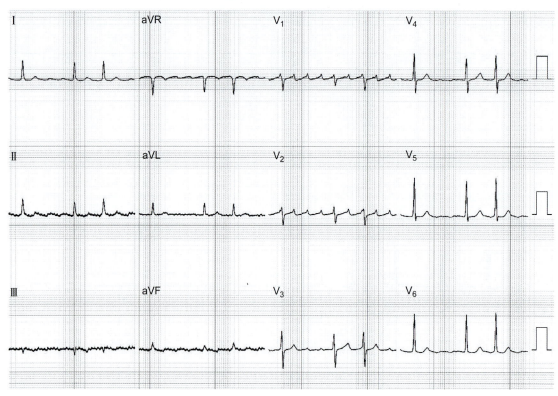

图 5-4-14　体表心电图。V_1 导联 F 波正向，下壁导管似乎为下降支延缓、上升支快的 F 波。与一般 Ⅰ 型房扑不太符合的是 Ⅲ 导联 F 波不明显。

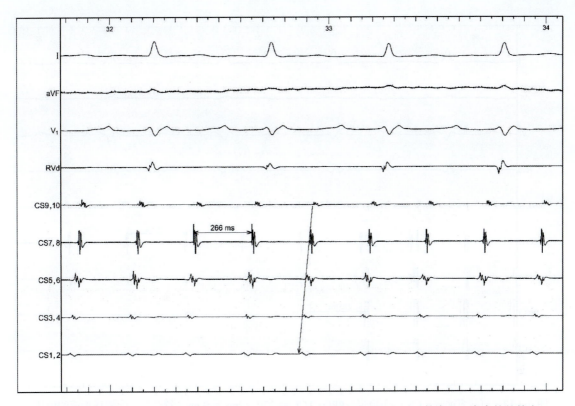

图 5-4-15　腔内电图。心动过速周长 266 ms，冠状窦 A 波顺序为由远至近，符合左心房房扑的特点。

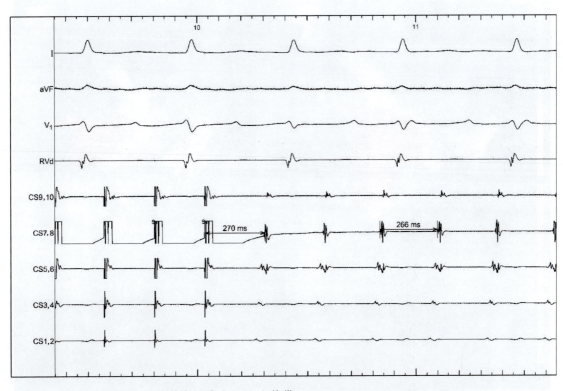

图 5-4-16　冠状窦近端（$CS_{7\sim8}$）拖带，PPI－TCL＝270－266＝4 ms。

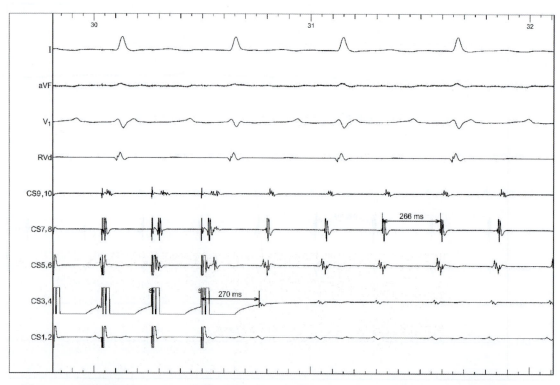

图 5-4-17　冠状窦远端（$CS_{3\sim4}$）拖带，PPI－TCL ＝ 270－266 ＝ 4 ms。符合绕二尖瓣环折返的房扑。

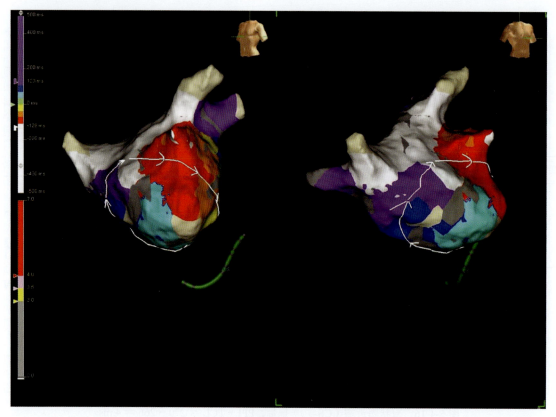

图 5-4-18　左心房激动标测提示为绕二尖瓣环顺钟向大折返。

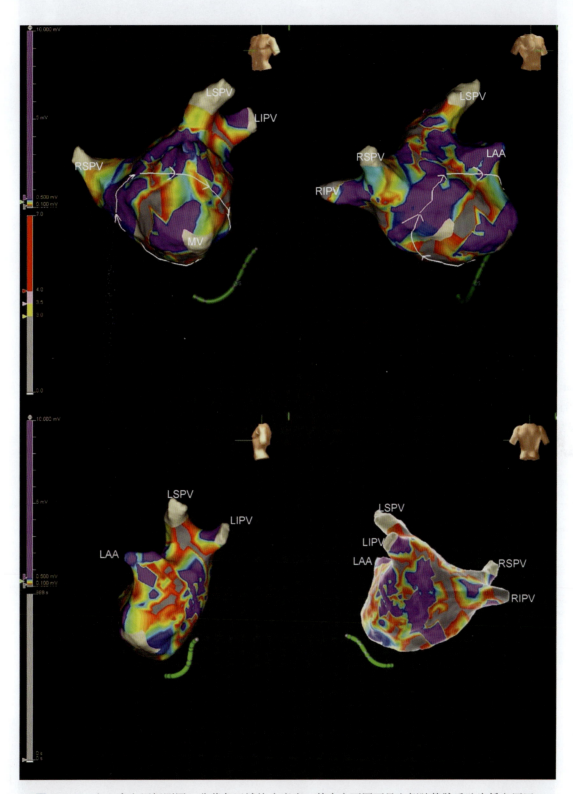

图 5-4-19 左心房电压标测图,非紫色区域均为瘢痕,其中右下图可见左侧肺静脉后壁为低电压区。

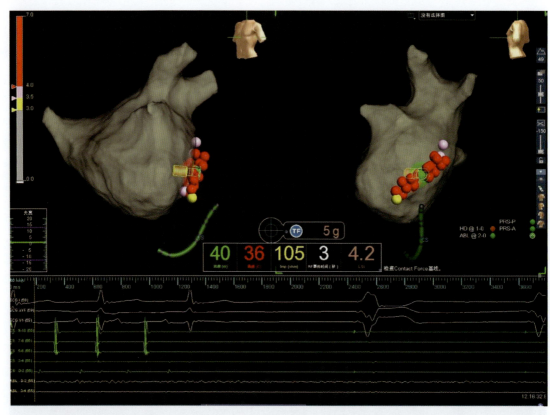

图 5-4-20　二尖瓣峡部线性消融过程中房扑终止，由于左侧肺静脉后壁为低电压区，存在天然阻滞（图 5-4-20），所以本例未行左侧肺静脉隔离。

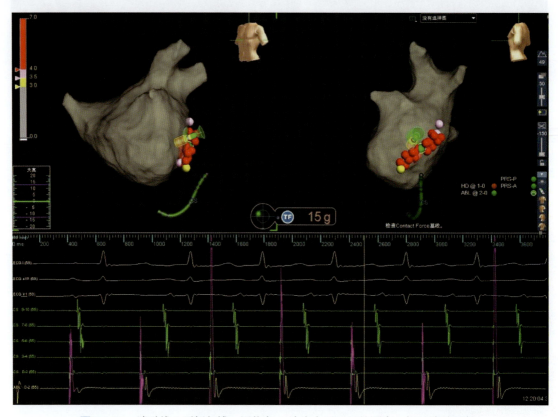

图 5-4-21　消融线心耳侧起搏，冠状窦 A 波为由近至远的顺序，提示消融阻断。

3. 无左心房消融史的左心房多种房扑（本病例由阜外华中医院 梁二鹏教授提供，图 5-4-22 至图 5-4-30）

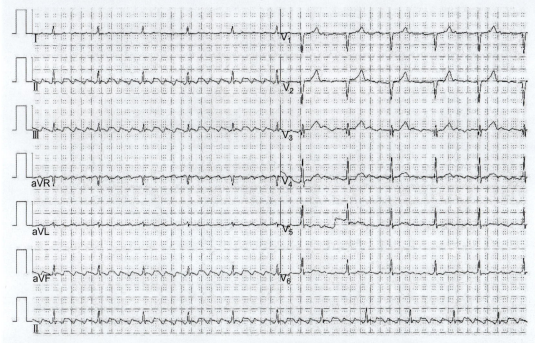

图 5-4-22 房扑体表心电图。V_1 导联 F 波正向，下壁导管似乎为下降支延缓、上升支快的 F 波。符合 I 型房扑特点。

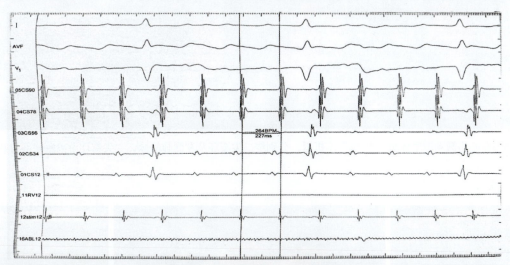

图 5-4-23 腔内电图。心动过速周长 227 ms，冠状窦 A 波顺序为由远至近，符合左心房房扑的特点。

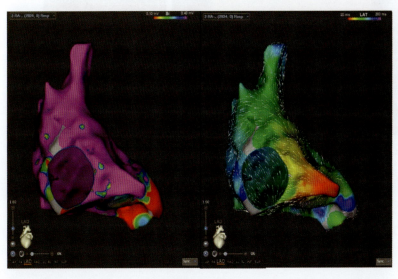

图 5-4-24 右心房标测。左侧为右心房基质标测，未见明显低电压区。右侧为激动标测，可见冠状窦口（红色区）激动最早，并向周围扩散，右心房为被动激动。

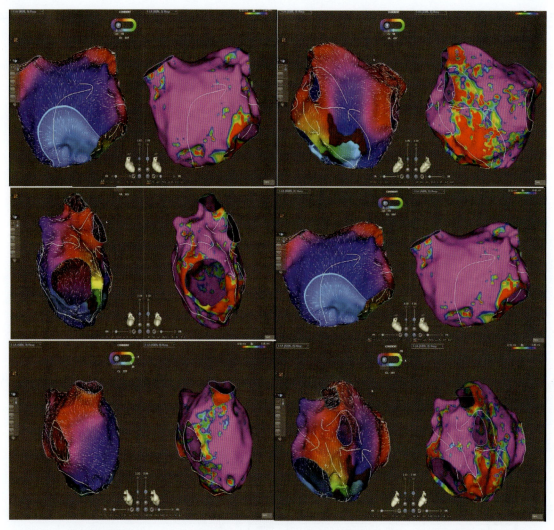

图 5-4-25 左心房激动顺序标测。为"8"字折返，分别绕二尖瓣环及左侧肺静脉，二尖瓣环游离壁峡部为共同通道。

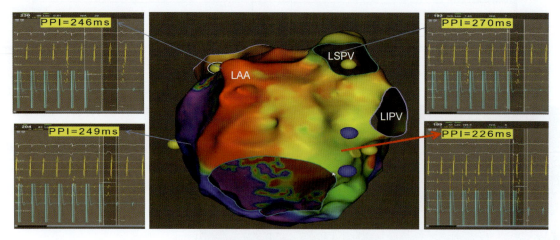

图 5-4-26 二尖瓣峡部拖带 PPI ≈ TCL。

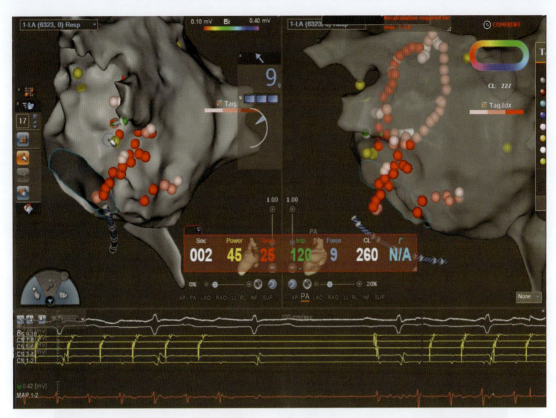

图 5-4-27　左侧肺静脉大环隔离后行二尖瓣峡部线性消融，其间房扑终止。之后在冠状窦内加强消融，并行左心房顶部线性消融，窦性心律下验证消融线完整。

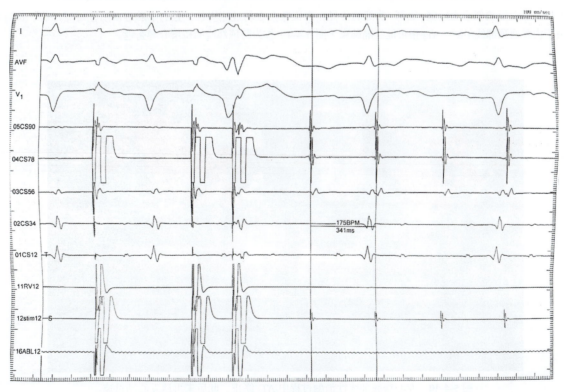

图 5-4-28　心房程序刺激再次诱发房扑（AT_2）。

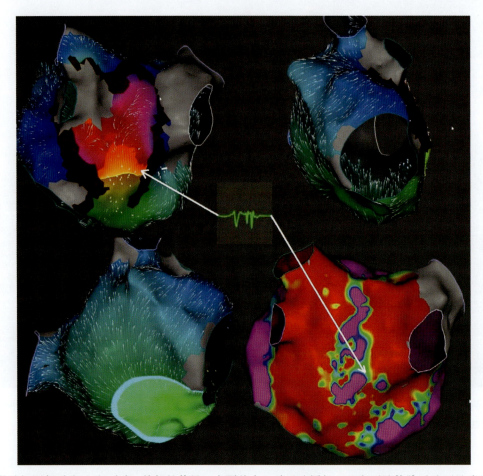

图 5-4-29　激动标测似乎为后壁-底部-前部的传导,未覆盖全心动过速周长,且右下肺静脉后壁可见碎裂、长时程电位。由于内膜面顶部线阻断,AT_2 很可能经隔肺束(图 5-4-4)作为跨顶部线的桥梁介导折返。

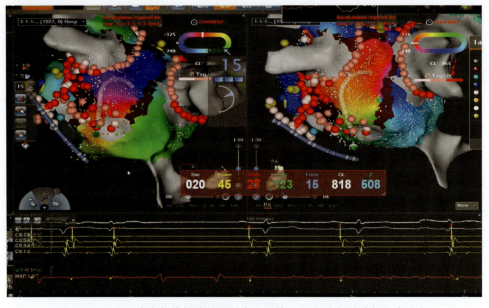

图 5-4-30　左心房底部线性消融过程中 AT_2 终止,此后未再诱发心动过速。

4. 左心房间隔部房扑（图5-4-31）

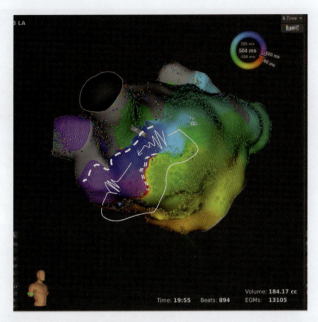

图5-4-31　左心房间隔部大折返。主要与此处存在瘢痕有关。

5. 房颤术后二尖瓣峡部依赖房扑（图5-4-32至图5-4-37）

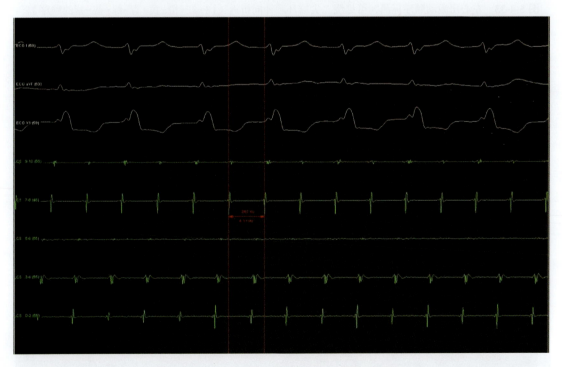

图5-4-32　腔内电图，可见冠状窦远端A波领先。

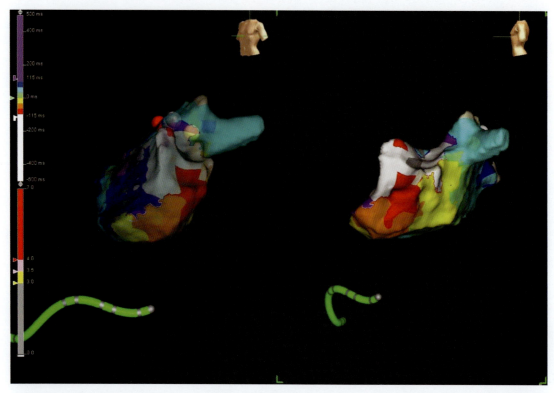

图 5-4-33　左心房激动顺序标测，可见绕二尖瓣环顺钟向折返（白-红-橙-黄-青-绿-蓝-紫的顺序）。

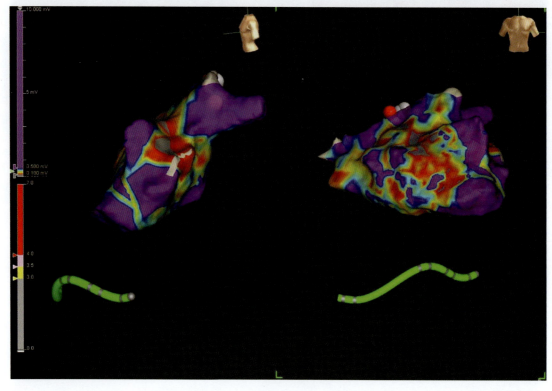

图 5-4-34　左心房电压标测可见左心房前壁、二尖瓣峡部存在大面积低电压区，注意左侧肺静脉内恢复传导。

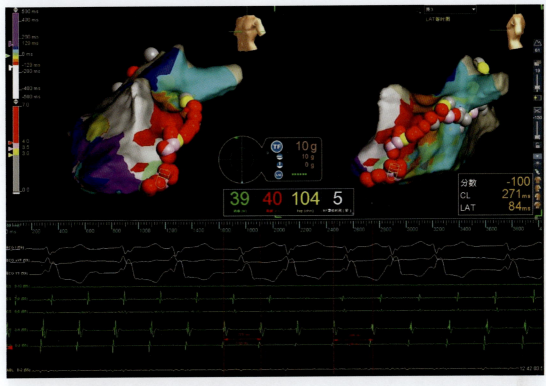

图 5-4-35 完成左侧肺静脉补点消融后，在二尖瓣峡部线性消融，心动过速周长由 275 ms 延长至 294 ms，但反复加强消融均不能终止心动过速且心动过速周长不再延长。

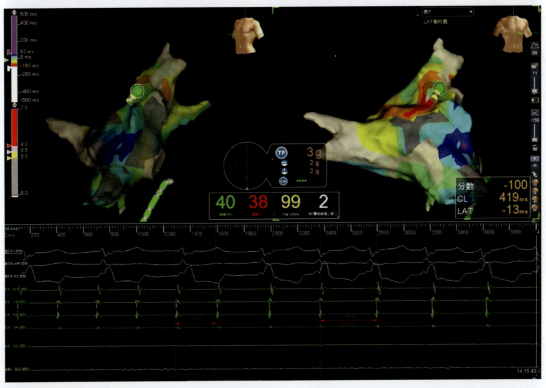

图 5-4-36 再次标测激动顺序，可见左心房激动类似于左上、下肺静脉与心耳之间三角区域（注：此图左心耳未建模）最早的局灶性激动，此种情况多为 Marshall 韧带（静脉）导致的心外膜连接，跨越二尖瓣心内膜阻滞线介导的折返，本例标到的最早激动点可能为 Marshall 韧带（静脉）的插入点。具体折返机制可以在冠状窦内采点激动点标测，并在二尖瓣环多个区域拖带标测验证。根据经验判断为上述机制，本例采取在最早激动点处试消融的策略，心动过速周长进一步延长。

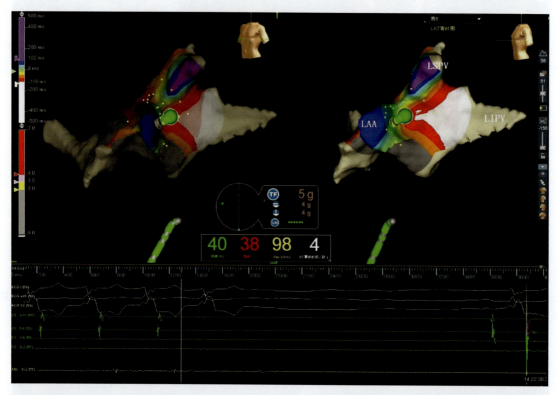

图 5-4-37　再次在左上肺静脉（LSPV）、左下肺静脉（LIPV）及左心耳（LAA）之间的三角区域仔细标测激动顺序，并在最早激动处消融（Marshall 韧带/静脉的插入点），房扑终止。之后加强消融证实二尖瓣峡部阻断。注：本例根据经验考虑 Marshall 韧带（静脉）外膜心肌纤维介导的大折返，采取了在心内膜最早激动点试消融的策略，如上述处理策略无效，要详细标测激动顺序，并结合拖带确认心动过速机制。另外，如在 Marshall 韧带（静脉）的插入点消融无效，可在冠状窦内消融，或者进行 Marshall 静脉无水酒精消融。

6. 房颤术后峭部房扑（图 5-4-38 至图 5-4-42）

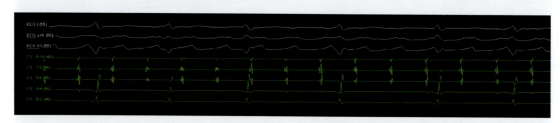

图 5-4-38　房颤术后房扑，可见体表心电图 V_1 导联 F 波正向，左心房起源可能性大。腔内电图可见冠状窦 A 波远近端平齐，也提示左心房房扑可能性大。

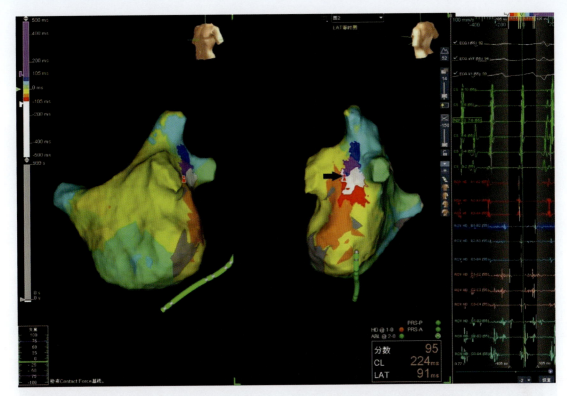

图 5-4-39　左心房激动标测可见嵴部存在长时程、碎裂电位（右侧标测窗口）。

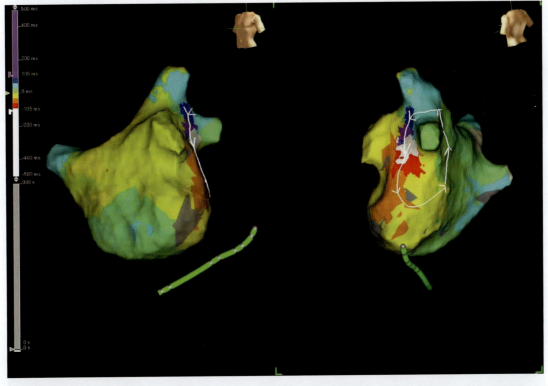

图 5-4-40　激动顺序标测可见为经过嵴部的折返，注某一颜色分布范围较小，说明此处为缓慢传导区，图中可见紫、白、红三个色带分布范围很小，即折返环的缓慢传导区。

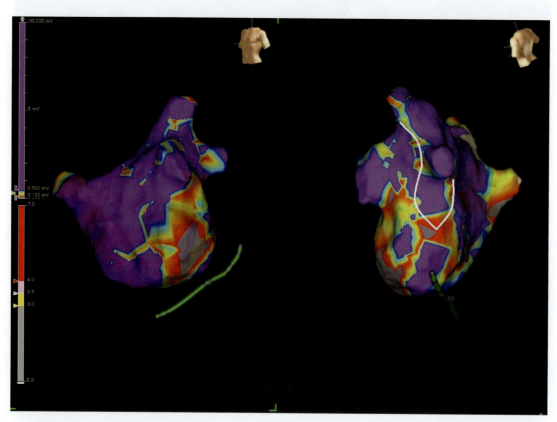

图 5-4-41 电压标测可见嵴部存在低电压区,即前次消融痕迹(右侧图白线),但肺静脉未隔离。

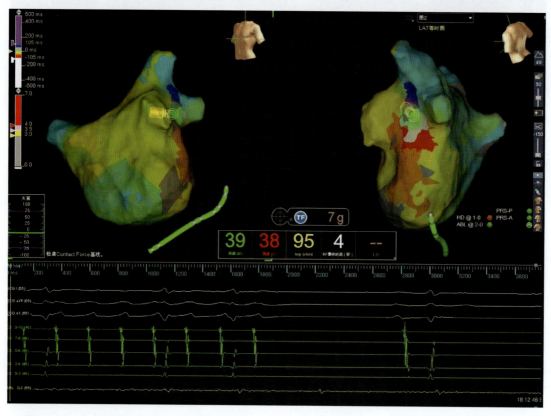

图 5-4-42 在前述缓慢传导区(长程碎裂电位区)放电即刻房扑终止,之后再行环肺静脉电隔离术。

7. 房颤术后左心房顶部房扑（图5-4-43至图5-4-45）

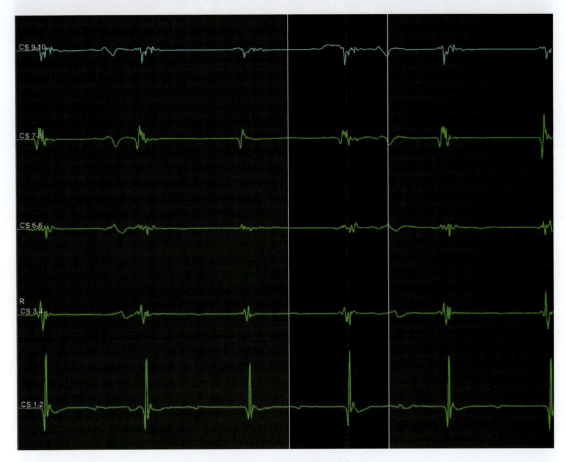

图 5-4-43　冠状窦激动顺序。

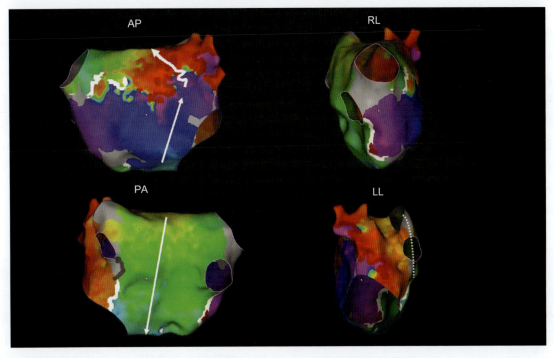

图 5-4-44　激动标测。可见左心房为经过顶部的大折返。

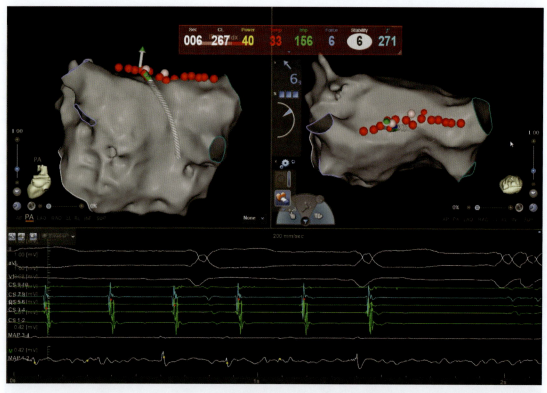

图 5-4-45 行顶部线消融期间房扑终止，之后加强消融，验证顶部线阻滞（在线一侧起搏，标测另一侧激动顺序）。

第五节 左心耳封堵

一、房颤、血栓以及心耳之间的关系

房颤增加缺血卒中的风险约 4～5 倍，而大约 1/4 的缺血性卒中患者都存在房颤。房颤相关的缺血性卒中病情更严重，致残率更高，危害更大。目前预防卒中也是房颤治疗的基石。抗凝药可以减少 60%～70% 房颤患者卒中发生，但随之也增加出血风险。而左心耳作为房颤的"藏污纳垢"之处，有 90% 以上的房颤血栓来源于此。这也是左心耳封堵可以预防房颤患者发生卒中的理论依据。

二、左心耳封堵预防房颤患者卒中的临床评价

经过 20 多年的循证医学证据积累，目前的证据表明在减少卒中和血栓栓塞事件上，无论是一般人群，还是在存在抗凝禁忌的高血栓栓塞风险人群中，左心耳封堵器都达到了不劣于口服抗凝药的疗效。同时还降低了长期抗凝带来的出血风险（表 5-5-1）。

三、封堵器的类型

目前在国内能够应用到临床的左心耳封堵器种类很多。如图 5-5-1 所示，封堵器分为塞式（Watchman 或 Flx）以及盘式（Amulet、LAmbre、LACbes）两大类。目前临床应用最多的是塞式封堵器，具有较多的临床数据积累。

四、左心耳封堵适应证患者的选择

什么样的房颤患者应该进行左心耳封堵术治疗，各学会自 2012 年以来对适应人群进行了划分。相较于欧美指南推荐，中国的房颤指南对于左心耳封堵的推荐级别更高。最新的《2021 版中国房颤管理专家共识》中，对于房颤左心耳封堵术人群进行了三类适应证的定义。对于非瓣膜性

表 5-5-1　左心耳封堵的主要循证医学证据

临床试验	入选的人群	左心耳封堵器类型和参照	研究结论
PROTECT AF，JAMA-2014	非瓣膜性房颤，$CHADS_2$ 积分大于 1	Watchman 封堵器 vs. 华法林 随访 3.8 年	与华法林相比，左心耳封堵在预防卒中、系统性栓塞方面具有**非劣效性**
EWOLUTION，CAE-2019	真实世界人群，73% 存在抗凝禁忌	Watchman 封堵器 随访 2 年	缺血性事件发生率仅为 1.3/100 人年（较历史数据下降 83%）大出血事件仅为 2.7/100 人年（较历史数据下降 47%）
PRAGUE-17，JACC-2022	非瓣膜性房颤，CHA_2DS_2-VASc > 3，HAS-BLED > 2	Watchman 或 Amulet 封堵器 vs. 新型口服抗凝药（NOAC）随访 3.8 年	在预防与房颤相关的心血管、神经和出血事件方面，左心耳封堵不劣于 NOAC；且左心耳封堵显著降低非手术相关的临床出血事件

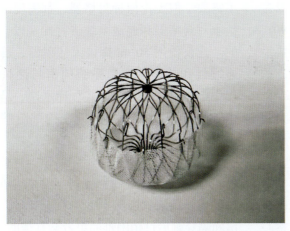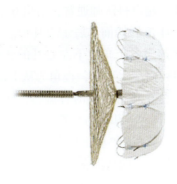

图 5-5-1　左侧为塞式封堵器，右侧是盘式封堵器。

房颤消融术中行左心耳隔离的患者，行左心耳封堵预防血栓的推荐级别最高，为Ⅰ类推荐。其次是最经典的适应证人群：对于 CHA_2DS_2-VASc 评分 ≥2 分的男性或 ≥3 分的女性非瓣膜性房颤患者，同时具有以下情况之一为Ⅱa推荐：①不适应长期规范抗凝的房颤，②规范抗凝基础上仍出现血栓栓塞，③HAS-BLED 积分高出血风险。最后，对于同时行房颤消融的存在左心耳封堵适应证的患者，可同时行左心耳封堵治疗，指南给出了Ⅱb类推荐。

其中最常见的还是经典适应证人群，俗称"不不高"人群，即不能抗凝，不愿抗凝，高卒中和高出血风险者。这些患者在临床中很常见，例如：PCI 术后需要合并抗血小板治疗的患者、高龄、中度肾功能不全、左心耳既往存在血栓或泥沙样自显影、有卒中史、酗酒、跌倒史、难以纠正的贫血患者。

五、左心耳封堵术的术前准备

术前的左心耳影像学评估非常重要。目前的影像学评估方法包括 CT 影像学评估和经食管超声影像学评估。在我们中心，两者都是必要的。一方面能够帮助我们更加直观地了解心耳的形态，一方面，能够帮助我们评估患者的心耳血栓状态（图 5-5-2）。对于一些顽固出现血栓的患者，可应用磁共振成像对其性质进行再评估。

左心房肺静脉的三维重建有助于术前了解心耳的形态，明确其分叶状态、主干状态及其是否存在折角，对于术前预评估选择合适的封堵器形态具有重要的价值。此外可以同时做左心房三维重建模，分析工作体位（右前斜 30°，足 20°），评判心耳的轴向。对于心耳轴向与水平夹角较小的患者，建议房间隔穿刺点偏后，而对于心耳轴向与水平夹角较大的患者，建议房间隔穿刺点偏前。

我们推荐在术前常规进行经食管超声检查，

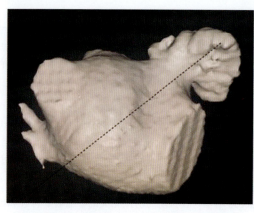 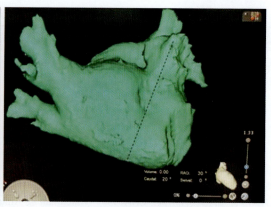

图 5-5-2 术前三维左心房重建有助于帮助制订手术策略。左图的心耳偏平，心耳长轴延长线指向房间隔偏后部位。右图的心耳偏直，心耳长轴延长线指向房间隔偏前部位。

评估左心耳是否有血栓、左心耳口部大小以及左心耳深度。超声科医师通常会给出0°、45°、90°、135°四个体位的切面，展示心耳形态。首先要了解经食管超声各个角度下左心耳的各种切面，如0°为超声切面呈水平位，视角为从上向下看；45°时，切面在0°基础上顺时针旋转，此时视角为前上往后下看；90°基本为垂直位，心耳相当于从前向后看；135°在90°基础上进一步顺时针旋转，视角方向为从前下向后上看。

进行左心耳封堵术时会提到工作体位，即右前斜30°以及足位20°，即为从前下向后上观察心耳的角度，与135°经食管超声的观测角度基本上是一个体位，所以经食管超声135°的体位对于心耳形态、口部大小、深度及分叶的判定非常重要。对于指导左心耳封堵有比较重要的意义。

六、植入手术

以植入塞式封堵器为例，介绍植入技术要领。

1. 麻醉或术中镇静、镇痛

初期左心耳封堵均采用全身麻醉，10年前阜外医院姚焰教授首先采用局部麻醉的方式进行手术，近年来越来越多的中心也都采用局部麻醉的方式。

2. 器械的准备

（1）用于预装封堵器或者封堵器排气的器械：包括50~60 ml螺口注射器、冲洗盘、大量肝素盐水。不同的封堵器，有的需要预装，有的则不需要。但无论何种封堵器，都需要准备大量的盐水对封堵器和递送系统进行冲洗以达到排气目的。建议使用50 ml螺口大注射器，确保排气的连续性和封堵器递送系统的密封性。排气的过程中，建议采用"脉冲式"冲水法，结合对传递系统"敲打"，确保传递系统内部附壁气泡完全排出。

（2）房间隔穿刺针、穿刺鞘：对于房间隔穿刺，有条件的可在超声引导下进行房间隔穿刺。加硬导丝或者"两圈半"左心房导丝，对于一些房间隔穿刺后过鞘困难的患者会有帮助。

（3）其他器械：8 F短鞘可做临时止血阀。5~6 F猪尾导管用于心耳造影及保护心耳。压力监测套件用于左心房测压（建议封堵器植入前左心房压力大于12 mmHg）。

3. 左心耳封堵手术流程

左心耳封堵术和房颤消融的手术流程类似，包括股静脉穿刺、房间隔穿刺及左心房压力监测、封堵器放置及释放。另外，左心耳封堵的手术中还要通过经食管（或心腔内）超声或左心耳造影评价左心耳形态，进而选择合适封堵器。

（1）股静脉穿刺：与前述章节介绍的穿刺方法类似，但是要注意避免误穿动脉，因左心耳封堵器输送鞘较粗，误穿动脉较难处理。

（2）房间隔穿刺：房间隔穿刺是左心耳封堵器植入顺利与否的一项关键技术。虽然通过X线影像可在常规位置穿刺房间隔，但如能使用超声（心腔内超声或经食管超声）引导穿刺更佳，因为房间隔穿刺点的位置常需要根据心耳形态进行调整。左心耳的开口在水平位上要低于左上肺静脉开口，为了能够获得很好的植入轴向，房间隔穿刺位点会低于房颤消融的位置。穿刺点偏高时，送入的输送鞘很容易到达心耳上缘，此时很难通过对鞘的旋转达到封堵器植入轴向与心耳长轴同轴。此轴向植入封堵器很容易出现封堵器远端"栽倒"，导致口部下缘封堵器"露肩"。

如使用心腔内超声指导房间隔穿刺，则能更加清楚地观察到房间隔穿刺位点。绝大多数心耳长轴较"平"，心耳长轴的延长线至间隔往往偏后，少部分心耳较"直"，其心耳长轴延伸线在房间隔较前的位置。因此对于大多数患者的房间隔穿刺点都会偏后。应用心腔内超声或经食管超声指导房间隔穿刺，可确保安全的情况下使得穿刺点偏下、偏后，进而使输送鞘与左心耳同轴。我们的经验如下：①扫到左肺静脉切面；②轻度P弯，充分展示房间隔；③下拉房间隔穿刺针和鞘，于心腔内超声指导下，定位房间隔穿刺针尖端位于房间隔下部。

（3）左心耳形态评估：除了术前通过超声和CT成像对左心耳形态进行评估，术中需要结合左心耳造影的影像形态进行评估。左心耳DSA造影，需要在猪尾导管保护下进行左心耳造影。需要先将猪尾导管送到左心耳远端，将输送鞘送到左心耳口部，同时造影。由于输送鞘很粗，单独放置猪尾导管会出现"漏血漏气"，需要在猪尾导管和输送鞘之间用短鞘做过渡，达到临时止血阀的作用（图5-5-3）。这个步骤的重中之重是"回抽排气"。

（4）封堵器大小选择：工作体位下，造影后先是判定左心耳口部下缘，和预期的左心耳长轴轴向，然后以下缘为起点，做与长轴轴向垂直的延长线，至心耳口部上缘。测量心耳的口部大小和心耳深度。需要根据测量的参数，选择合适的封堵器大小（图5-5-4）。

（5）封堵器准备：当选择好封堵器大小后，

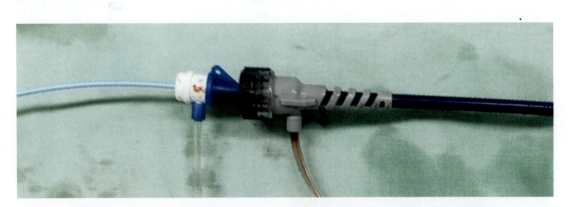

图5-5-3　将8F短鞘套在猪尾导管和左心耳封堵器输送鞘之间以达到止血阀的作用。

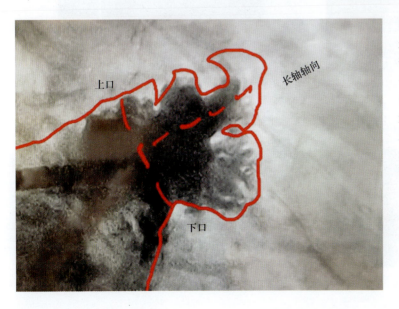

图5-5-4　采用X线影像评估左心耳形态及封堵器型号的选择。以FLX封堵器为例，口部大小增加4～6 mm通常选为封堵器型号。同时需要判断选用的左心耳封堵器型号的植入深度的范围是否合适。例如心耳开口21 mm、深度19 mm，预期选择27 mm的封堵器。经查询，27 mm封堵器所需心耳深度范围在18.9～24.3 mm。该心耳深度19 mm，可以选择27 mm封堵器。

我们需要对封堵器传递系统进行排气。以 FLX 为例，我们第一步松开 Y 阀，牵拉钢芯确保钢芯与封堵器连接稳定。第二步，堵住封堵器传递系统远端，推水对 Y 阀进行排气，排气后将气阀关闭。第三步，将封堵器远端浸入水中，继续进行推水-抽水，结合"敲打"，确保传递系统中无气泡残留（图 5-5-5）。

（6）封堵器传递系统与输送鞘的连接：在 X 线透视时，输送鞘头端有一标记，再向近端由远及近的三个标记分别对应 33 mm、27 mm 及 21 mm 的封堵器。在传送系统内封堵器远端对齐输送鞘头端标记时，其近端位置刚好在输送鞘上有相应的标记线。这在老款的 Watchman 封堵器是适用的。但新款的 FLX 封堵器提供的型号分别是 20 mm、24 mm、27 mm、31 mm、35 mm。由于封堵器的构造存在差异，新款的 FLX 封堵器不能用鞘的标记作为参考。撤除猪尾导管后，将封堵器传送系统送入输送鞘内，推送传送系统，至其远端标记与输送鞘头端标记对齐。此时，传送系统与输送鞘尚未连接，需固定传送系统，回撤输送鞘，将二者连接，会听到"咔哒"一声。传送鞘和输送鞘连接为一体（图 5-5-6）。

（7）封堵器的展开：Watchman 封堵器采取退鞘法将封堵器进行展开。当采取退鞘法展开封堵器时，需要输送鞘近端标记线对齐心耳口部。例如选择 27 mm 的封堵器，在猪尾导管保护下，将输送鞘送至心耳深部，并将输送鞘上 27 mm 封堵器的标记线对齐到心耳口部。在猪尾导管保护下调整输送鞘角度，以确保输送鞘轴向与心耳长轴轴向一致。调整合适后，撤出猪尾导管。

FLX 封堵器展开时可以采取进伞法或退鞘法。进伞法常用于短而轴向好的心耳。先将输送鞘口

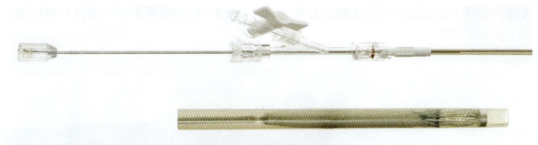

图 5-5-5　封堵器传递系统。

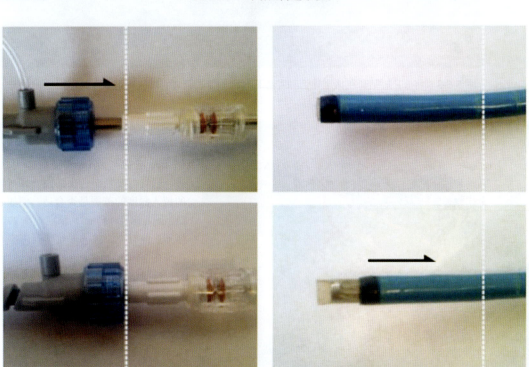

图 5-5-6　封堵器传递系统与输送鞘的连接。

部与心耳口部对齐，向前推送、展开封堵器。在展开心耳过程中轴向要求更高。心耳深度足够时更常采取退鞘法。采用退鞘法时，先使输送鞘在猪尾导管保护下放在心耳中部，调整轴向后，将封堵器前送，形成"FLX Ball"，"FLX Ball"的直径约为输送鞘两倍直径大小时，FLX 封堵器的倒刺是不外露的。此时可以前送和回撤输送鞘，调整封堵器"红酒杯"样腰部与心耳口部标志线对齐，然后固定封堵器，回撤输送鞘，至封堵器完全展开。

（8）封堵器释放前的判定：封堵器放置后在释放前需要对位置进行判定。通常需要多种方法，满足 PASS 原则 [Position（位置），Anchor（锚定），Size（压缩比例），Seal（封堵的严密性）]。首先观察位置，最大展开面需要位于左心耳的口部。第二步判断锚定，观察左心耳封堵器是否锚定得稳定。需要将输送鞘回撤 1～2 cm，牵拉左心耳的导丝，回撤 1 cm 后观察左心耳封堵器是否能回弹到原位来判定锚定的严密性及稳定性。第三步判定左心耳封堵器的压缩比例。不同封堵器的压缩比不一样。以 FLX 封堵器为例，恰当的压缩为 20%～30%。如选定 27 mm 的封堵器，放置后测量直径是 20 mm，那么它的压缩比就是 7/20＝30%。最后通过超声观察封堵器周边是否有血流，进而判断是否达到严密的封堵。要求封堵器放置后，在 0～135°的四个角度下残余分流不超过 5 mm。如分流超过 5 mm 需要回收封堵器，调整角度后重新展开。

七、术后用药及随访

通常在 45～90 天进行左心耳封堵器影像学的检查来评判封堵器相关血栓以及封堵器周围漏。如出现封堵器血栓及周围漏要延长抗凝，并要求定期复查影像学检查直到血栓和周围漏消失。如封堵器的周围漏长期存在，可以采取"弹簧圈"进行填充。术后 45 天内应用抗凝＋阿司匹林。出血风险高者可考虑采取单抗凝。在判定无血栓和周围漏的情况下，45 天后停用抗凝药，采用双联抗血小板的治疗至 6 个月，之后采用单一抗血小板治疗。

（刘铮　郭金锐）

第六节　房颤的冷冻消融

一、冷冻消融的原理

1. 低温对心肌组织的损伤效应

（1）低温应激造成一过性可逆的损伤：当温度下降至不低于 −20℃时，对心肌细胞的损伤是可逆性的，损伤机制包括以下几个方面：①低温应激时细胞膜流动性下降，细胞膜的离子泵功能减退，心肌动作电位降低、复极时间延长。②细胞代谢减缓，复极时间延长，细胞内液的 pH 值升高甚至细胞能量衰竭，内质网钙泵功能减退，细胞内钙离子超载，细胞电活动消失，进而处于电静止状态。

（2）永久性损伤：当温度降低到 −20℃以下时可造成心肌组织的不可逆损伤，主要有以下机制：①与细胞内液相比，细胞外液对低温更敏感，低温时细胞外液更易结冰，引起细胞外高渗状态。后者可通过一系列连锁性的生理和生化反应造成细胞死亡。②若冷冻速度足够快，细胞内液水分尚未渗出到细胞外液，细胞内也会结冰，亦会启动多种导致细胞死亡的机制。细胞内部冰晶会破坏细胞结构，冰晶体积增加会使细胞膜破坏，冰晶会使细胞内水分被吸收，从而使蛋白质脱水变性、细胞死亡。细胞内结冰是导致细胞死亡最主要的原因。③在复温过程中细胞外小冰晶先溶解，渗透压下降，液体流入细胞内并与细胞内的小冰晶形成较大的冰晶，通过剪切力导致细胞膜破裂。④冷冻之后复温时会产生间接的细胞损伤。复温过程中小血管解冻、血运恢复，会造成再灌注损伤。细胞的间接性损伤发生在复温后 6 h，峰值会出现在化冻后的 20 h。图 5-6-1 是温度与组织损伤的关系。

2. 影响冷冻消融损伤的因素

压缩成液态的 N_2O 近入冷冻球囊后通过蒸发带走热量，进而使其周围心肌组织降温，产生冷冻消融损伤。以下因素会影响损伤范围。

（1）不可控因素：①最低温度，是指冷冻过程中与冷冻球囊接触部位组织的最低温度。它是决定细胞内结冰的主要因素，温度每降低 10℃，损伤深度可增加 0.38 mm，温度越低组织损伤越难恢复。注意，冷冻过程中测得的温度是球囊内回收到的 N_2O 气体的温度，并不是组织的温度，但通常与组织的温度有一定的相关性。②降温的速度，降温越快越有利于细胞死亡；降温越慢越有利于保留细胞的功能，所以冷冻过程中要重点观测温度降低的速度。③复温的速度，复温时细胞外液会流到细胞内，增大细胞内冰晶体积，所以复温越慢会有越多的细胞外液留到细胞内，会有更多的细胞死亡。冷冻过程中要关注复温的时间。复温时间超过 30 s，预示着冷冻的效果好。

（2）可控的因素：①冷冻的时间。冷冻损伤的范围在一定区间内与冷冻的时间成正比，降温超过一定的时间并不会继续增大。冷冻的时间在 2 min 时可形成稳定的透壁损伤，深度在 3～4 mm。②冷冻次数。依据冷冻消融导管的数据，两次冷冻可以增大损伤的范围。③球囊与组织的贴靠。冷冻过程中有贴靠就有损伤。贴靠不良的部位即使延长冷冻时间也难以产生有效损伤。所以冷冻过程中一定要确保球囊和肺静脉前庭达到良好的贴靠再开始冷冻。

术中要观测肺静脉隔离时间（TTI）。当 TTI＜60 s 时预示着持续性的肺静脉隔离，标志着冷冻消融效果较好。反之，如果 TTI＞60 s 则预示着可能会出现肺静脉恢复传导，需要调整球囊的位置再次进行冷冻消融。

二、冷冻消融的适应证和禁忌证

冷冻消融的最佳适应证是阵发性房颤，高龄或合并心衰的持续性房颤亦可应用。冷冻球囊主要用于环肺静脉隔离，部分中心探索在三维标测系统指导下进行额外一些线性消融、碎裂电位消融。左心房血栓、对比剂过敏、严重肾功能减退等是冷冻消融的禁忌证。

三、术前准备

术前进行左心房（含肺静脉）CT 检查，并进行重建，可以观察肺静脉解剖形态，亦可筛查左心房（左心耳）血栓，还可以作为术后判断是否有肺静脉狭窄的参照。镇静镇痛与射频消融相同。

四、手术操作

1. 血管通路建立及房间隔穿刺

股静脉穿刺，通常左侧放置十极和四极标测电极。右侧送入冷冻球囊导管系统。房间隔穿

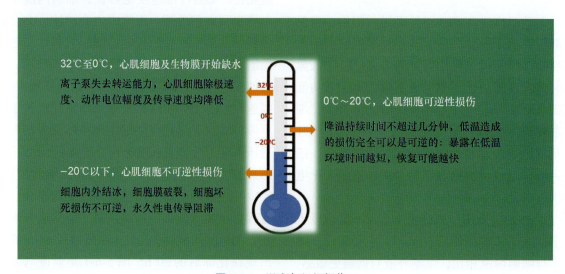

图 5-6-1　温度与组织损伤。

刺方法同前，但尽量偏前、偏下，以利于后续操作。偏前是为了增加房间隔穿刺点与右下肺静脉的距离，从而更好地封堵。偏下是为了更好地贴靠肺静脉的下缘。如术前未行左心房CT检查，穿刺房间隔后要进行肺静脉造影，了解肺静脉解剖。

2. 置换冷冻消融鞘管

如图5-6-2所示，冷冻鞘管和扩张器的外径存在落差，在置换过程中通过腹股沟穿刺部位或房间隔穿刺部位可能会不顺利。可边旋转边推送，亦可用直径略小的鞘管进行预扩张。长鞘进入左心房后要调整方向，使其略打弯并指向左上肺静脉口，然后撤出内芯及长导丝。排气并用肝素生理盐水持续冲洗鞘管。

3. 冷冻导管系统的准备

球囊直径有两种型号，即28 mm和23 mm（图5-6-3）。可根据肺静脉造影或心房CT显示的肺静脉解剖情况选择。28 mm的球囊可以满足大部分肺静脉前庭的消融，是大多数情况的首选。大直径球囊可以更多地干预肺静脉前庭，不易进入肺静脉过深，从而减少肺静脉狭窄的并发症。

冷冻球囊系统要进行肝素化及严格的排气。冷冻球囊系统分为三大元件，即可调弯鞘管、冷冻球囊导管及环形标测电极（Achieve电极）。先将冷冻球囊导管与Achieve电极进行组装，然后插入长鞘内。如图5-6-4所示，要在Achieve电极保护下送入球囊。此过程中可通过鞘管的标记了解球囊在鞘管腔内的位置。

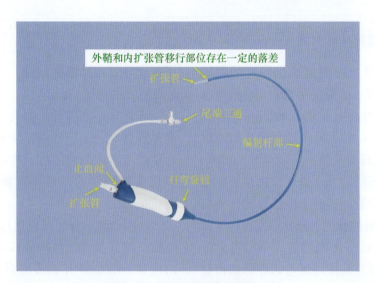

图 5-6-2　冷冻消融专用鞘管。

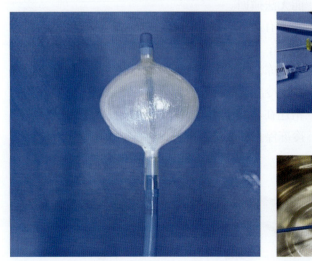
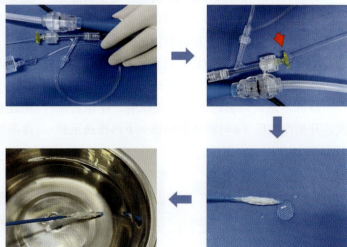

图 5-6-3　冷冻球囊及冷冻系统的排气。

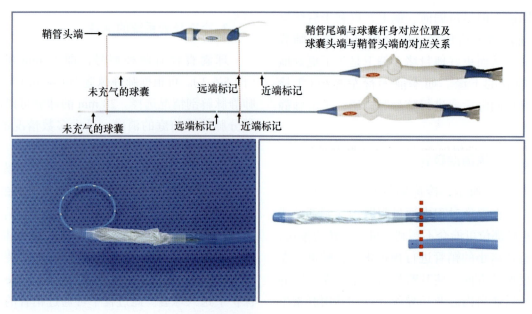

图 5-6-4 冷冻球囊系统的标识。

4. 球囊的定位及肺静脉封堵

首先冷冻鞘管要始终指向欲行冷冻的靶肺静脉。通过旋转鞘管、球囊的手柄打弯/松弯及 Achieve 电极的推送与回撤来完成 Achieve 电极到达靶肺静脉内（图 5-6-5）。操作导管时要始终保持 Achieve 电极伸出球囊头端。可以调节 Achieve 电极送入肺静脉的不同的分支进而帮助球囊贴靠肺静脉前庭不同的位置。消融上肺静脉时优先将 Achieve 电极送入上肺静脉的上分支；而进行下肺静脉消融时优先将 Achieve 电极送入下肺静脉的下分支。这样操作更容易使球囊与肺静脉获得良好的贴靠和封堵。

球囊到肺静脉口部后充气，将其推送至肺静脉前庭进行封堵。推注造影剂后滞留在肺静脉内证明封堵良好。要注意避免在肺静脉内进行球囊充气甚至是冷冻，要稍微回撤球囊，直到出现肺静脉内部造影剂少量泄露，即为肺静脉前庭的位置。

冷冻消融时球囊内部压力会骤增、体积会膨大。开始冷冻后 3 s 时将球囊回撤一下再推送至肺静脉口，并维持一定的推力，可以使球囊更加贴近肺静脉前挺的位置。操作过程中需要始终保持可调弯导管与肺静脉同轴，这样可以使球囊更好地贴靠在肺静脉前庭。

肺静脉形态各异，如共干、肺静脉口部呈椭圆形等情况，如反复调整球囊位置也不能一次性封堵时可考虑分段隔离。冷冻球囊对组织造成的损伤是接触性的，只要球囊接触到部位就可以造成损伤。

冷冻消融过程中可以通过回撤和旋转 Achieve 电极，使其折叠至肺静脉口部，进而监测肺静脉内电位。应该在开始冷冻后 10 s 内回撤 Achieve 电极，冷冻后 15 s 球囊管腔结冰，Achieve 电极可能无法撤回。

有几点注意事项：①第一次冷冻时间不超过 180 s；②消融过程中最低温度低于 -55 ℃要即刻停止冷冻，保证手术安全；③开始冷冻过程后要避免操作冷冻球囊导管。因为开始消融 15 s 以后球囊已粘连在心房组织上，拉拽球囊会损伤心房。同样，冷冻停止后复温结束前，也不要操作球囊导管。

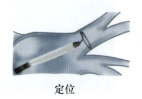 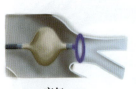 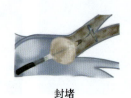 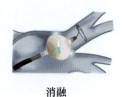

定位　　　　　充气　　　　　封堵　　　　　消融

图 5-6-5 冷冻消融过程示意图。

五、并发症的预防

1. 膈神经损伤

膈神经损伤常见于右侧肺静脉消融时，由于右侧膈神经走行在右上肺静脉和上腔静脉之间。在右侧肺静脉冷冻过程中要实时监测右侧膈神经功能。方法是将四极标测电极送至上腔静脉并持续起搏，出现膈肌收缩时可确认夺获膈神经。如出现膈肌停止收缩或收缩减弱，可能损伤了膈神经，要及时停止冷冻。膈神经损伤时轻者无症状，严重者会产生呼吸困难。一旦发生无特殊治疗办法。

2. 食管损伤

食管邻近于左心房后壁，无论是射频还是做冷冻消融，均可发生食管损伤。

第一，要避免冷冻的时间过长，通常单次不超过4 min。冷冻次数也不能过多，同一根肺静脉不能连续冷冻消融超过两次。第三，最低温度不能低于−60℃。

3. 肺静脉狭窄

如果确保球囊在肺静脉前庭的位置冷冻，发生肺静脉狭窄的可能性很低。如球囊伸到肺静脉内，很可能发生肺静脉狭窄。

4. 心脏压塞

理论上冷冻能量本身导致心脏压塞的概率是零。但导管操作过于暴力会发生机械性损伤。

（廉诚　郭金锐）

参考文献

[1] Moe GK, Rheinboldt WC, Abildskov JA. A computer model of atrial fibrillation. American Heart Journal, 1964, 67: 200-220.

[2] Lee S, Khrestian CM, Sahadevan J, et al. Reconsidering the multiple wavelet hypothesis of atrial fibrillation. Heart Rhythm, 2020, 17: 1976-1983.

[3] Scherf D, Romano FJ, Terranova R. Experimental studies on auricular flutter and auricular fibrillation. American Heart Journal, 1948, 36: 241-251.

[4] Haissaguerre M, Jais P, Shah DC, et al. Right and left atrial radiofrequency catheter therapy of paroxysmal atrial fibrillation. Journal of Cardiovascular Electrophysiology, 1996, 7: 1132-1144.

[5] Jais P, Haissaguerre M, Shah DC, et al. A focal source of atrial fibrillation treated by discrete radiofrequency ablation. Circulation, 1997, 95: 572-576.

[6] Haissaguerre M, Jais P, Shah DC, et al. Spontaneous initiation of atrial fibrillation by ectopic beats originating in the pulmonary veins. The New England Journal of Medicine, 1998, 339: 659-666.

[7] Saad EB, Saliba WI, Marrouche NF, et al. Pulmonary vein firing triggering atrial fibrillation after open heart surgery. Journal of Cardiovascular Electrophysiology, 2002, 13: 1300-1302.

[8] Chen YJ, Chen SA. Thoracic vein arrhythmias. Circulation journal: official journal of the Japanese Circulation Society, 2007, 71 Suppl A: A20-25.

[9] Haissaguerre M, Sanders P, Hocini M, et al. Pulmonary veins in the substrate for atrial fibrillation: The "venous wave" hypothesis. Journal of the American College of Cardiology, 2004, 43: 2290-2292.

[10] Lu Z, Scherlag BJ, Lin J, et al. Atrial fibrillation begets atrial fibrillation: Autonomic mechanism for atrial electrical remodeling induced by short-term rapid atrial pacing. Circulation. Arrhythmia and Electrophysiology, 2008, 1: 184-192.

[11] Nademanee K, McKenzie J, Kosar E, et al. A new approach for catheter ablation of atrial fibrillation: Mapping of the electrophysiologic substrate. Journal of the American College of Cardiology, 2004, 43: 2044-2053.

[12] Po SS, Nakagawa H, Jackman WM. Localization of left atrial ganglionated plexi in patients with atrial fibrillation. Journal of Cardiovascular Electrophysiology, 2009, 20: 1186-1189.

[13] Pandozi C, Santini M. Update on atrial remodelling owing to rate: does atrial fibrillation always "beget" atrial fibrillation? European Heart Journal, 2001, 22: 541-553.

[14] Morillo CA, Klein GJ, Jones DL, et al. Chronic rapid atrial pacing. Structural, functional, and electrophysiological characteristics of a new model of sustained atrial fibrillation. Circulation, 1995, 91: 1588-1595.

[15] Gonzalez RA, Campos EO, Karmelic C, et al. Acetylcholinesterase changes in hearts with sinus rhythm and atrial fibrillation. General Pharmacology, 1993, 24: 111-114.

[16] Santangeli P, Marchlinski FE. Techniques for the provocation, localization, and ablation of non-pulmonary vein triggers for atrial fibrillation. Heart Rhythm, 2017, 14: 1087-1096.

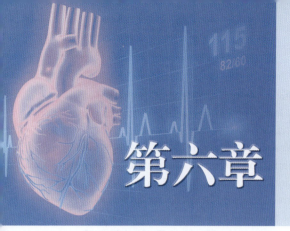

第六章 器质性室性心动过速的标测与消融

第一节 概述

一、器质性室性心动过速的机制

器质性心脏病的室性心动过速（简称室速）是指发生于有器质性心脏病基础上的室速。常见的器质性心脏病包括：陈旧性心肌梗死、致心律失常性心肌病（或称致心律失常性右室心肌病，ARVC）、扩张型心肌病、先心病法洛四联症外科矫治术后等。器质性室速的主要电生理机制是围绕心肌瘢痕和（或）解剖屏障（主要是瓣环）的折返，少部分与希-浦系统电生理特征改变相关，还有一少部分与自律性增高和触发激动有关。

如图 6-1-1 所示，折返的形成依赖于缓慢传导通路存在，主要是瘢痕区域的心肌，其尚未完全死亡，仍具有传导功能，但传导速度较正常心肌变慢。缓慢传导通路可以是永久性的也可以是功能性的。

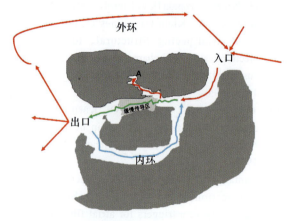

图 6-1-1 器质性室速的基质示意图。深灰色区域为瘢痕，无兴奋性；浅灰色区为瘢痕内残存的心肌，构成缓慢传导区。

二、标测策略

1. 激动顺序标测和拖带标测

约 10%～30% 的器质性心脏病室速血流动力学稳定，可以进行激动顺序标测或拖带标测。激动顺序标测可以确定最早的心室激动点或关键峡部，拖带标测可以对激动顺序标测结果进一步验证（图 6-1-2）。但是部分患者心肌瘢痕较多，可有多个折返环存在，在标测过程中导管机械刺激或拖带标测可以导致折返环转变，即室速由一种转为另一种。

2. 基质标测

多数的器质性室速会有血流动力学不稳定、不易诱发、室速形态易变等特点，而不能进行激动顺序标测，称为"不可标测"或"不稳定"室速。此类室速需要进行基质标测。即在窦性心律或心室起搏时进行电压标测，常规电压设置双极阈值 0.5～1.5 mV。低电压区内延迟、碎裂电位很可能是构成折返环缓慢传导区的部位（图 6-1-3）。此外通过调整前述电压阈值的设置，可以显示出低电压区相对电压高的区域，这些区域有可能参与构成折返环的缓慢传导区。

3. 起搏标测

与特发性室早/室速的起搏标测相似，即在窦性心律时在可能的靶点区起搏，对比起搏的 QRS 波形态与自身心动过速形态。但器质性室速折返更加复杂，起搏的 QRS 波形态与自身心动过速形态高度匹配处多为室速的出口，而匹配度极差处多为折返环入口，从高度匹配区域突然转为低度匹配区

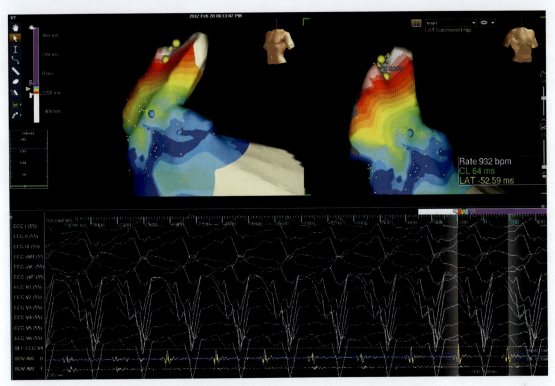

图 6-1-2　此为法洛四联症术后室速,白色区域为最早激动处。

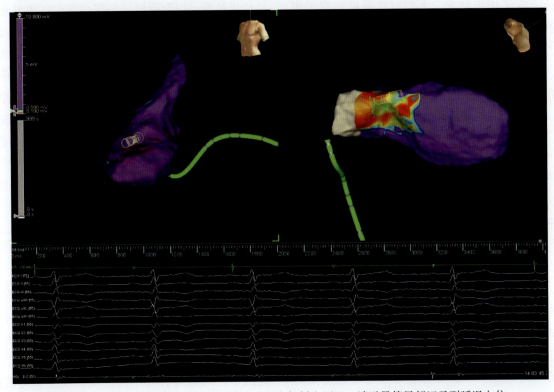

图 6-1-3　ARVC 右室电压标测,可见下壁基底部低电压区,消融导管局部记录到延迟电位。

域的过渡带常常是折返的关键峡部。但通常起搏标测确定的靶点价值有限,就是因为此类患者心肌存在瘢痕,激动传导路径不同会导致 QRS 波形态差异较大,起搏时常难以模拟室速的激动顺序。

三、心动过速的诱发

我们所采用的室速诱发方案包括程序刺激（最短期前刺激的间期不短于 220 ms,可引入

3个期前刺激）和 Burst 刺激（最短刺激间期至 2∶1 夺获心室或不短于 250 ms）。并在静脉给予异丙肾上腺素后重复上述刺激方案。如前文所述，器质性室速常可诱发出多种室速，我们曾进行统计，平均每例患者可诱发出 3.5 种室速。

四、消融策略及消融终点

对于可标测的室速，通常采用激动顺序标测到的最早激动点或折返环的关键峡部作为靶点进行消融。如室速不能诱发即可认为达到终点。

基质改良的策略，即对前述异常电位进行消融，并可结合起搏标测。消除所有异常电位即认为消融终点。往往需要对低电压区进行大范围的片状消融。

有临床研究认为以上两种策略有效率相近。实际工作中，对于血流动力学稳定的室速，通常进行激动顺序指导的消融，同时进行基质改良；而对于不可标测的室速仅能采用基质改良。

五、消融途径

有心内膜及心外膜两种途径。不同类型的室速其关键峡部分布存在差异，消融途径也会存在差异。如心肌梗死后室速 90% 可在心内膜消融成功，而心肌病室速常常需要到心外膜消融。

第二节　拖带的应用

拖带技术是电生理领域非常基础、非常经典的理论。有了拖带技术，人们对折返机制有了更深刻的认识。拖带的相关理论是电生理医生的必修课，也是基础课。有关拖带现象和重整现象的发生，在之前的内容中我们已经进行介绍。本节主要介绍拖带相关的参数和应用。

一、逐步融合与固定融合

图 6-2-1A 是瘢痕相关室速折返的示意图，深灰色区域为坏死的心肌，不具有兴奋性。其间尚有存活的心肌。与正常心肌相比，这些存活的心肌传导速度慢、不应期长。图中可见室速为双环折返，绿色线通过的缓慢传导区是两个环的共同峡部，也是维持室速的关键峡部。除此以外，A 区是传导的盲端。

如图 6-2-1B 所示，在健康的心肌区 S 处以比心动过速周长（TCL）短 10 ms 的间期进行起搏。拖带心动过速后，一部分心肌是心动过速传出的激动使其除极，还有一部分心肌是 S 处刺激引起的除极。QRS 波形态是心动过速与刺激两者引起的融合波形。心动过速被拖带后周长与刺激周长相同，所以只要刺激间期不变，拖带心动过速时 QRS 波形态是不变的，称为固定融合。

如图 6-2-1C 所示，进一步缩短刺激周期，会有更多的心肌被刺激信号引起除极。室速折返环出口处传出的激动引起除极的心肌会变少。如再进一步缩短刺激间期到某一间期时，会发生如图 6-2-1D 所示现象。就是室速折返环出口与刺激信号发出的激动发生碰撞。所有健康的心肌完全由 S 处起搏引起除极。QRS 波与单纯 S 处起搏形态相同。随着刺激间期逐渐缩短，QRS 波形态由更接近室速形态逐渐转为更接近单纯起搏形态，这种现象称为逐步融合。

固定融合与逐步融合是折返机制心动过速的特点，而非折返机制心动过速不具有这样的表现。

二、不同部位拖带心动过速的表现

1. 可能发生拖带的部位

根据与折返环的关系，可能发生拖带的部位有四个。第一区，正常的心肌处；第二区，内环；第三区，传导的盲端；第四区，缓慢传导区构成的关键峡部。第四个部位是消融的最佳靶点。在这四个区域起搏会有不同的现象发生，可依据起搏后的现象判断是否在关键峡部。

2. 显性拖带与隐匿性拖带

也就是外环处或无关的心肌处。有一部分健康的心肌会被室速折返环出口产生的冲动所兴奋。还有一部分心肌会被刺激信号引起除极。因此，起

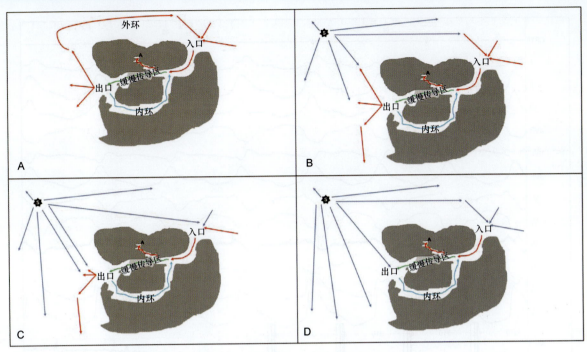

图 6-2-1 逐步融合、固定融合与折返。

搏拖带心动过速时 QRS 波形态与室速形态不同，这叫显性拖带（图 6-2-2A）。如在图 6-2-2B～D 这三个区起搏，刺激虽然可以使心动过速的周长发生变化，但是由于周围瘢痕的保护，激动仅能从折返环出口处向外传出，QRS 波形态与室速时相同，这叫隐匿性拖带。隐匿性拖带提示起搏部位在前述第二、三、四区（图 6-2-2B～D）。

图 6-2-3 为 310 ms 的间期拖带心动过速。可见起搏时 QRS 波形态与自身心动过速 QRS 波形态完全相同，为隐匿性拖带。注意，起搏时 QRS 波形态与室速 QRS 波形态相同时，要先确认起搏拖带了心动过速，即起搏后的 QRS 间期与刺激间期相同。

3. 起搏后间期（PPI）与心动过速周长（TCL）的差值

前述章节介绍过 PPI，就是拖带心动过速后停

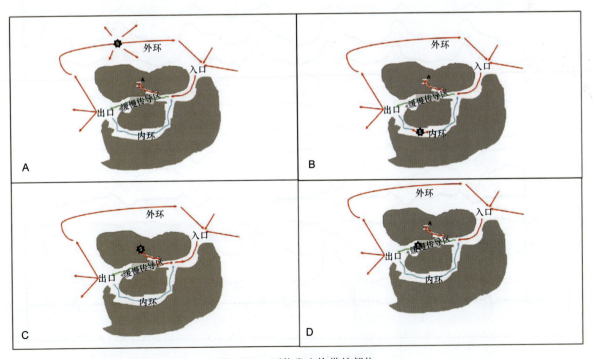

图 6-2-2 可能发生拖带的部位。

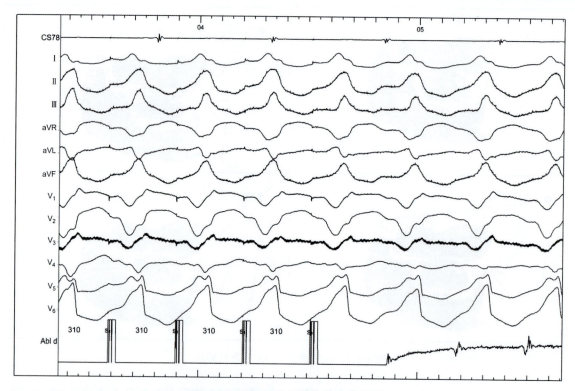

图 6-2-3　310 ms 的间期拖带心动过速。

止起搏后刺激通道出现的第一个自身局部电位到最后一个刺激信号的间期。如刺激部位在折返环上，PPI 接近 TCL。界定标准是 PPI－TCL＜30 ms，即前述的第一、二、四区。如刺激部位不在折返环上，此差值＞30 ms。图 6-2-4 中室速 TCL＝320 ms。图 6-2-5 停止起搏后先确认拖带了心动过速。PPI－TCL＝330－320＝10（ms），提示刺激部位在折返环上。

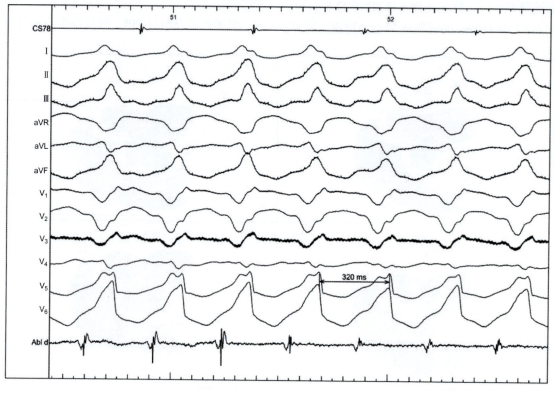

图 6-2-4　TCL＝320 ms。

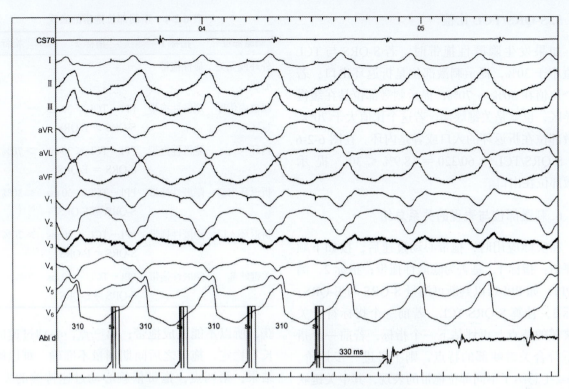

图 6-2-5　PPI－TCL ＝ 10 ms，提示刺激部位在折返环上。

4. S-QRS 间期与 E-QRS 间期

S-QRS 间期是拖带心动过速时刺激信号到 QRS 波起始的间期；E-QRS 间期也写作 EGM-QRS 间期，是拖带处自身心动过速时记录到的局部的电位（EGM）到 QRS 波起始的间期。如果刺激部位在折返环上，S-QRS 间期与 E-QRS 间期相等（图 6-2-6）。如果不在折返环上，两者有差值。即前述的第一、二、四区。

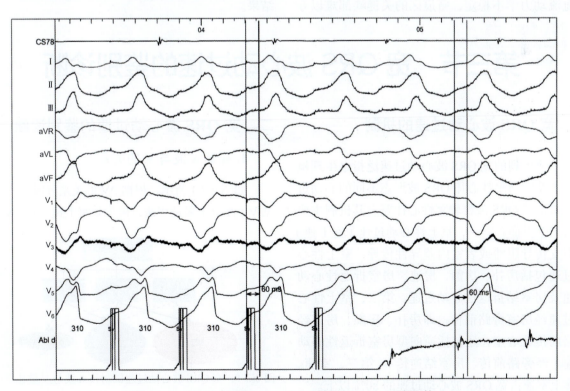

图 6-2-6　S-QRS 间期 60 ms，E-QRS 间期 60 ms，两者相等。

5. S-QRS/TCL 比值

如果发生隐匿性拖带时，若 S-QRS 与 TCL 比值小于 30%，提示刺激部位是折返环出口；若这个比值在 30%～70%，提示刺激部位是在缓慢传导区，也就是关键峡部；若这个比值大于 70%，刺激部位在折返环的入口或者是内环。在图 6-2-6 中，S-QRS/TCL = 60/320 = 18.9% < 30，提示刺激部位在出口。

6. 刺激部位与表现的关系总结

在实际应用时，拖带心动过速后，按如下顺序评估：指标 1，是否为隐匿性拖带；指标 2，测量 PPI，如 PPI 难以判断可测量 S-QRS 与 E-QRS；指标 3，计算 S-QRS/TCL。若前一个指标符合关键峡部的特点，再评估下一个指标，若前一个指标不符合关键峡部的特点，则不必进一步评价。表 6-2-1 总结了不同部位拖带的表现，其中关键峡部的特点最为重要。

三、拖带应用的主要局限性

第一点，拖带时使心动过速加速转变成另一种心动过速，结果无法判断；第二点，心动过速时血流动力学不稳定，瘢痕区的关键峡部难以夺

表 6-2-1 不同部位拖带的表现

刺激部位	指标 1	指标 2	指标 3
外环或无关心肌	显性拖带	—	—
瘢痕内传导盲区	隐匿性拖带	PPI − TCL > 30 ms S-QRS > E-QRS	—
内环	隐匿性拖带	PPI − TCL < 30 ms S-QRS = E-QRS	> 70%
折返环出口	隐匿性拖带	PPI − TCL < 30 ms S-QRS = E-QRS	< 30%
折返环入口	隐匿性拖带	PPI − TCL < 30 ms S-QRS = E-QRS	> 70%
关键峡部	隐匿性拖带	PPI − TCL < 30 ms S-QRS = E-QRS	30%～70%

获，所以不能完成拖带；第三点，心动过速的周长不稳定，拖带之后间期测量不准确，难以解读结果；第四点，拖带依赖心动过速持续的发作，如果心动过速发作之后很快自行终止，或者不能被诱发，这样无法进行拖带诊断；第五点，虽然是在关键峡部进行拖带，但由于输出设置的不合适，发生了远场夺获，夺获了关键峡部周围的心肌，使上述的测量指标不符合在关键峡部的诊断标准，此时会漏诊心动过速关键峡部，误导标测结果。

第三节　宽 QRS 波心动过速的鉴别诊断

一、宽 QRS 波心动过速的机制

本节提到的宽 QRS 波心动过速泛指电生理检查中诱发的与窦性心律 QRS 波形态不同的心动过速，通常其 QRS 波群较窦性心律宽。其机制主要包括三个方面：第一，室上性心动过速（室上速）伴束支传导阻滞或者室内差异性传导，室上性心动过速包括房扑、房颤、房速、房室折返性心动过速及房室结折返性心动过速。第二，室上性心动过速经房室旁路前传，即房扑、房颤、房速经旁路前传至心室，还包括逆向型房室折返性心动过速（经旁路前传、房室结逆传）。第三，室速。总体上室速占宽 QRS 波心动过速的 80% 以上。

二、宽 QRS 波心动过速的鉴别诊断

1. 观察 A 波与 V 的关系

如图 6-3-1 所示，根据 AV 的关系分成三类。可见 V : A > 1 多是室速，极少是室上速；V : A < 1

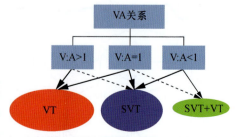

图 6-3-1　宽 QRS 波心动过速机制和 A 波与 V 波比例的关系。VT：室速；SVT：室上性心动过速。

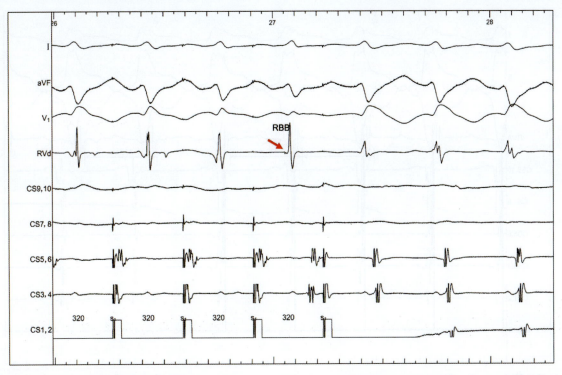

图 6-3-2 宽 QRS 波心动过速时心房起搏。注：第四个 A 波为房早，处于房室结不应期未下传；其后心房刺激信号处于心房不应期，未夺获心房。RBB：右束支电位。

者绝大部分是室上速，极少是室速与室上速共存；V：A＝1 者既可能是室速又可能是室上速，常需仔细鉴别。

2. V：A＝1 的宽 QRS 波心动过速鉴别诊断

方法是以短于心动过速周长 10～30 ms 的间期起搏心房进行拖带心动过速，可分为以下几种情况：

（1）可以拖带心动过速并且 QRS 波变窄：如图 6-3-2 所示，第一跳 QRS 波较宽，之后随着心房起搏（CS$_{1\sim2}$ 通道），QRS 波逐渐变窄。第四跳 QRS 波是由图中第三个心房刺激下传到心室，QRS 波形态与窦性心律相同，同时 RV$_d$ 通道（位于右束支区域）在 V 波之前记录到了右束支电位（RBB）。第五跳 V 波又变成了宽 QRS 波，且右束支电位消失，实为在 V 波内，即 RBB-V 间期（相当于 H-V 间期）为负值，也就是希氏束为逆传。据此诊断室速，其原理与体表心电图出现心室夺获诊断为室速相同。

（2）心房刺激不能拖带心室：如心房刺激不能夺获心室，室速的可能性极大，但不是 100%。如图 6-3-3 所示，心动过速周长 330 ms，以 320 ms 起搏 CS$_{7\sim8}$，但 VV 间期仍是 330 ms，这种情况下可以初步诊断室速。

图 6-3-4 是心房起搏未拖带心室的宽 QRS 波心动过速。把消融导管放置在希氏束处，可见 HV 间期在正常范围（图 6-3-5），即希氏束下传，诊断为室上速，后证实为房室结折返性心动过速。此例是具有消融史的房室结折返性心动过速，前次消融时折返环的心房插入端受损，所以心房不参与构成折返。此例提示我们，可以不常规放置希氏束电极，在诊断困难时放置、记录希氏束电位有助于准确诊断。

（3）心房起搏拖带心动过速但 QRS 波形态无变化：如图 6-3-6 所示，自身心动过速周长 340 ms，以 300 ms 的间期起搏 CS$_{7\sim8}$，VV 间期也缩短至 300 ms，但是 QRS 波形态无变化。此时可确诊室上性心动过速。如图 6-3-7 所示，室上性心动过速时 QRS 波变宽的机制是经希氏束前传合并室内传导阻滞或室内差异性传导，或者经房室旁路前传。无论哪种机制导致的室上性心动过速 QRS 波增宽，起搏心房时，刺激都是通过心动过速时下传心室的通路传导。所以只是使心动过速的频率增快，而且不影响心室的除极的顺序，QRS 波形态不变。

（4）心房刺激拖带心动过速后停止起搏的激动

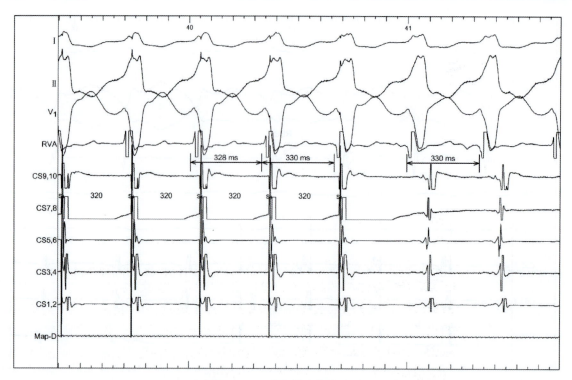

图 6-3-3 心房起搏未拖带心室。

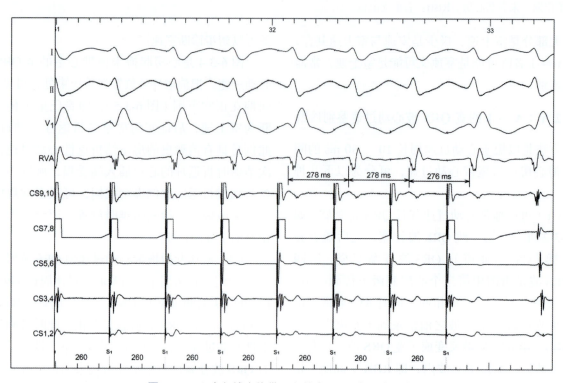

图 6-3-4 心房起搏未拖带心室的宽 QRS 波心动过速。

顺序：如图 6-3-8 所示，自身心动过速周长 316 ms，以 300 ms 起搏 $CS_{7\sim8}$，VV 间期缩短至 300 ms，同时 QRS 波变窄，诊断为室速。停止起搏之后回到原来的宽 QRS 波心动过速。停止起搏后最后一个刺激信号产生 A 波，下传到心室，产生 V 波，在心室内折返后又产生一个 V 波，再逆传心房产生 A 波。就是 AVVA 的顺序，也证明是室速。此现象的价值就是心房刺激诱发出宽 QRS 波心动过速，分析停止刺激之后的顺序，如是 AVVA 的顺序可诊断为室速，如是 AVA 的顺序则诊断为室上

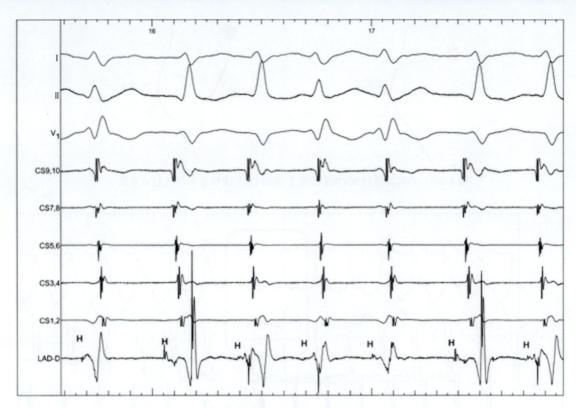

图 6-3-5 记录 HV 间期（LAD-D 通道），提示希氏束前传。

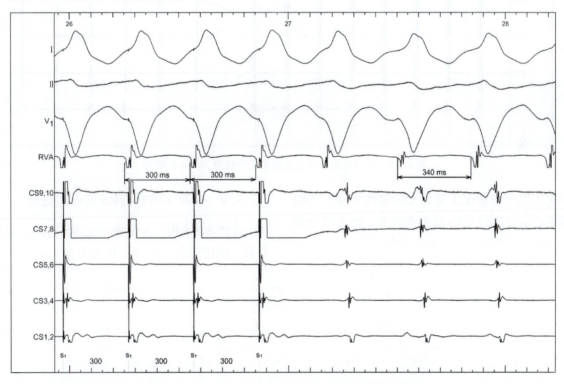

图 6-3-6 心房起搏拖带心动过速但 QRS 波形态不变。

速。道理与心室拖带窄 QRS 波心动过速后，根据停止起搏后是 VAAV 顺序还是 VAV 顺序来诊断房速或除外房速的原理是一样的。

总结一下，对于 V：A = 1 的宽 QRS 波心动过速，以短于心动过速周长 10～30 ms 的间期刺激心房。①如果不能拖带心室，绝大部分是室速，极少一部分是房室结折返性心动过速；②如果可以拖带心动过速，如 QRS 波形态不变，绝大部分是

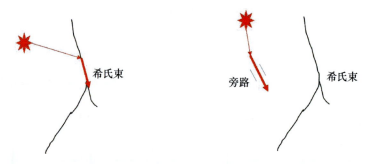

图 6-3-7 心房拖带时宽 QRS 波室上速的 QRS 波形态不变机制示意图。

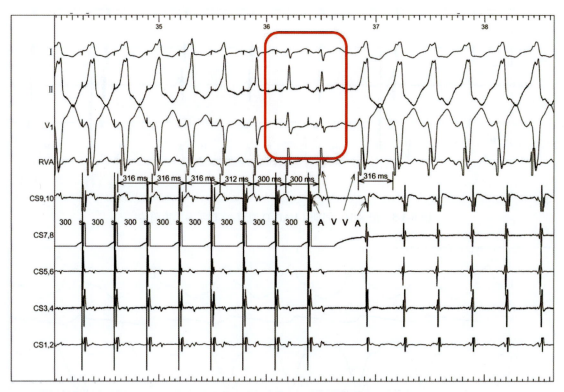

图 6-3-8 心房拖带心动过速停止起搏时为 AVVA 的顺序。

室上速,极少数情况下是束支折返性室速;③如果拖带心动过速且 QRS 波形态改变,绝大部分是室速,极少数为室上速与室速并存。

3. V:A > 1 的宽 QRS 波心动过速

在图 6-3-9 中,A 图中可见 VA 分离,无固定关系,确定诊断为室速。B 图中 V:A 为 2:1 的

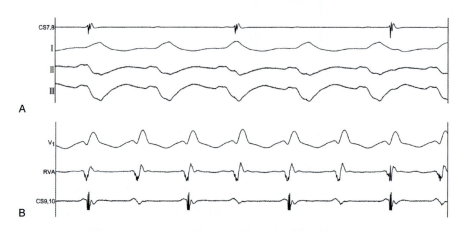

图 6-3-9 V:A > 1 的宽 QRS 波心动过速的不同 VA 关系。

关系，此例证实为房室结双径路。所以 V：A＞1 但 VA 有一定的传导关系时，要注意是否为房室结折返性心动过速。

4. V：A＜1 的宽 QRS 波心动过速

最常见的是室上性心动过速，包括房速、房扑、房颤，有时房室结折返性心动过速也会出现希氏束以下传导受阻而表现为 V：A＜1。少数情况下为房扑或者房颤合并室速（图 6-3-10）。所以，V：A＜1 的宽 QRS 波心动过速①一定存在室上性心动过速；②如果房室为文氏传导，应该只有室上性心动过速；③如果 AV 是分离的，多为室速合并房扑或者房颤。

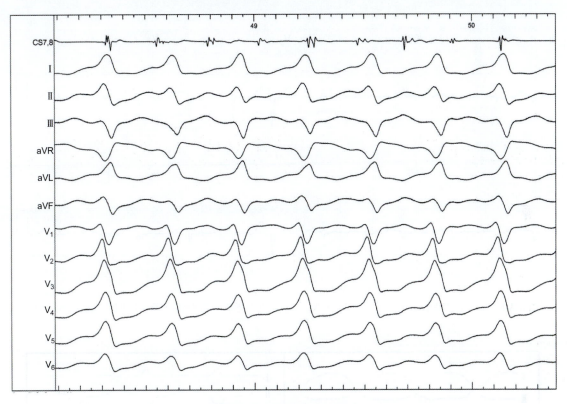

图 6-3-10　房扑合并室速。

第四节　常见心肌病室速的消融

一、心肌梗死后室速

在欧美国家心肌梗死后室速是瘢痕相关性室速中最常见的一种类型，主要发生机制是折返性机制。在国内发病率低于国外，但近年来随着急诊冠状动脉介入治疗的广泛开展，救治了大量急性心肌梗死患者，有可能数年心肌梗死后室速发病率会增高。

在心肌梗死区域内，仍然存在少量呈岛状分布的残存心肌，且这些残存的心肌电生理特性异于正常心肌，尤其传导慢于正常心肌。在发生室性心动过速时，这些心肌可以构成折返环的缓慢传导区，也就是关键峡部。这些残存的心肌主要分布于心内膜下，因此 90% 左右的心肌梗死后室速可在心内膜消融，约 10% 需到心外膜消融。部分存在室壁瘤的患者可表现为围绕室壁瘤周边的大折返性室速。此外，下壁心肌梗死患者可存在起源在左心室、出口在右心室的心动过速。图 6-4-1 至图 6-4-10 为一例存在室壁瘤的心肌梗死后室速。

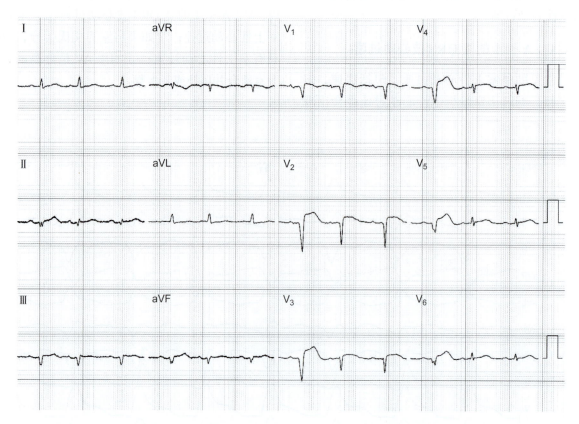

图 6-4-1 窦性心律体表心电图，可见 $V_1 \sim V_3$ 导联及下壁导联异常 Q 波，符合陈旧性心肌梗死表现。

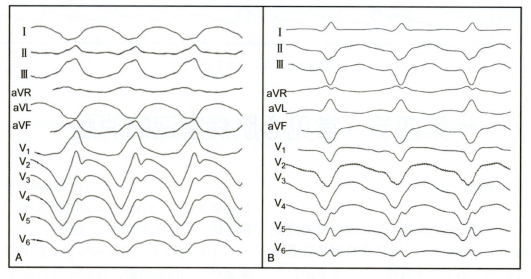

图 6-4-2 患者术中诱发出两种室速，A 图为 VT_1，TCL290 ms，呈右束支传导阻滞图形，血流动力学不稳定；B 图为 VT_2，TCL440 ms，呈左束支传导阻滞图形，血流动力学稳定。

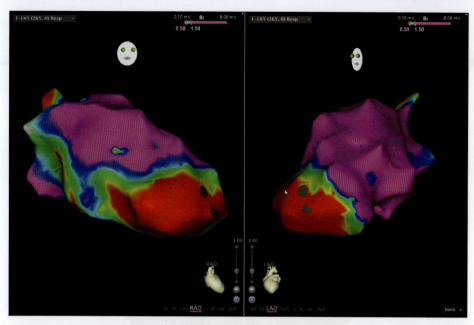

图 6-4-3　窦性心律下电压标测图，常规界值设置（0.5～1.5 mV）可见左心室心尖部存在瘢痕（红色区）。

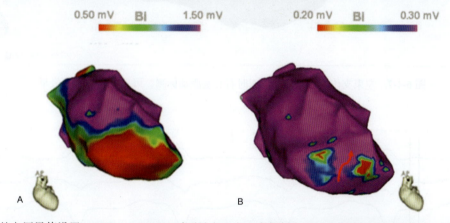

图 6-4-4　调整电压界值设置，0.20～0.30 mV 时可见左心室心尖部低电压区之间存在传导通道（B 图中红色箭头）。

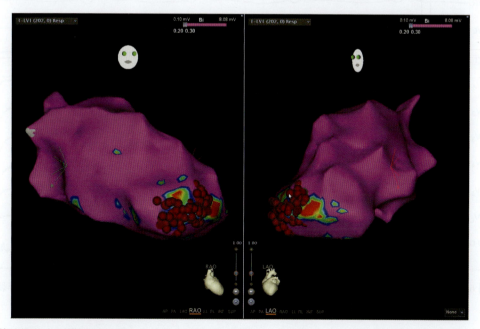

图 6-4-6　在前述调整电压设置后显示出的传导通道处片状消融后，血流动力学不稳定的右束支传导阻滞形态的室速不再被诱发。

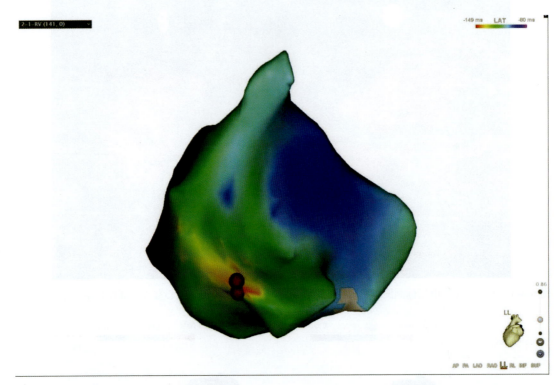

图 6-4-7 左束支传导阻滞形态室速时右心室激动标测，可见心尖部激动最早。

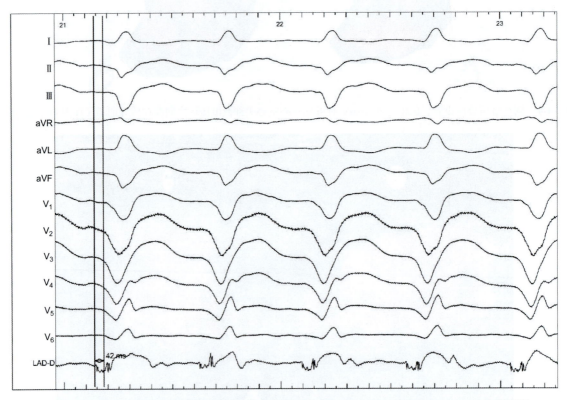

图 6-4-8 在前述右室激动最早处记录到局部电位领先体表心电图 QRS 波起始 42 ms，起始部碎裂。

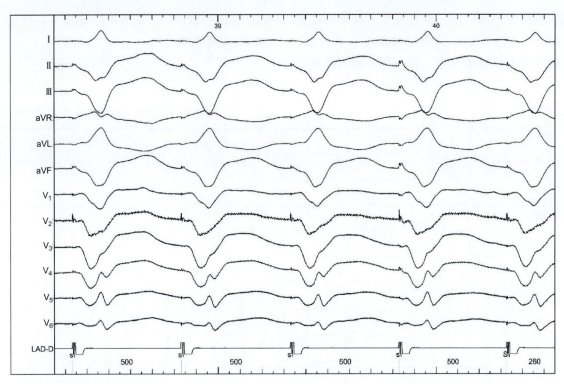

图 6-4-9 右心室最早激动点处（图 6-4-7 中红球处）起搏的 QRS 波形态与 VT_2 非常相近。结合前述图 6-4-8 中 S-QRS/TCL = 42/440 = 10%，提示此处为 VT_2 出口。

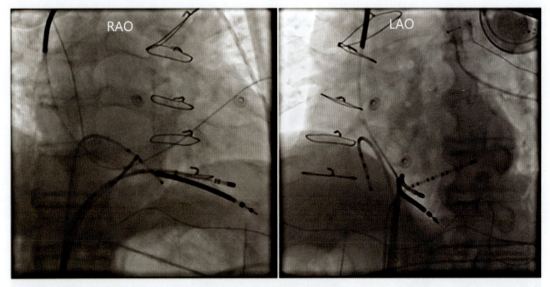

图 6-4-10 导管在右心室心尖部 VT_2 出口处的影像。推测 VT_2 的关键峡部应该在室间隔内，在右心室出口处片状消融，室速不再被诱发。

二、致心律失常性右室心肌病室速

致心律失常性右室心肌病（ARVC）是一类遗传性心肌病，其致病基因大多数为编码桥粒蛋白的基因。其在病理学上以心肌细胞被纤维脂肪组织进行性替代为特点，既往曾认为仅累及右心室，病变最常见于右心室流出道、心尖部以及右心室游离壁基底部。近年来发现很多可累及左心室，甚至仅累及左心室。该病好发于青壮年男性，是导致年轻人猝死的主要原因之一。患者常因反复的室性心动过速就诊，室速主要是折返性机制，病变部位残存心肌的电生理特性和心肌梗死区域的残存心肌类似，也是构成各种室性心动过速折返环的关键峡部。由于致心律失常性右室心肌病的病变范围广泛，常常发生多种单形性室速。ARVC室速折返环的关键峡部多在心外膜，但是病变处心肌显著变薄，有一部分病例可通过在心内膜消融成功。图6-4-11至图6-4-14为一例ARVC室速病例。

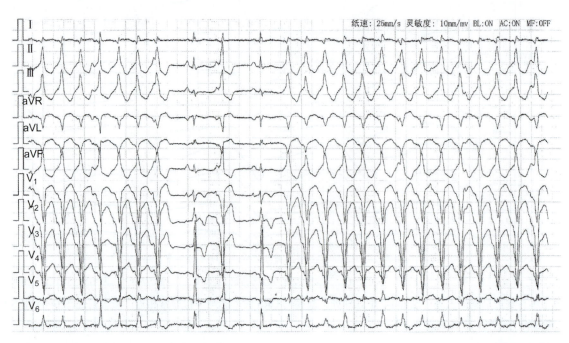

图 6-4-11 室速发作心电图。室速呈左束支传导阻滞形态。注：窦性心律下传时可见 V_1 ~ V_5 导管 T 波倒置明显，符合 ARVC 表现。

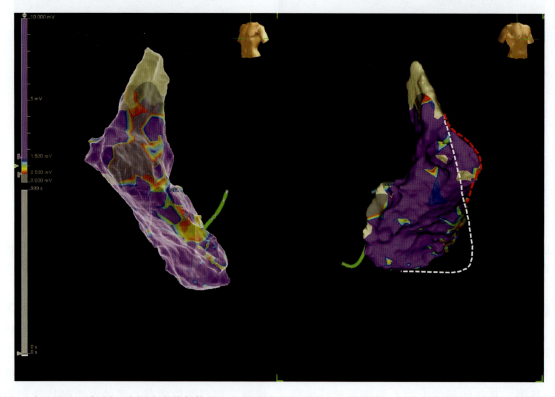

图 6-4-12 右心室电压标测。右图为右前斜体位，白色虚线应为正常右心室轮廓，红色虚线处为右室流出道基底部局部向外瘤样膨出，左图可见该处存在低电压坏死区（灰色）。

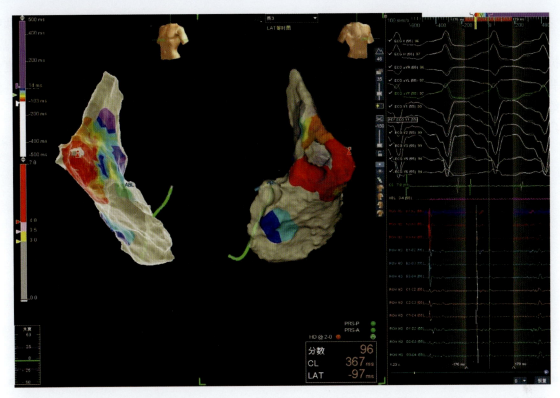

图 6-4-13 室速时在心内膜激动最领先处位于右室流出道基底部局部向外瘤样膨出处周边，局部电位碎裂。

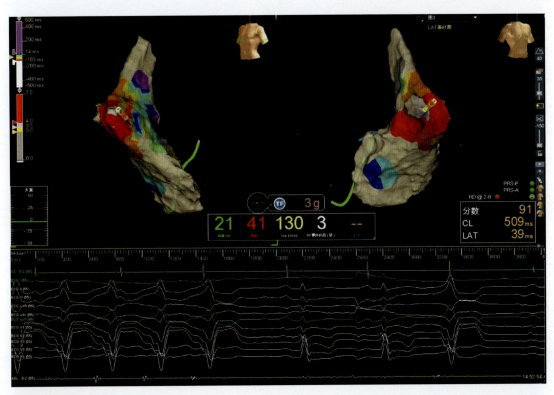

图 6-4-14 前述心内膜激动最领先处应为室速的出口，但是于该处放电后室速可终止，在该处多次放电加强消融后室速未再发作。

三、扩张型心肌病室速

扩张型心肌病是以双心室扩大及心功能损害为主要临床表现的一类心肌疾病。尸检的结果显示，约 1/3 的扩张型心肌病患者左心室心内膜下存在广泛的瘢痕，约 2/3 的患者存在多发的片状纤维化区域。这些纤维化区域与电压标测低电压区具有良好的相关性，也就是构成室速的基质。有研究显示扩张型心肌病室速的关键峡部更多见于室壁中间区域。图 6-4-15 至图 6-4-20 为一例扩张型心肌病室速。

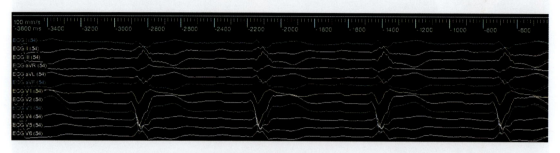

图 6-4-15 窦性心律心电图。

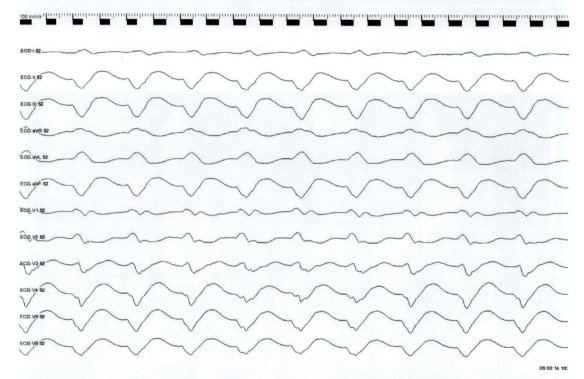

图 6-4-16 室速发作体表心电图，呈右束支传导阻滞，Ⅰ导联正向，室速起源于左室间隔面，下壁导联负向，$V_3 \sim V_6$ 导联呈 QS 型，提示室速在近心尖部偏下壁侧。

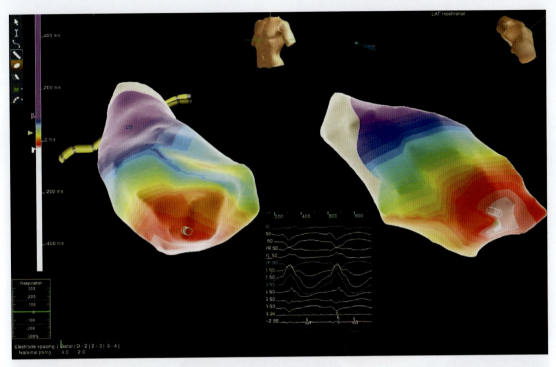

图 6-4-17　激动标测,可见最早激动点位于左心室下壁间隔侧近心尖处,局部可见舒张中期电位。

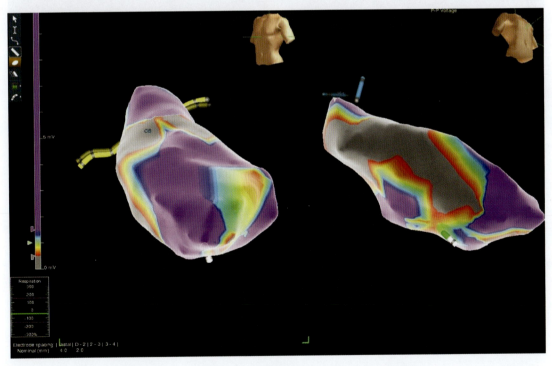

图 6-4-18　电压标测可见最早激动点位于瘢痕的周边低电压区。

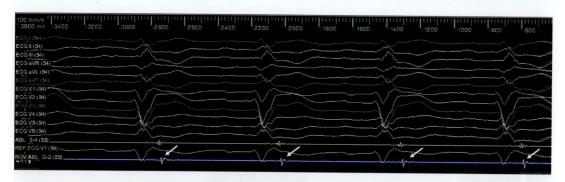

图 6-4-19 窦性心律时最早激动点处可见延迟电位。

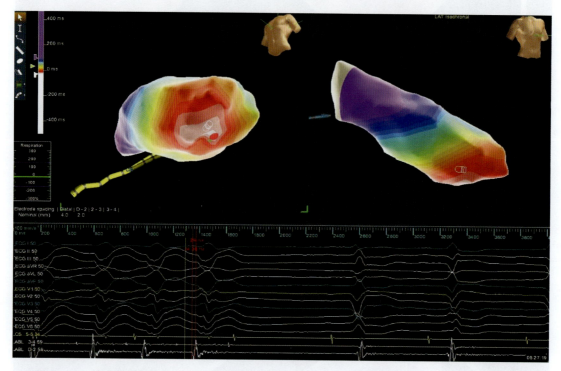

图 6-4-20 前述靶点处放电后室速终止,之后在电压标测时记录到异常电位处消融进行基质改良。

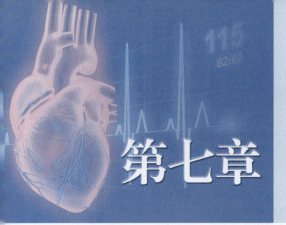

第七章 其他心脏电生理技术简介

第一节 心腔内超声的应用

心腔内超声与经胸心脏超声的成像原理相同，只是探头放在心腔之内观察不同切面的心脏结构。由于探头放置在心腔内，与经胸心脏超声相比，距离各个心腔更近，因而成像后可以观察到更精细的心脏结构。主要用途包括：①指导房间隔穿刺；②各个心腔的建模；③观察心脏的精细结构，如心耳、乳头肌、节制束、瓣环、主动脉窦、肺动脉窦等；④观察心脏的邻近结构，如食管的位置，心包腔积液监测。

一、心腔内超声导管的操作

心腔内超声导管通常放置于右心系统，亦可以通过房间隔穿刺点放置在左心房之内。导管的基础操作包括：推送与回撤、旋转、打弯，可以在以上动作协同下操作或是单独操作，进而可从任意角度观察心脏。如图 7-1-1 所示超声导管的手柄可以进行四个方向打弯，每个方向最大可在 160°。这四个方向包括 A 弯（前）、P 弯（后）、L 弯、R 弯。将导管放置在右心房内，可以在不同的高度旋转导管，观察心脏不同的部位。亦可将导管超声切面指向右心房游离壁（就是三尖瓣环口对着的方向），然后打 P 弯，使导管向后、背越式进入右心室。根据观察的结构不同，P 弯可以大小调整。在打 P 弯的状态下，打 L 弯时扇面向下（Low），打 R 弯时扇面向上（Rise）。导管在右心房中部，手柄有字的方向在 1:00～3:00（导管尾端观）时，超声切面通常在三尖瓣口，此切面称为初始切面（Home View）。通常导管操作多是将其置入 Home View，然后再进行操作，这样有利于描述和不同术者之间的沟通。使用超声导管时，术者有两种状态，一是对心脏三维结构不

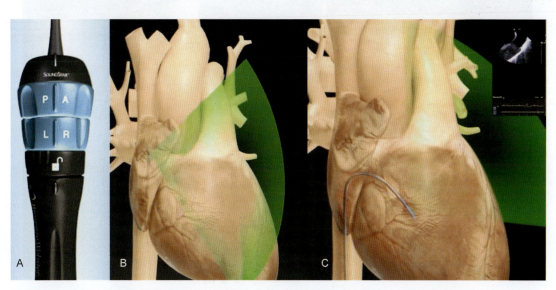

图 7-1-1 心腔内超声导管的四个弯向及操作。B 图导管在右心房内旋转。C 图导管背越式进入右心室。

太熟悉时往往需要强行记忆展示不同切面的操作步骤；另一种情况是当术者对心脏的三维解剖结构非常熟悉时，往往可根据超声导管展示的切面结合对心脏结构的理解调整导管。

二、心脏内超声的主要应用

1. 指导房间隔穿刺

采用超声导管指导房间隔穿刺时可以更精准地确定房间隔穿刺针头端的位置，进而降低并发症的风险。大体操作是首先将超声导管放置在展示 Home View 的切面，然后顺时针旋转至 4:00～6:00 方向可见房间隔。常常需要配合轻度的 P 弯，可清楚展示房间隔穿刺针形成的"帐篷征"。在图 7-1-2 中，图像的上方是卵圆窝的上部，图像下方是卵圆窝的下部。如顺时针旋转导管，切面向卵圆窝后方移动。

2. 心腔建模

采用超声建模时只能建解剖模型，不能进行激动顺序标测和电压标测。建模的操作是将超声导管调整显示 Home View，然后操作使其展示目标心腔的切面，此时用鼠标人工确定心腔的边界（图 7-1-3）。之后继续操作导管，展示目标心腔的

图 7-1-2 房间隔穿刺针形成的"帐篷征"（箭头）。

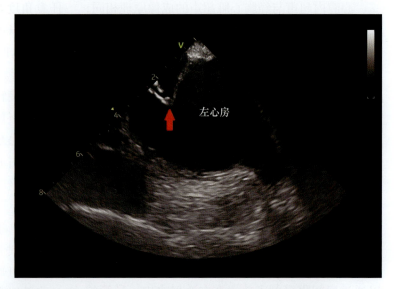

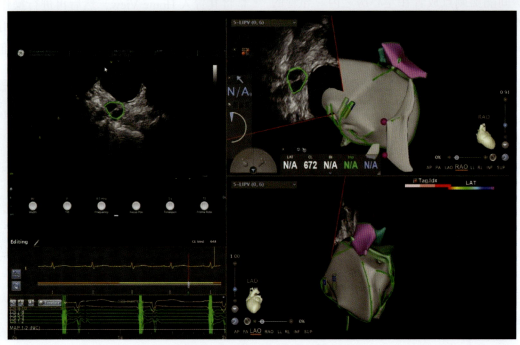

图 7-1-3 采用腔内超声建立左心房模型。

不同超声切面，并覆盖整个目标心腔。

3. 特殊结构观察

最常用的情况是乳头肌起源的室性心律失常。因为在二维解剖和单纯的三维电解剖标测中很难确定乳头肌的形态结构以及导管与乳头肌的接触关系。采用超声导管可以直观地显示导管头端与乳头肌的关系，进而进行精细的标测。此外，对于肺动脉窦、主动脉窦等特殊结构，亦可采用超声导管观察标测导管与其空间位置关系。

第二节 脉冲电场消融

脉冲电场消融（PFA）就是在非常短的时间内（以毫秒或者微秒或者纳秒为时间单位）用间歇性的高强度的脉冲电场造成细胞膜电穿孔，从而使细胞凋亡。从2015年开始脉冲电场即应用于电生理领域。根据电场的不同，可造成细胞的可逆性或不可逆性电穿孔。可逆性穿孔是整个细胞保持完整，仍然有活性，主要应用于基因工程或者电化学的治疗。发生不可逆性电穿孔时整个细胞的结构已经不完整，细胞走向凋亡。

PFA消融房颤具有诸多优势。首先，PFA是一个很高效的消融，平均消融一根肺静脉仅需几十秒或者几分钟就能够完成。双侧肺静脉的隔离的导管操作时间约20～30 min。第二，PFA对组织的损伤具有高度选择性，不同的组织达到损伤的脉冲电场能量差异较大。消融房颤的PFA能量不损伤周围的组织，如膈神经、食管、冠状动脉等。第三，消融创面比较清洁，不会形成结痂。理论上术后空白期内血栓风险增加不明显。第四，消融后细胞发生凋亡而不是坏死，术后炎症反应、瘢痕挛缩较为轻微，所以不易发生肺静脉狭窄。

已有临床研究显示术后3个月重复标测肺静脉仍然隔离，1年随访约87%患者无房颤发作。PFA相关的并发症几乎很少，因为PFA这种能量本身几乎不会引起心脏穿孔、左房食管瘘、膈神经损伤及肺静脉狭窄。

总之，PFA具有极高的消融效率。由于它高度的组织选择性，理论上发生并发症风险极低，具有很好的安全性。临床随访也显示具有很好的疗效。

（刘丽凤 郭金锐）